解放军总医院临床路径汇编

介入、放射治疗专业临床路径

Clinical Pathways of Interventional Radiology

介入放射专业　主　编　王茂强

介入超声专业　主　编　梁　萍　于晓玲

放射治疗专业　主　编　曲宝林

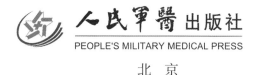
人民軍醫出版社
PEOPLE'S MILITARY MEDICAL PRESS
北　京

图书在版编目(CIP)数据

介入、放射治疗专业临床路径/王茂强等主编. 一北京:人民军医出版社,2018.1
(解放军总医院临床路径汇编)
ISBN　978-7-5091-9298-6

Ⅰ.①介…　Ⅱ.①王…　Ⅲ.①放射疗法　Ⅳ.①R815

中国版本图书馆 CIP 数据核字(2017)第 228488 号

策划编辑:张　田　　文字编辑:宋建良　　责任审读:黄栩兵
出版发行:人民军医出版社　　　　　　　经销:新华书店
通信地址:北京市 100036 信箱 188 分箱　　邮编:100036
质量反馈电话:(010)51927290;(010)51927283
邮购电话:(010)51927252
策划编辑电话:(010)51927300－8225
网址:www.pmmp.com.cn

印、装:京南印刷厂
开本:787mm×1092mm　1/16
印张:19.5　　字数:497 千字
版、印次:2018 年 1 月第 1 版第 1 次印刷
定价:150.00 元

内容提要

　　本书为《解放军总医院临床路径汇编》第十四分册，分上、中、下三篇。上篇为介入放射科临床路径，主要为介入放射学专业临床常见疾病的诊疗路径，共包含14条。是解放军总医院介入放射科医护团队参考国家卫计委医政司《临床路径管理丛书》及中国卫生经济学会、中国价格协会联合下发的《按病种收（付）费规范》单病种临床路径，结合肿瘤学、影像学、妇产科学、消化学、检验医学等多学科诊治建议，借助统计学方法综合编制。路径中，包含了DSA下微创诊疗技术路径，如肝细胞癌、肝继发性恶性肿瘤、肝血管瘤、子宫肌瘤、内脏动脉瘤、深静脉血栓、内脏及四肢血管畸形、门静脉高压路径等，代表了外周血管系统疾病及肿瘤相关疾病新的技术进展。此外，还包含了解放军总医院介入放射科率先开展的特色介入诊疗技术，如布-加综合征、前列腺增生、肝局灶性结节增生、多囊肝等介入治疗路径。

　　中篇为介入超声科临床路径，主要为针对实质脏器多发病的超声影像引导下的诊疗路径，共包含7条。是解放军总医院介入超声科医护团队参考国家卫计委医政司《临床路径管理丛书》，结合药学、心理学、营养学、康复学、疼痛学等多学科诊治建议综合编制而成。路径中既包含了传统的肝、肾囊肿的治疗，又涵盖了在国际上开创性的肝、肾、甲状腺、子宫肿瘤的局部微波、射频热消融术。各种介入操作具有精准、微创、疗效好等优点，取得了与外科手术相当的治疗效果，同时在最大程度上减小了治疗对患者身体的创伤，缩短了术后恢复时间，具有明显的技术优势。

　　下篇为放射治疗科临床路径，主要为常见恶性肿瘤放射治疗的诊疗路径，共包含7条。是解放军总医院放射治疗科医护团队参考国家卫计委医政司《临床路径管理丛书》及中国卫生经济学会、中国价格协会联合下发的《按病种收（付）费规范》单病种临床路径，结合药学、心理学、营养学、康复学、疼痛学等多学科诊治建议，借助统计学方法综合编制。放射肿瘤学科与其他临床学科相比具有其自身的特点。首先，放射治疗疗程较长；其次，放射治疗技术和设备发展日新月异，不同层级医院差异较大。路径中包含了国内常见恶性肿瘤放射治疗临床路径。

　　本分册每条路径均按最佳诊疗计划设计，不仅融入了扎实的理论基础，还涵盖了丰富的临床经验。具有科学性、推广性和指导性，是相关专业医护人员进行临床诊治的有力参考工具。

《解放军总医院临床路径汇编》
编委会名单

主 任 委 员　任国荃　卢世璧　陈香美

副主任委员　韩　进　何昆仑　陈景元　郑秋甫　顾倬云

专家委员会　（以姓氏笔画为序）

编著者名单

上 篇　介入放射科临床路径编著者名单

主 编　王茂强

副主编　刘凤永　王志军

编 者（以姓氏笔画为序）

王 燕　付金鑫　刘 轩　李晓辉　张金龙　陈 朔　陈现现
拜艳华　袁 冰　袁 凯　阎洁羽　梁海贤　管 阳

中 篇　介入超声科临床路径编著者名单

主 编　梁 萍　于晓玲

副主编　张 晶　程志刚　韩治宇　张雪花

编 者（以姓氏笔画为序）

于 杰　刘方义　陈洪峰　葛海龙　董雪娟　谭水莲　穆梦娟

下 篇　放射治疗科临床路径编著者名单

主 编　曲宝林

副主编　俞 伟　马 林　黄玉荣

编 者（以姓氏笔画为序）

王 竞　王 瑶　冯林春　刘 芳　李健雄　陈 静　梁岚青

序

　　医院要发展,关键在创新。创新是医院发展的生命。

　　创新的同时也要善于总结。我们欣喜地看到,解放军总医院一直走在创新的前列,从创建研究型医院的管理实践,到持续开展的标准化建设,再到临床路径管理的系统梳理,创新的因子无处不在,总结的果实惠及民生。这正是一所医院不断发展壮大的强大动力与推力。

　　临床路径是应用循证医学证据,针对某种疾病,按照时间顺序,对入院检查、诊断、治疗、护理、饮食指导、宣教、出院计划等形成的疾病服务计划。它出现在 20 世纪 80 年代中期的美国,经过几十年的完善发展,已经成为一种行之有效的医疗管理手段。国内外实践证明,实施临床路径,对医院规范诊疗服务行为、提高工作效率、控制医疗费用、改进医疗质量、确保医疗安全、增加患者满意度都发挥着重要的作用。同时,大力推行临床路径管理是公立医院改革的重要任务之一,直接关系到部队官兵和人民群众好看病、看好病的问题,关系到能否让部队官兵和人民群众切身感受到医改带来健康实惠的问题,具有显著的政治效益、军事效益、社会效益和经济效益。

　　医疗质量是医院建设的永恒主题。质量决定医院的生存和发展,直接关系到患者的身心健康和生命安全。长期以来,解放军总医院在医疗质量管理方面进行着积极的探索,早在 2002 年就开始着手临床路径相关研究,逐渐摸索建立了一整套具有自身特色的临床路径管理体系。医院学科分类齐全,医学人才荟萃,技术手段多样,诊治疾病涉及 DRGs 达700 多组,为研究制定临床路径提供了良好的基础,积累了宝贵的经验。《解放军总医院临床路径汇编》收录了解放军总医院多年来研究制定的 28 个专业 1225 条临床路径。路径融入了解放军总医院医疗质量管理标准化的丰富内容和要求,具有很强的医院管理特色。

　　该书的主要编审人员集成了院内众多知名医疗、护理以及管理专家的智慧结晶和实践经验,对全国、全军各级各类医院制定和应用临床路径,对各级医护人员改善临床思维,对医院管理人员了解诊疗重点都具有重要的参考和借鉴意义。

　　习主席指出,没有全民健康就没有全面小康。医院的质量建设无终极,我们的奋斗目标就无止境。质量没有一成不变的答案,只有永远的问题和追求目标。《解放军总医院临床路径汇编》为全军医院开了一个好头,希望大家继续群策群力、献计献策,不断补充、完善和丰富临床路径管理,更好地造福于广大军民,为实现伟大的中国梦提供强有力的健康支撑。

前　言

　　推进医院质量建设,坚持以病人为中心,促进医患和谐,为群众提供安全、有效、方便、廉价的医疗卫生服务,是医药卫生体制改革的出发点和立足点。临床路径作为一种既可以改进医疗质量,又能有效控制医疗成本的管理工具,得到了国家管理部门和医疗机构越来越广泛的重视和应用。

　　2015 年,国家卫计委下发的《进一步改善医疗服务行动计划》中提出,到 2017 年底,所有三级医院的 50% 出院患者和 80% 二级医院的 70% 出院患者要按照临床路径管理。截至今年 9 月,国家卫计委先后发布了共 1212 条临床路径,涵盖了 30 多个临床专业。近日,国家卫计委又发布了《医疗机构临床路径管理指导原则》,对医疗机构实施临床路径管理进行了进一步规范。

　　解放军总医院早在 2002 年就开始着手临床路径的研究与应用,十余年的时间里,制定开发了大量的路径表单,这些表单凝结着我们广大专家的智慧和心血,它们既是总医院的宝贵财富,也是我国医疗卫生行业的共同财富。为此,我们从中精心挑选了能够涵盖大型综合性医院主要病种、诊疗方案相对成熟的临床路径汇编成书,与业内同行分享。

　　《解放军总医院临床路径汇编》包括心血管内科、呼吸内科、消化内科、普通外科、骨科、神经外科、胸外科、妇产科等 28 个专业分册,涉及 963 个病种,共计 1225 条临床路径,每条临床路径都包括标准住院流程和临床路径表单。在路径表单中,不仅包含疾病诊治的检查检验、用药医嘱等诊疗内容,我们还结合医院各项规章制度和医疗质量管理标准化要求,增加了各个诊疗环节需要医护人员落实的行为规范,如入出院评估、病历书写、会诊申请、查房时限等;另外,护理工作的内容也更加细化全面,更具有专科专病特点。可以说这些路径是集医疗技术和管理经验于一体,具有鲜明的总医院特色,希望对广大医务人员和医院管理者都能起到一定的参考借鉴作用。

　　该丛书从编写到出版,历时 6 年多时间,我院有 80 余位知名专家和来自全院医疗、护理、药学、医技、医保、管理等各个专业领域的 300 余人参与,他们查阅了海量的资料,投入了大量的时间和精力。同时,该书也得到了许多业内同行的大力指导和人民军医出版社的鼎力支持,在此一并表示诚挚的谢意。

　　由于医疗技术发展迅速,很多疾病的诊治手段和方法日新月异,一些疾病的诊疗方案在业内会存在不同观点;另外,本书难免有许多不足,敬请读者、专家、同行惠予指正。

2017 年 9 月于北京

目　录

下篇　放射治疗科临床路径

上篇　介入放射科临床路径

肝细胞癌行肝动脉化疗栓塞术临床路径

一、肝细胞癌行肝动脉化疗栓塞术临床路径标准住院流程

(一)适用对象

第一诊断为肝细胞癌(ICD-10:C22.001 伴 Z51.805)行肝动脉化疗栓塞术(ICD-9-CM-3:99.2502 伴 39.7920 伴 50.9302 伴 88.4702)的患者。

1. 不能手术切除的中晚期患者。

2. 可以手术切除,但由于其他原因(如高龄、严重肝硬化等)不能或不愿接受手术的患者。对于上述患者,介入治疗可以作为非手术治疗中的首选方法。

3. 肝肿瘤切除术前应用,可使肿瘤缩小,有利于二期切除,同时能明确病灶数目。

4. 小肝癌,但不适合或者不愿意进行手术、局部射频或微波消融治疗。

5. 控制局部疼痛、出血及栓堵动静脉瘘。

6. 肝癌切除术后,预防复发。

(二)诊断依据

2015 年肝肿瘤 NCCN 临床实践指南更新与解读对于肝细胞癌的诊断,确诊标准是在肝硬化或者慢性肝病基础上发现肝占位性病变,且 3 期增强的影像学检查,如 CT、MRI、超声造影(CEUS)出现 2 种典型的强化方式或者穿刺活检组织学检查确诊为 HCC。对于活检呈阴性但是持续增大的占位性病变,如果影像学检查不能确定肝细胞癌,不能排除癌性病变的可能,建议监测,包括多学科鉴别。

(三)治疗方案的选择及依据

2015 年肝肿瘤 NCCN 临床实践指南更新与解读对于确诊肝细胞癌的患者,建议进行多学科综合评估,包括肝炎专项评估、肝功能评估、胸部 CT 等,根据评估结果将肝细胞癌患者分为 4 类:①可切除或可移植病灶,根据患者身体状况或并发疾病可以手术的患者;②病变不可切除的患者;③局限病灶或者有轻微肝外转移的局限病灶,但因患者身体状况或并发症而不能手术的患者;④已出现转移的患者。对不同患者建议行不同的治疗方法,包括外科治疗、局部治疗、全身治疗、临床试验和支持治疗。肝动脉化疗栓塞术用于不能切除或不能手术且不适合消融的患者。

(四)标准住院日为 10 天

(五)进入路径标准

1. 第一诊断必须符合肝细胞癌(ICD-10:C22.001 伴 Z51.805)行肝动脉化疗栓塞术(ICD-9-CM-3:99.2502 伴 39.7920 伴 50.9302 伴 88.4702)。

2. 如患有其他疾病,但在住院期间无需特殊处理(检查和治疗),也不影响第一诊断时,可以进入路径。

(六)术前准备(术前评估)

1. 血常规、尿常规、粪常规+隐血。

2. 肝肾功能、电解质、感染性疾病筛查(乙型病毒性肝炎、丙型病毒性肝炎、艾滋病、梅毒等)、凝血四项、肿瘤标志物、血型。

3. 消化道钡剂造影或食管镜。

4. 头颅 CT 平扫、胸部 CT 平扫、心电图、腹部 B 超与肝 CT 平扫+增强,或者肝 MRI 平扫+增强、核医学全身骨扫描。

5. 备皮。

6. 签署知情同意书。

7. 营养评估:根据《解放军总医院新入院患者营养风险筛查表(NRS)》为新入院患者进行营养评估,评分≥3 分者给予处置,必要时申请营养科医师会诊。

8. 心理评估:根据新入院患者情况申请心理科医师会诊。

9. 疼痛评估:根据《视觉模拟评分法(VAS)》实施疼痛评估,评分>7 分给予处置,必要时请疼痛科医师会诊。

10. 康复评估:根据《入院患者康复筛查和评估表》在患者入院后 24 小时内进行康复筛查和评估。任何一项结果为"是",则申请康复科医师会诊。

11. 深静脉血栓栓塞症风险评估:根据专科《深静脉血栓栓塞症评估量表》在患者入院后24 小时内进行风险筛查和评估,风险结果为"高危"的,则申请血管外科或介入导管室医师会诊。

(七)药品选择及使用时机

1. 保肝药　异甘草酸镁、谷胱甘肽、复方甘草酸苷、多烯磷脂酰胆碱。

2. 利胆药　丁二磺酸腺苷蛋氨酸、熊去氧胆酸。

3. 抗病毒治疗　拉米夫定、阿德福韦、恩替卡韦。

4. 甲苯磺酸索拉非尼片(多吉美)　对于病变不可切除的患者、病变广泛但不适合肝移植的患者、病变局限但因身体状况或合并症不适合手术的患者及已出现转移的患者,如果肝功能符合 Child-Pugh 分级 A 级,2015 年肝肿瘤 NCCN 临床实践指南更新与解读推荐使用甲苯磺酸索拉非尼片(多吉美)。肝功能 Child-Pugh 分级 B 级者也可以使用,但是安全性和剂量方面的数据尚不充分。因此,2015 年肝肿瘤 NCCN 临床实践指南更新与解读建议胆红素升高的患者应用索拉非尼应特别慎重。

5. 补充白蛋白　人血白蛋白注射液。

6. 利尿药　螺内酯、呋塞米。

7. 镇痛药　氨酚羟考酮片、盐酸羟考酮缓释片、盐酸吗啡注射液、盐酸布桂嗪注射液、地佐辛注射液。

8. 解热药　新癀片、吲哚美辛栓。

9. 增强免疫力药物　注射用胸腺喷丁。

10. 其他药物　金龙胶囊、槐耳颗粒。

(八)手术

1. 常规操作流程肝动脉造影,通常采用 Seldinger 方法,经皮穿刺股动脉插管,导管置于腹腔干或肝总动脉造影,造影图像采集应包括动脉期、实质期及静脉期;应做肠系膜上动脉造影,注意寻找侧支供血。

2. 根据治疗操作的不同分为

(1)肝动脉灌注化疗(TAI):仔细分析造影表现,明确肿瘤的部位、大小、数目及供血动脉后,超选择插管至肿瘤供血动脉内给予灌注化疗,常用化疗药物有多柔比星(ADM)或表柔比星(EADM)、顺铂(PDD)、氟尿嘧啶(5-Fu)、羟喜树碱(HCPT)及丝裂霉素(MMC)等。

(2)肝动脉栓塞(TAE):尽可能采取超选择插管,并且注意选择合适的栓塞药。一般采用超液化乙碘油与化疗药物充分混合成乳剂,碘油用量应根据肿瘤的大小、血供情况、肿瘤供血动脉的多少酌情掌握,也可以选用其他栓塞药,如明胶海绵、永久性颗粒和微球等。对于肝癌合并动静脉瘘者,应注意首先要有效地栓堵动静脉瘘,再进行针对肿瘤的 TAE,以防止引起肺栓塞等严重并发症和保证抗肿瘤 TAE 的效果;对于重度动静脉瘘者,一般主张仅采取 TAI 治疗。

(3)肝动脉栓塞化疗(TACE):同时进行肝动脉灌注化疗(TAI)和肝动脉栓塞(TAE)治疗,以提高疗效。TACE 能有效阻断肝癌的动脉供血,同时持续释放高浓度的化疗药物治疗肿瘤,使其缺血坏死并缩小,而对正常肝组织影响较小。

TACE 前应分析造影表现,明确肿瘤部位、大小、数目及供血动脉后,超选择插管至肝右动脉及肝左动脉分别给予灌注化疗。导管头端应越过胆囊、胃右动脉与胃网膜动脉等血管。化疗药物应适当稀释,缓慢注入靶血管,灌注时间不应<20 分钟。大多数 HCC 的 95% 以上血供来自肝动脉,表现为供血动脉增粗、肿瘤血管丰富和肿瘤染色浓密。灌注化疗后应进行栓塞。提倡将超液化乙碘油与化疗药物充分混合成乳剂,用微导管超选择插入肿瘤的供血动脉支,经导管将混合物缓慢注入靶血管。栓塞时应尽量避免栓塞药栓塞正常肝组织或进入非靶器官。在透视监视下依据肿瘤区碘油沉积是否浓密、瘤周是否已出现门静脉小分支影为界限,碘油用量通常为 5～20ml,一般不大于 30ml。对于供血动脉明显增粗的肝癌患者,通常主张在碘油乳剂栓塞后加用颗粒性栓塞药(如明胶海绵或微球)。栓塞时应尽量栓塞肿瘤的所有供养血管,以使肿瘤去血管化。

操作过程中可能出现的风险及其处理:注意勿将肝固有动脉完全闭塞,以利于再次 TACE 治疗。

(九)术后住院恢复,必须复查的项目

1. 术后注意事项:补充水电解质平衡,注意观察大小便情况,术后不良反应予以积极对症支持治疗。介入术后 3 天复查血常规及血生化,巨块型肝癌或术后发热、黄疸等症状重,可术后 3～5 天复查肝超声,必要时行肝 CT 平扫。常规用药以保肝、抗感染、护胃镇吐、镇痛、营养支持、水化治疗为主。并发症处理栓塞后综合征是 TACE 治疗的最常见不良反应,主要表现为发热、疼痛、恶心和呕吐等。发热、疼痛的发生原因是肝动脉被栓塞后引起局部组织缺血、坏死,而恶心、呕吐主要与化疗药物有关。此外,还有穿刺部位出血、白细胞减少、一过性肝功能异常、肾功能损害及排尿困难等其他常见不良反应。一般来说,介入治疗术后的不良反应会持续 5～7 天,经对症治疗后大多数患者可以完全恢复。

2. 术者在术后 24 小时内完成手术记录,特殊情况可由第一助手完成,术者签名确认并归

入病历。

3. 上级医师在术后 3 天内至少查房 1 次,根据术中和术后情况修订术后治疗计划。

4. 责任护士按照专科疾病术后护理常规及术后情况实施有针对性的护理,并提供康复指导。

5. 麻醉医师术后 3 天内访视患者,如有特殊情况应详细记录,及时与手术医师或重症监护室医师沟通并迅速处理。

6. 术后护理工作:加强巡视,严密观察生命体征,评估患者桡(足背)动脉、术侧伤口、肢体皮肤颜色、温度变化情况,并采取相应护理措施,观察伤口敷料,有渗出时报告医师处理,评估患者疼痛及意识状况,皮肤、黏膜有无出血,有无消化道出血,并进行心理评估及疏导。协助患者进食及饮水,一般 4 小时内饮水量 2000~2500ml。术侧肢体制动 6~8 小时,指导并协助患者床上排便、排尿。

（十）出院标准

1. 一般情况好,血常规、血生化基本正常。

2. 超声或 CT 检查无肝脓肿征象。

3. 无需住院治疗的并发症。

（十一）随访

一般建议第一次肝动脉介入治疗后 4~6 周时复查 CT 和(或)MRI 动态增强扫描等;后续复查则视患者的具体情况,可间隔 1~3 个月。介入治疗的频率应依随访结果而定,最初 2~3 次介入治疗间隔可以较短,此后,在肿瘤无进展的情况下应延长治疗间隔,以保证肝功能的恢复。在治疗间隔期,可利用 CT 和(或)MRI 动态增强扫描评价肝肿瘤的存活情况,以决定是否需要再次进行介入治疗。如经过数次介入治疗后,肿瘤仍继续进展,应考虑换用或联合其他治疗方法。

（十二）变异及原因分析

1. 病情危重。

2. 出现严重并发症。

二、肝细胞癌行肝动脉化疗栓塞术临床路径表单

适用对象	第一诊断为肝细胞癌(ICD-10:C22.001 伴 Z51.805) 行肝动脉化疗栓塞术(ICD-9-CM-3:99.2502 伴 39.7920 伴 50.9302 伴 88.4702)的患者	
患者基本信息	姓名:＿＿ 性别:＿＿ 年龄:＿＿ 门诊号:＿＿ 住院号:＿＿＿ 过敏史:＿＿＿ 住院日期:＿＿年＿月＿日 出院日期:＿＿年＿月＿日	标准住院日: 10 天

时间			住院第 1 天	住院第 2 天
主要诊疗工作		制度落实	□ 入院 2 小时内经治医师或值班医师完成接诊 □ 入院 24 小时内主管医师查房	□ 经治医师查房(早、晚 2 次) □ 主管医师查房 □ 专科会诊(必要时)
		病情评估	□ 经治医师询问病史及体格检查 □ 营养评估 □ 心理评估 □ 疼痛评估 □ 康复评估 □ 深静脉血栓栓塞症风险评估	
		病历书写	□ 入院 8 小时内完成首次病程记录 □ 入院 24 小时内完成入院记录	□ 入院 48 小时内完成主管医师查房记录
		知情同意	□ 患者及其家属签署授权委托书 □ 患者或其家属入院记录签字 □ 签署病危、病重告知书(病危、病重患者)	□ 病情告知
		手术治疗		
		其　他	□ 及时通知上级医师检诊	
重点医嘱	长期医嘱	护理医嘱	□ 内科疾病护理常规 □ 二级护理 □ 陪护(病危、病重患者)	□ 内科疾病护理常规 □ 二级护理 □ 陪护(病危、病重患者)
		处置医嘱	□ 床旁隔离(丙型病毒性肝炎患者) □ 测体重(有腹水) □ 测腹围(有腹水) □ 记尿量(有腹水,用利尿药)	
		膳食医嘱	□ 饮食(根据病情)	
		药物医嘱	□ 既往基础用药	

（续　表）

重点医嘱	临时医嘱	检查检验	□ 血型（初次入院） □ 血常规 □ 尿常规 □ 粪常规＋隐血 □ 生化 □ 肿瘤标志物 □ 血清胆碱酯酶 □ 凝血功能 □ 血清术前八项 □ 心电图 □ 消化道钡剂造影或食管镜（病情需要） □ 头颅 CT 平扫（每隔 3 个月） □ 胸部 CT 平扫 □ 肝 B 超/CT/MRI □ 核医学全身骨扫描（病情需要）	□ 继续完善检查检验
		药物医嘱		□ 酌情使用保肝药等
		手术医嘱		
		处置医嘱		
主要护理工作		健康宣教	□ 入院宣教：介绍责任护士，病区环境、设施、规章制度、基础护理服务项目 □ 进行护理安全指导 □ 进行等级护理、活动范围指导 □ 进行饮食指导 □ 进行用药指导 □ 进行关于疾病知识的宣教	
		护理处置	□ 患者身份核对 □ 佩戴腕带 □ 建立入院病历，通知医师 □ 询问病史，填写护理记录单首页 □ 测量基本生命体征 □ 观察病情 □ 抽血 □ 输液 □ 心理与生活护理 □ 妥善固定各种管道 □ 根据评估结果采取相应的护理措施 □ 通知次日检查项目及检查注意事项	□ 测量基本生命体征 □ 观察病情 □ 抽血 □ 输液 □ 心理与生活护理 □ 指导并监督患者治疗与活动 □ 遵医嘱用药 □ 遵医嘱留取标本 □ 根据评估结果采取相应护理措施 □ 妥善固定各种管道 □ 使用床档

主要护理工作	护理评估	□ 一般评估:生命体征、神志、皮肤、药物过敏史等 □ 专科评估:饮食习惯、生活方式、体重、身高、家族史 □ 风险评估:评估有无跌倒、坠床、压疮、导管滑脱、液体外渗的风险 □ 心理评估 □ 营养评估 □ 疼痛评估 □ 康复评估	□ 风险评估:评估有无跌倒、坠床、压疮、导管滑脱、液体外渗的风险
	专科护理		
	饮食指导	□ 根据医嘱通知配餐员准备膳食 □ 协助进餐	□ 协助进餐
	活动体位	□ 根据护理等级指导活动	□ 根据护理等级指导活动
	洗浴要求	□ 卫生整顿:更衣、剃须、剪短指甲	□ 协助患者晨、晚间护理
病情变异记录		□ 无 □ 有,原因: □ 患者 □ 疾病 □ 医疗 □ 护理 □ 保障 □ 管理	□ 无 □ 有,原因: □ 患者 □ 疾病 □ 医疗 □ 护理 □ 保障 □ 管理

护士签名	白班	小夜班	大夜班	白班	小夜班	大夜班

医师签名		

时间		住院第3-5天(术前1天)	住院第6天(手术日)
主要诊疗工作	病情评估	□ 危险性分层,监护强度和治疗效果评估	
	制度落实	□ 主诊医师查房 □ 组织术前讨论,根据影像检查及相关检验结果拟定介入诊治方案 □ 手术安全核查 □ 专科会诊(必要时)	□ 三级医师查房 □ 专科会诊(必要时) □ 手术安全核查
	病历书写	□ 完成主诊医师查房记录 □ 完成科主任查房记录(疑难危重) □ 完成术前讨论记录	□ 术者或第一助手于术后24小时内完成手术记录(术者签字) □ 术后首次病程记录:术后即刻完成
	知情同意	□ 术前谈话并签署手术知情同意书 □ 军队、医保患者术前签署自费协议书	
	手术治疗	□ 预约手术	□ 局部麻醉下行腹腔动脉灌注化疗及肝动脉化疗栓塞术
	其 他	□ 经治医师检查整理病历资料 □ 检查住院押金	□ 术后病情交接 □ 术后密切观察病情变化 □ 记录观察穿刺点及周围情况

（续　表）

重点医嘱	长期医嘱	护理医嘱	□ 内科疾病护理常规 □ 二级护理 □ 陪护（病危、病重患者）	□ 内科疾病护理常规 □ 二级护理 □ 陪护（病危、病重患者）
		处置医嘱		□ 吸氧（必要时） □ 术后心电、血压监护（必要时） □ 陪护
		膳食医嘱	□ 拟行治疗者，术前禁食、水	□ 饮食（根据病情）
		药物医嘱		□ 保肝 □ 镇痛 □ 预防感染 □ 镇吐 □ 水化 □ 抑酸、护胃
	临时医嘱	检查检验	□ 继续完善影像学检查	
		药物医嘱	□ 术中用药	□ 保肝 □ 镇痛 □ 预防感染 □ 镇吐 □ 水化 □ 抑酸、护胃
		手术医嘱	□ 预约手术	□ 局部麻醉 DSA 下行腹腔动脉灌注化疗＋肝动脉化疗栓塞术
		处置医嘱	□ 备皮 □ 静脉留置针	
主要护理工作	健康宣教		□ 术前宣教	
	护理处置		□ 配合医师完成术前检查 □ 抽血（根据医嘱） □ 确认手术部位皮肤的准备工作 □ 根据手术部位，左上肢穿刺留置针 □ 检查术前物品准备 □ 完成护理记录 □ 遵医嘱用药	□ 完成护理记录 □ 抽血（根据医嘱） □ 穿刺部位预防感染及出血护理 □ 术后心理与生活护理 □ 输液 □ 与手术室送患者医师共同评估穿刺处切口情况、皮肤、切口敷料、输液及特殊注意事项 □ 遵医嘱用药 □ 指导并监督患者术后及恢复期治疗与活动

主要护理工作	护理评估	□ 评估有无跌倒、坠床、压疮、导管滑脱、液体外渗的风险	□ 评估患者(足背)桡动脉、术侧切口、肢体皮肤颜色、温度变化情况,并采取相应的护理措施 □ 观察切口敷料,有渗出时报告医师处理 □ 评估术后患者疼痛及意识状况 □ 评估皮肤、黏膜有无出血,有无消化道出血 □ 评估有无跌倒、坠床、压疮、导管滑脱、液体外渗的风险 □ 心理评估及疏导
	专科护理		□ 术后按时松、拆除压迫止血器 □ 观察术后反应 □ 指导患者及其家属卧床期间按摩术侧下肢,促进血循环
	饮食指导	□ 协助进餐	□ 术后协助患者进食 □ 协助患者饮水,4 小时内饮水量2000～2500ml
	活动体位	□ 根据护理等级指导活动	□ 指导并协助患者床上排便、排尿 □ 术侧肢体制动6～8 小时
	洗浴要求	□ 备皮后协助患者清洁备皮部位,更换病员服	□ 协助患者晨、晚间护理 □ 告知患者穿刺处切口保护方法
病情变异记录		□ 无　□ 有,原因: □ 患者　□ 疾病　□ 医疗 □ 护理　□ 保障　□ 管理	□ 无　□ 有,原因: □ 患者　□ 疾病　□ 医疗 □ 护理　□ 保障　□ 管理

护士签名	白班	小夜班	大夜班	白班	小夜班	大夜班

医师签名		

时间	住院第 7－9 天(术后与出院前)	住院第 10 天(出院日)
主要诊疗工作　病情评估	□ 上级医师进行治疗效果、预后和出院评估	□ 出院宣教
核心制度落实	□ 手术医师查房 □ 专科会诊(必要时)	
病历书写	□ 病程记录(有上级医师指示出院)	□ 出院后 24 小时内完成出院记录 □ 出院后 24 小时内完成病案首页
知情同意		
手术治疗		
其 他	□ 密切观察病情变化 □ 检查住院押金 □ 通知患者及其家属出院	□ 预约门诊复诊时间 □ 完成出院小结 □ 开具出院介绍信 □ 开具诊断证明书 □ 出院后 7 天复查血常规、血生化

重点医嘱	长期医嘱	护理医嘱	☐ 内科疾病护理常规 ☐ 二级护理 ☐ 陪护(病危、病重患者)	
		处置医嘱		
		膳食医嘱		
		药物医嘱	☐ 继续前述治疗方案,主要进行预防感染、保肝降酶等处理,酌情减少水化液体用量	☐ 停所有长期医嘱
	临时医嘱	检查检验	☐ 术前1天复查血常规、肝功能、电解质,如指标允许,次日可以出院	
		药物医嘱		☐ 出院带药:保肝、辅助抗肿瘤药物
		手术医嘱		
		处置医嘱	☐ 预出院	☐ 出院
主要护理工作	健康宣教		☐ 出院准备指导	☐ 出院健康指导
	护理处置		☐ 恢复期心理与生活护理 ☐ 穿刺部位预防感染护理 ☐ 指导并监督患者恢复期的治疗与活动 ☐ 输液 ☐ 遵医嘱用药	☐ 核对患者住院费用 ☐ 指导患者结账 ☐ 指导患者取出院带药 ☐ 移出患者住院信息 ☐ 整理床单元
	护理评估		☐ 评估拆除弹性绷带后皮肤情况 ☐ 评估术侧手(足)部运动及动脉搏动情况 ☐ 评估有无跌倒、坠床、压疮、导管滑脱、液体外渗的风险 ☐ 心理评估 ☐ 疼痛评估 ☐ 评估患者对疾病、预防、保健方面的能力	☐ 评估患者对疾病、预防、保健方面的能力
	专科护理		☐ 严密观察生命体征 ☐ 严密观察术侧肢体感觉、运动情况,异常时立即报告医师处理	
	饮食指导		☐ 协助进餐	
	活动体位		☐ 根据护理等级指导活动	
	洗浴要求		☐ 协助更换病员服	
病情变异记录			☐ 无 ☐ 有,原因: ☐ 患者 ☐ 疾病 ☐ 医疗 ☐ 护理 ☐ 保障 ☐ 管理	☐ 无 ☐ 有,原因: ☐ 患者 ☐ 疾病 ☐ 医疗 ☐ 护理 ☐ 保障 ☐ 管理

护士签名	白班	小夜班	大夜班	白班	小夜班	大夜班
医师签名						

肝继发性恶性肿瘤行肝动脉化疗栓塞术临床路径

一、肝继发性恶性肿瘤行肝动脉化疗栓塞术临床路径标准住院流程

(一)适用对象

第一诊断为肝继发性恶性肿瘤(ICD-10:C78.701 伴 Z51.805)行肝动脉化疗栓塞术(ICD-9-CM-3:99.2502 伴 39.7920 伴 50.9302 伴 88.4702)的患者。

1. 不能手术切除或可以手术切除,但由于其他原因(如心肺功能不全、合并其他严重疾病等)不能或不愿接受手术的患者。介入治疗可以作为非手术治疗的方法。

2. 无法切除的肝继发性恶性肿瘤经过介入治疗转变成适宜手术切除。

3. 作为其他治疗的辅助治疗手段。

(二)诊断依据

1. 确诊原发肿瘤。

2. 肝超声造影/肝增强 CT/肝增强 MRI/PET-CT 等影像学检查提示肝继发性恶性肿瘤,必要时经皮针刺活检进一步明确。

(三)治疗方案的选择及依据

对于肝继发性恶性肿瘤始终无法根治性切除的患者,综合治疗也可明显延长中位生存期,控制疾病快速进展,明显改善生存质量。因此,积极的综合治疗对于不可切除肝继发性恶性肿瘤患者的意义重大。肝继发性恶性肿瘤的综合治疗包括全身和介入化疗、分子靶向治疗及针对肝病灶的局部治疗,如射频消融、无水乙醇注射、放射治疗等,治疗方案的选择应基于对患者治疗前的精确评估。部分初诊无法切除的肝继发性恶性肿瘤,经过系统的综合治疗后可转为适宜手术切除。

(四)标准住院日为 10 天

(五)进入路径标准

1. 第一诊断必须符合肝继发性恶性肿瘤(ICD-10:C78.701 伴 Z51.805)行肝动脉化疗栓塞术(ICD-9-CM-3:99.2502 伴 39.7920 伴 50.9302 伴 88.4702)。

2. 如患有其他疾病,但在住院期间无需特殊处理(检查和治疗),也不影响第一诊断时,可以进入路径。

(六)术前准备(术前评估)

1. 血常规、尿常规、粪常规+隐血。

2. 肝肾功能、电解质、感染性疾病筛查(乙型病毒性肝炎、丙型病毒性肝炎、艾滋病、梅毒等)、凝血四项、肿瘤标志物、血型。

3. 心电图、头颅 CT 平扫＋胸部 CT 平扫＋肝超声造影/肝增强 CT/肝增强 MRI＋核医学骨扫描,或者 PET-CT。

4. 备皮。

5. 签署知情同意书。

6. 营养评估:根据《解放军总医院新入院患者营养风险筛查表(NRS)》为新入院患者进行营养评估,评分≥3 分者给予处置,必要时申请营养科医师会诊。

7. 心理评估:根据新入院患者情况申请心理科医师会诊。

8. 疼痛评估:根据《视觉模拟评分法(VAS)》实施疼痛评估,评分＞7 分给予处置,必要时请疼痛科医师会诊。

9. 康复评估:根据《入院患者康复筛查和评估表》在患者入院后 24 小时内进行康复筛查和评估。任何一项结果为"是",则申请康复科医师会诊。

10. 深静脉血栓栓塞症风险评估:根据专科《深静脉血栓栓塞症评估量表》在患者入院后 24 小时内进行风险筛查和评估,风险结果为"高危"的,则申请血管外科或介入导管室医师会诊。

(七)药品选择及使用时机

1. 保肝药　异甘草酸镁、谷胱甘肽、复方甘草酸苷、多烯磷脂酰胆碱。

2. 利胆药　丁二磺酸腺苷蛋氨酸、熊去氧胆酸。

3. 镇痛药　氨酚羟考酮片、盐酸羟考酮缓释片、盐酸吗啡注射液、盐酸布桂嗪注射液、地佐辛注射液。

4. 解热药　新癀片、吲哚美辛栓。

5. 增强免疫力药物　注射用胸腺喷丁。

(八)手术

1. 常规操作流程肝动脉造影,通常采用 Seldinger 方法,经皮穿刺股动脉插管,导管置于腹腔干或肝总动脉造影,造影图像采集应包括动脉期、实质期及静脉期;应做肠系膜上动脉造影、注意寻找侧支供血。

2. 根据治疗操作的不同分为

(1)肝动脉灌注化疗(TAI):仔细分析造影表现,明确肿瘤的部位、大小、数目及供血动脉后,超选择插管至肿瘤供血动脉内给予灌注化疗,常用化疗药物有多柔比星(ADM)或表柔比星(EADM)、顺铂(PDD)、氟尿嘧啶(5-Fu)、羟喜树碱(HCPT)及丝裂霉素(MMC)等。

(2)肝动脉栓塞(TAE):尽可能采取超选择插管,并且注意选择合适的栓塞药。一般采用超液化乙碘油与化疗药物充分混合成乳剂,碘油用量应根据肿瘤的大小、血供情况、肿瘤供血动脉的多少酌情掌握,也可以选用其他栓塞药,如明胶海绵、永久性颗粒和微球等。对于肝癌合并动静脉瘘者,应注意首先要有效地栓堵动静脉瘘,再进行针对肿瘤的 TAE,以防止引起肺栓塞等严重并发症和保证抗肿瘤 TAE 的效果;对于重度动静脉瘘者,一般主张仅采取 TAI 治疗。

(3)肝动脉栓塞化疗(TACE):同时进行肝动脉灌注化疗(TAI)和肝动脉栓塞(TAE)治疗,以提高疗效。TACE 能有效阻断肝癌的动脉供血,同时持续释放高浓度的化疗药物治疗肿瘤,使其缺血坏死并缩小,而对正常肝组织影响较小。

TACE 前应分析造影表现、明确肿瘤部位、大小、数目及供血动脉后,超选择插管至肝右动脉及肝左动脉分别给予灌注化疗。导管头端应越过胆囊、胃右动脉与胃网膜动脉等血管。化疗药物应适当稀释,缓慢注入靶血管,灌注时间不应<20分钟。大多数HCC的95%以上血供来自肝动脉,表现为供血动脉增粗、肿瘤血管丰富和肿瘤染色浓密。灌注化疗后应进行栓塞术。提倡将超液化乙碘油与化疗药物充分混合成乳剂,用微导管超选择插入肿瘤的供血动脉支,经导管将混合物缓慢注入靶血管。栓塞时应尽量避免栓塞药栓塞正常肝组织或进入非靶器官。在透视监视下依据肿瘤区碘油沉积是否浓密、瘤周是否已出现门静脉小分支影为界限,碘油用量通常为5～20ml,一般不大于30ml。对于供血动脉明显增粗的肝癌患者,通常主张在碘油乳剂栓塞后加用颗粒性栓塞药(如明胶海绵或微球)。栓塞时应尽量栓塞肿瘤的所有供养血管,以使肿瘤去血管化。

操作过程中可能出现的风险及其处理:注意勿将肝固有动脉完全闭塞,以利于再次TACE治疗。

(九)术后住院恢复,必须复查的项目

1. 术后注意事项:补充水电解质平衡,注意观察大小便情况,术后不良反应予以积极对症支持治疗。介入术后3天复查血常规及血生化,巨块型肝癌或术后发热、黄疸等症状重,可术后3～5天复查肝超声,必要时行肝CT平扫。常规用药以保肝、抗感染、护胃镇吐、镇痛、营养支持、水化治疗为主。并发症处理栓塞后综合征是TACE治疗的最常见不良反应,主要表现为发热、疼痛、恶心和呕吐等。发热、疼痛的发生原因是肝动脉被栓塞后引起局部组织缺血、坏死,而恶心、呕吐主要与化疗药物有关。此外,还有穿刺部位出血、白细胞减少、一过性肝功能异常、肾功能损害及排尿困难等其他常见不良反应。一般来说,介入治疗术后的不良反应会持续5～7天,经对症治疗后大多数患者可以完全恢复。

2. 术者在术后24小时内完成手术记录,特殊情况可由第一助手完成,术者签名确认并归入病历。

3. 上级医师在术后3天内至少查房1次,根据术中和术后情况修订术后治疗计划。

4. 责任护士按照专科疾病术后护理常规及术后情况实施有针对性的护理,并提供康复指导。

5. 麻醉医师术后3天内访视患者,如有特殊情况应详细记录,及时与手术医师或重症监护室医师沟通并迅速处理。

6. 术后护理工作:加强巡视,严密观察生命体征,评估患者桡(足背)动脉、术侧切口、肢体皮肤颜色、温度变化情况,并采取相应护理措施,观察伤口敷料,有渗出时报告医师处理,评估患者疼痛及意识状况,皮肤、黏膜有无出血,有无消化道出血,并进行心理评估及疏导。协助患者进食及饮水,一般4小时内饮水量2000～2500ml。术侧肢体制动6～8小时,指导并协助患者床上排便、排尿。

(十)出院标准

1. 一般情况好,血常规、血生化基本正常。

2. 超声或CT检查无肝胀肿征象。

3. 无需住院治疗的并发症。

(十一)随访

一般建议第一次肝动脉介入治疗后4～6周时复查CT和(或)MRI动态增强扫描等;后续复查则视患者的具体情况,可间隔1～3个月。介入治疗的频率应依随访结果而定,最初2～3

次介入治疗间隔可以较短,此后,在肿瘤无进展的情况下应延长治疗间隔,以保证肝功能的恢复。在治疗间隔期,可利用 CT 和(或)MRI 动态增强扫描评价肝肿瘤的存活情况,以决定是否需要再次进行介入治疗。如经过数次介入治疗后,肿瘤仍继续进展,应考虑换用或联合其他治疗方法。

(十二)变异及原因分析

1. 病情危重。
2. 出现严重并发症。

二、肝继发性恶性肿瘤行肝动脉化疗栓塞术临床路径表单

适用对象	第一诊断为肝继发性恶性肿瘤(ICD-10:C78.701 伴 Z51.805) 行肝动脉化疗栓塞术(ICD-9-CM-3:99.2502 伴 39.7920 伴 50.9302 伴 88.4702 的患者)			
患者基本信息	姓名:____ 性别:____ 年龄:___ 门诊号:____ 住院号:_____ 过敏史:_____ 住院日期:____年___月___日 出院日期:____年___月___日		标准住院日: 10 天	
时间		住院第 1 天	住院第 2 天	
主要诊疗工作	制度落实	□ 住院 2 小时内经治医师或值班医师完成接诊 □ 住院 24 小时内主管医师查房	□ 经治医师查房(早、晚 2 次) □ 主管医师查房 □ 专科会诊(必要时)	
	病情评估	□ 经治医师询问病史及体格检查 □ 营养评估 □ 心理评估 □ 疼痛评估 □ 康复评估 □ 深静脉血栓栓塞症风险评估		
	病历书写	□ 住院 8 小时内完成首次病程记录 □ 住院 24 小时内完成入院记录	□ 住院 48 小时内完成主管医师查房记录	
	知情同意	□ 患者及其家属签署授权委托书 □ 患者或其家属住院记录签字 □ 签署病危病重告知书(病危、病重患者)	□ 病情告知	
	手术治疗			
	其他	□ 及时通知上级医师检诊		
重点医嘱	长期医嘱	护理医嘱	□ 内科疾病护理常规 □ 二级护理 □ 陪护(病危、病重患者)	□ 内科疾病护理常规 □ 二级护理 □ 陪护(病危、病重患者)
		处置医嘱		□ 床旁隔离(丙型病毒性肝炎患者)
		膳食医嘱	□ 饮食(根据病情)	□ 饮食(根据病情)
		药物医嘱	□ 既往基础用药	□ 既往基础用药

重点医嘱	临时医嘱	检查检验	□ 血型（初次住院） □ 血常规 □ 尿常规 □ 粪常规 □ 生化 □ 肿瘤标志物 □ 血清胆碱酯酶 □ 凝血功能 □ 血清术前八项 □ 心电图 □ 头 CT 平扫＋肝超声造影/肝增强 CT/肝增强 MRI＋全身骨扫描或 PET-CT	
		药物医嘱		□ 酌情使用保肝药、增强免疫力药物
		手术医嘱		
		处置医嘱		
主要护理工作		健康宣教	□ 住院宣教：介绍责任护士，病区环境、设施、规章制度、基础护理服务项目 □ 进行护理安全指导 □ 进行等级护理、活动范围指导 □ 进行饮食指导 □ 进行用药指导 □ 进行关于疾病知识的宣教	
		护理处置	□ 患者身份核对 □ 佩戴腕带 □ 建立住院病历，通知医师 □ 询问病史，填写护理记录单首页 □ 测量基本生命体征 □ 观察病情 □ 抽血 □ 输液 □ 心理与生活护理 □ 妥善固定各种管道 □ 根据评估结果采取相应的护理措施 □ 通知次日检查项目及检查注意事项	□ 测量基本生命体征 □ 观察病情 □ 抽血 □ 输液 □ 心理与生活护理 □ 指导并监督患者治疗与活动 □ 遵医嘱用药 □ 遵医嘱留取标本 □ 根据评估结果采取相应的护理措施 □ 妥善固定各种管道 □ 使用床档

（续　表）

主要护理工作	护理评估	□ 一般评估:生命体征、神志、皮肤、药物过敏史等 □ 专科评估:饮食习惯、生活方式、体重、身高、家族史 □ 风险评估:评估有无跌倒、坠床、压疮、导管滑脱、液体外渗的风险 □ 心理评估 □ 营养评估 □ 疼痛评估 □ 康复评估	□ 风险评估:评估有无跌倒、坠床、压疮、导管滑脱、液体外渗的风险
	专科护理		
	饮食指导	□ 根据医嘱通知配餐员准备膳食 □ 协助进餐	□ 协助进餐
	活动体位	□ 根据护理等级指导活动	□ 根据护理等级指导活动
	洗浴要求	□ 卫生整顿:更衣、剃须、剪短指甲	□ 协助患者晨、晚间护理
病情变异记录		□ 无　□ 有,原因: □ 患者　□ 疾病　□ 医疗 □ 护理　□ 保障　□ 管理	□ 无　□ 有,原因: □ 患者　□ 疾病　□ 医疗 □ 护理　□ 保障　□ 管理
护士签名		白班　　小夜班　　大夜班	白班　　小夜班　　大夜班
医师签名			
时间		住院第3-5天(术前1天)	住院第6天(手术日)
主要诊疗工作	病情评估	□ 危险性分层,监护强度和治疗效果评估	
	制度落实	□ 主诊医师查房 □ 组织术前讨论,根据影像检查及相关检验结果拟定介入诊治方案 □ 手术安全核查 □ 专科会诊(必要时)	□ 三级医师查房 □ 专科会诊(必要时) □ 手术安全核查
	病历书写	□ 完成主诊医师查房记录 □ 完成科主任查房记录(疑难危重) □ 完成术前讨论记录	□ 术者或第一助手于术后24小时内完成手术记录(术者签字) □ 术后首次病程记录:术后即刻完成
	知情同意	□ 术前谈话并签署手术知情同意书 □ 军队、医保患者术前签署自费协议书	
	手术治疗	□ 预约手术	□ 局部麻醉下行腹腔动脉灌注化疗及肝动脉化疗栓塞术
	其他	□ 经治医师检查整理病历资料 □ 检查住院押金	□ 术后病情交接 □ 术后密切观察病情变化 □ 记录观察穿刺点及周围情况

重点医嘱	长期医嘱	护理医嘱	□ 内科疾病护理常规 □ 二级护理 □ 陪护（病危、病重患者）	□ 内科疾病护理常规 □ 二级护理 □ 陪护（病危、病重患者）
		处置医嘱		□ 吸氧（必要时） □ 术后心电、血压监护（必要时） □ 陪护
		膳食医嘱	□ 拟行治疗者，术前禁食、水	□ 饮食（根据病情）
		药物医嘱		□ 保肝 □ 镇痛 □ 预防感染 □ 镇吐 □ 水化 □ 保护胃黏膜
	临时医嘱	检查检验	□ 继续完善影像学检查	
		药物医嘱	□ 术中使用药物	
		手术医嘱	□ 明日局部麻醉下行腹腔动脉灌注化疗及肝动脉化疗栓塞术	
		处置医嘱	□ 备皮 □ 静脉留置针	
主要护理工作	健康宣教		□ 术前宣教	
	护理处置		□ 配合医师完成术前检查 □ 抽血（根据医嘱） □ 确认手术部位皮肤的准备工作 □ 根据手术部位，左上肢穿刺留置针 □ 检查术前物品准备 □ 完成护理记录 □ 遵医嘱用药	□ 完成护理记录 □ 抽血（根据医嘱） □ 穿刺部位预防感染及出血护理 □ 术后心理与生活护理 □ 输液 □ 与手术室送患者医师共同评估穿刺处切口情况、皮肤、切口敷料、输液及特殊注意事项 □ 遵医嘱用药 □ 指导并监督患者术后及恢复期治疗与活动
	护理评估		□ 评估有无跌倒、坠床、压疮、导管滑脱、液体外渗的风险	□ 评估患者（足背）桡动脉、术侧切口、肢体皮肤颜色、温度变化情况，并采取相应的护理措施 □ 观察切口敷料，有渗出时报告医师处理 □ 评估术后患者疼痛及意识状况 □ 评估皮肤、黏膜有无出血，有无消化道出血 □ 评估有无跌倒、坠床、压疮、导管滑脱、液体外渗的风险 □ 心理评估及疏导

(续　表)

主要护理工作	专科护理		□ 术后按时松、拆除压迫止血器 □ 观察术后反应 □ 指导患者及其家属卧床期间按摩术侧下肢,促进血循环
	饮食指导	□ 协助进餐	□ 术后协助患者进食 □ 协助患者饮水,4小时内饮水量2000～2500ml
	活动体位	□ 根据护理等级指导活动	□ 指导并协助患者床上排便、排尿 □ 术侧肢体制动6～8小时
	洗浴要求	□ 备皮后协助患者清洁备皮部位,更换病员服	□ 协助患者晨、晚间护理 □ 告知患者穿刺处切口保护方法
病情变异记录		□ 无　　□ 有,原因: □ 患者　□ 疾病　□ 医疗 □ 护理　□ 保障　□ 管理	□ 无　　□ 有,原因: □ 患者　□ 疾病　□ 医疗 □ 护理　□ 保障　□ 管理

护士签名	白班	小夜班	大夜班	白班	小夜班	大夜班

医师签名						

时间		住院第7—9天(术后与出院前)	住院第10天(出院日)
主要诊疗工作	病情评估	□ 上级医师进行治疗效果、预后和出院评估	□ 出院宣教
	核心制度落实	□ 手术医师查房 □ 专科会诊(必要时)	
	病历书写	□ 病程记录(有上级医师指示出院)	□ 出院后24小时内完成出院记录 □ 出院后24小时内完成病案首页
	知情同意		
	手术治疗		
	其他	□ 密切观察病情变化 □ 检查住院押金 □ 通知患者及其家属出院	□ 预约门诊复诊时间 □ 完成出院小结 □ 开具出院介绍信 □ 开具诊断证明书 □ 出院后7天复查血常规、血生化
重点医嘱	长期医嘱 护理医嘱	□ 内科疾病护理常规 □ 二级护理 □ 陪护(病危、病重患者)	
	长期医嘱 处置医嘱		
	长期医嘱 膳食医嘱	□ 饮食(根据病情)	□ 饮食(根据病情)
	长期医嘱 药物医嘱	□ 继续前述治疗方案,主要进行预防感染、保肝降酶等处理,酌情减少水化液体用量	□ 停所有长期医嘱

重点医嘱	临时医嘱	检查检验	□ 术前 1 天复查血常规、肝功能、电解质，如指标允许，次日可以出院	
		药物医嘱		□ 出院带药：保肝、对症治疗药物
		手术医嘱		
		处置医嘱	□ 明日出院	□ 出院
主要护理工作		健康宣教	□ 出院准备指导	□ 出院健康指导
		护理处置	□ 恢复期心理与生活护理 □ 穿刺部位预防感染护理 □ 指导并监督患者恢复期的治疗与活动 □ 输液 □ 遵医嘱用药	□ 核对患者住院费用 □ 指导患者结账 □ 指导患者取出院带药 □ 移出患者住院信息 □ 整理床单元
		护理评估	□ 评估拆除弹性绷带后皮肤情况 □ 评估术侧手（足）部运动及动脉搏动情况 □ 评估有无跌倒、坠床、压疮、导管滑脱、液体外渗的风险 □ 心理评估 □ 疼痛评估 □ 评估患者对疾病、预防、保健方面的能力	□ 评估患者对疾病、预防、保健方面的能力
		专科护理	□ 严密观察生命体征 □ 严密观察术侧肢体感觉、运动情况，异常时立即报告医师处理	
		饮食指导	□ 协助进餐	
		活动体位	□ 根据护理等级指导活动	
		洗浴要求	□ 协助更换病员服	
病情变异记录			□ 无　□ 有，原因： □ 患者　□ 疾病　□ 医疗 □ 护理　□ 保障　□ 管理	□ 无　□ 有，原因： □ 患者　□ 疾病　□ 医疗 □ 护理　□ 保障　□ 管理
护士签名		白班	小夜班	大夜班	白班	小夜班	大夜班
医师签名							

肝局灶性结节增生(FNH)行肝动脉栓塞术临床路径

一、肝局灶性结节增生行肝动脉栓塞术临床路径标准住院流程

(一)适用对象

第一诊断为肝局灶性结节增生(ICD-10:K76.807 伴 Z51.805)行肝动脉栓塞术(ICD-9-CM-3:99.2502 伴 39.7920 伴 50.9302 伴 88.4702)的患者。

1. 巨大的肝局灶性结节增生且有继续增大趋势者。

2. 伴有明显症状者。

3. 外科治疗后残余肝不能正常代偿的。

4. 有外科治疗适应证,但患者拒绝外科治疗的。

(二)诊断依据

FNH 在影像学图片中有典型的"辐轮样"中央瘢痕,MRI、螺旋 CT、超声造影均可对 FNH 做出诊断。对于在影像学上难于区分的病灶,尤其是 FNH 与肝细胞腺瘤难于鉴别时,由于在临床处理方面完全不同,往往需要行肝活检以明确诊断。

(三)治疗方案的选择及依据

大多数 FNH 是没有症状且保持稳定的,因此,治疗上倾向非手术观察。对于有症状的患者,有必要进一步评估 FNH 的诊断。部分肝切除为 FNH 主要的处理措施,由于创伤更小,栓塞及射频消融治疗近来也越来越被接受。

目前,手术切除仍然是首选的治疗方法。外科手术指征如下。

1. 诊断不甚明确,恶性肿瘤或腺瘤不能除外者。

2. 诊断明确,但有下列情况之一者:①肿瘤直径>5cm,临床症状较为明显者;②合并有其他需要手术处理的上腹部疾病者,如胆囊结石等;③随访中发现结节进行性增大者。

对于儿童 FNH 患者,只要有临床症状或诊断不明确都应积极手术处理。由于 FNH 为肝动脉供血,病灶中心部位的畸形血管以微小动静脉畸形、小血管瘤及扩张的毛细血管为主,呈离心性供血,病灶中心血管为增生组织的供养血管,因此,经导管动脉手术也是安全有效的替代治疗手段,不但效果明显,而且风险低且并发症相对较低。

(四)标准住院日为 10 天

(五)进入路径标准

1. 第一诊断必须符合肝局灶性结节增生(ICD-10:K76.807 伴 Z51.805)行肝动脉栓塞术(ICD-9-CM-3:99.2502 伴 39.7920 伴 50.9302 伴 88.4702)。

2. 如患有其他疾病,但在住院期间无需特殊处理(检查和治疗),也不影响第一诊断时,可以进入路径。

(六)术前准备(术前评估)

1. 血常规、尿常规、粪常规+隐血。

2. 肝肾功能、电解质、感染性疾病筛查(乙型病毒性肝炎、丙型病毒性肝炎、艾滋病、梅毒等)、凝血四项、肿瘤标志物、血型。

3. X线胸部正侧位片、心电图、肝超声造影与肝CT平扫+增强,或者肝MRI平扫+增强。

4. 备皮。

5. 签署知情同意书。

6. 器械准备:穿刺针(7cm长,18G),导管鞘(5~6F),导丝直径0.89mm(0.035英寸)或0.96mm(0.038英寸)、长135~138cm,导管(4~5F,形状根据操作者习惯选择),必要时准备同轴微导管。

7. 动脉穿刺包、手术消毒包。

8. 营养评估:根据《解放军总医院新入院患者营养风险筛查表(NRS)》为新入院患者进行营养评估,评分≥3分者给予处置,必要时申请营养科医师会诊。

9. 心理评估:根据新入院患者情况申请心理科医师会诊。

10. 疼痛评估:根据《视觉模拟评分法(VAS)》实施疼痛评估,评分>7分给予治疗干预,必要时请疼痛科医师会诊。

11. 康复评估:根据《入院患者康复筛查和评估表》在患者入院后24小时内进行康复筛查和评估。任何一项结果为"是",则申请康复科医师会诊。

12. 深静脉血栓栓塞症风险评估:根据专科《深静脉血栓栓塞症评估量表》在患者入院后24小时内进行风险筛查和评估,风险结果为"高危"的,则申请血管外科或介入导管室医师会诊。

(七)药品选择及使用时机

1. 保肝药 异甘草酸镁、谷胱甘肽、复方甘草酸苷、多烯磷脂酰胆碱。

2. 利胆药 丁二磺酸腺苷蛋氨酸、熊去氧胆酸。

3. 镇痛药 氨酚羟考酮片、盐酸羟考酮缓释片、盐酸吗啡注射液、盐酸布桂嗪注射液、地佐辛注射液。

4. 解热药 新癀片、吲哚美辛栓、赖氨酸阿司匹林。

(八)手术

1. 手术安全核对:患者进入手术间后由手术医师、麻醉医师、巡回护士和患者本人共同核对患者身份、手术部位与标识、手术方式。手术医师、麻醉医师、巡回护士三方按《手术安全核对表》逐项核对,共同签字。

2. 麻醉方式:局部麻醉。

3. 手术方式

(1)穿刺点选择一般经股动脉途径穿刺。

(2)穿刺部位消毒与麻醉。

(3)插管与造影采用Seldinger技术,经皮股动脉穿刺后,利用导丝引入导管,透视下先行腹腔动脉或肝总动脉插管、造影,以了解病灶部位、数量、大小、供血动脉及血供丰富程度,然后再超选择插入供血动脉,导管尖端越靠近病灶越好,尽量避开非靶血管,必要时使用微导管插管。对肝动脉供血不明显的患者,应进一步行肠系膜上动脉插管与造影,以了解是否存在迷走肝动脉供血。

4．栓塞

(1)栓塞药:可选择的栓塞剂包括平阳霉素等与碘油混合而成的乳剂、明胶海绵颗粒、不锈钢圈、聚乙烯醇(PVA 颗粒)及无水乙醇、鱼肝油酸钠。明胶海绵与钢圈仅能栓塞小动脉,不能进入异常血窦,一般与其他栓塞药联合应用,而不单独使用。

(2)栓塞技术要点:①先行末梢栓塞,再行近端栓塞;②栓塞剂用量依肿瘤大小与血供丰富程度而定;③栓塞程度,一般栓塞至末梢病理血管消失、供血动脉近端血流变缓慢即可;④栓塞后重复行血管造影了解栓塞程度;⑤所有栓塞剂均须在透视下缓慢、间歇注射,以防反流。

5．栓后处理

(1)栓塞完毕,拍摄肝区 X 线片,以便随访对照。

(2)拔管后,穿刺点压迫止血 10 分钟,观察不出血后,局部加压包扎。

6．术中与术后注意事项

(1)导管插入腹主动脉后,常规经导管注入地塞米松 10mg。

(2)手术应在心电监护下进行。

(3)术中注意患者反应、生命体征变化,如患者疼痛明显,可经导管注入少量 2%利多卡因;如患者出现脉搏变缓、出汗等迷走反射,应迅速给予阿托品治疗。

(4)术后注意观察穿刺点有无出血、腹部情况及生命体征变化。

(5)常规使用抗生素预防感染。

(6)常规保肝治疗,促进肝功能早日恢复。

(7)对症处理栓塞后综合征,并注意有无其他并发症发生。

7．并发症及防治

(1)栓塞后综合征轻微反应可不予处理,如有严重的腹痛、发热(≥38.5℃)、呕吐等,应给予对症处理。

(2)穿刺部位血肿如有活动出血者,必须立即再次压迫止血,加压包扎固定。血肿无活动出血者,可行局部理疗促进吸收。如血肿较大压迫动脉,应切开引流,清除积血。

(3)动脉内膜损伤、剥离注意操作轻柔,切忌粗暴,不宜在肝动脉内反复长时间试插。

(4)动脉穿破、假性动脉瘤形成操作过程中如发现对比剂外溢,应立即后撤导管,观察患者血压、脉搏的变化,必要时可行穿破处栓塞治疗。如破口较大,应急诊手术处理。

(5)肝动脉插管栓塞后多数患者有一过性肝功能异常,大多于 3～10 天恢复至栓塞前水平,可给予维生素、蛋白等保肝治疗。

(6)胆囊动脉栓塞应仔细观察胆囊动脉的起源,术中注意观察有无碘化油进入胆囊动脉,如果胆囊壁显影,应调整导管位置,禁用明胶海绵颗粒,以免造成胆囊穿孔。一旦胆囊梗死发生,应行积极的内科非手术治疗,效果不佳者,应手术切除胆囊。

(7)脾梗死、脾脓肿形成应严格执行无菌操作,术中避免明胶海绵颗粒等栓塞药流入脾动脉。一旦脾梗死发生后,应对症治疗,如有脾脓肿形成应使用大量抗生素,必要时穿刺引流或手术治疗。

(8)其他少见的并发症还有腹水、胸腔积液、膈下脓肿、肾梗死等,应予以注意。

8．经治医师或手术医师应即刻完成术后首次病程记录,观察术后患者病情变化。

(九)术后住院恢复,必须复查的项目

1. 血常规、肝肾功能、电解质等。

2. 术者在术后 24 小时内完成手术记录,特殊情况可由第一助手完成,术者签名确认并归入病历。

3. 上级医师在术后 3 天内至少查房 1 次,根据术中和术后情况修订术后治疗计划。

4. 责任护士按照专科疾病术后护理常规及术后情况实施有针对性的护理,并提供康复指导。

5. 麻醉医师术后 3 天内访视患者,如有特殊情况应详细记录,及时与手术医师或重症监护室医师沟通并迅速处理。

6. 术后护理工作:加强巡视,严密观察生命体征,评估患者(足背)动脉、术侧切口、肢体皮肤颜色、温度变化情况,并采取相应的护理措施,观察切口敷料,有渗出时报告医师处理,评估患者疼痛及意识状况,皮肤、黏膜有无出血,有无消化道出血,并进行心理评估及疏导。协助患者进食及饮水,一般 4 小时内饮水量 2000～2500ml。术侧肢体制动 6～8 小时,指导并协助患者床上排便、排尿。

(十)出院标准

1. 一般情况好,血常规、血生化基本正常。

2. 超声检查无肝脓肿征象。

3. 无需住院治疗的并发症。

(十一)随访

介入当日计算起 3～6 个月复查,决定下一步治疗方案。

(十二)变异及原因分析

1. 病情危重。

2. 出现严重并发症。

二、肝局灶性结节增生行肝动脉栓塞术临床路径表单

适用对象	第一诊断为肝局灶性结节增生(ICD-10:K76.807 伴 Z51.805) 行肝动脉栓塞术(ICD-9-CM-3:99.2502 伴 39.7920 伴 50.9302 伴 88.4702)的患者		
患者基本信息	姓名:____ 性别:____ 年龄:___ 门诊号:____ 住院号:_____ 过敏史:_____ 住院日期:___年___月___日 出院日期:___年___月___日		标准住院日: 10 天
时间		住院第 1 天	住院第 2 天
主要诊疗工作	制度落实	□ 住院 2 小时内经治医师或值班医师完成接诊 □ 住院 24 小时内主管医师查房	□ 经治医师查房(早、晚 2 次) □ 主管医师查房 □ 专科会诊(必要时)
	病情评估	□ 经治医师询问病史及体格检查 □ 营养评估 □ 心理评估 □ 疼痛评估 □ 康复评估 □ 深静脉血栓栓塞症风险评估	

（续　表）

主要诊疗工作	病历书写		☐ 住院 8 小时内完成首次病程记录 ☐ 住院 24 小时内完成入院记录	☐ 住院 48 小时内完成主管医师查房记录
	知情同意		☐ 患者及其家属签署授权委托书 ☐ 患者或其家属住院记录签字 ☐ 签署病危病重告知书(病危、病重患者)	☐ 病情告知
	手术治疗			
	其他		☐ 及时通知上级医师检诊	
重点医嘱	长期医嘱	护理医嘱	☐ 内科疾病护理常规 ☐ 二级护理 ☐ 陪护(病危、病重患者)	☐ 内科疾病护理常规 ☐ 二级护理 ☐ 陪护(病危、病重患者)
		处置医嘱		
		膳食医嘱	☐ 饮食(根据病情)	☐ 饮食(根据病情)
		药物医嘱	☐ 既往基础用药	
	临时医嘱	检查检验	☐ 血型(初次住院) ☐ 血常规 ☐ 尿常规 ☐ 粪常规 ☐ 生化 ☐ 肿瘤标志物 ☐ 血清胆碱酯酶 ☐ 凝血功能 ☐ 血清术前八项 ☐ 心电图 ☐ 头颅 CT 平扫 ☐ X 线胸部正、侧位片 ☐ 肝超声造影/CT 增强/MRI 增强	☐ 继续完善检查检验
		药物医嘱	☐ 既往基础用药	☐ 酌情使用保肝药
		手术医嘱		
		处置医嘱		
主要护理工作	健康宣教		☐ 住院宣教:介绍责任护士,病区环境、设施、规章制度、基础护理服务项目 ☐ 进行护理安全指导 ☐ 进行等级护理、活动范围指导 ☐ 进行饮食指导 ☐ 进行用药指导 ☐ 进行关于疾病知识的宣教	

<table>
<tr>
<td rowspan="7">主要护理工作</td>
<td rowspan="2">护理处置</td>
<td>□ 患者身份核对
□ 佩戴腕带
□ 建立住院病历,通知医师
□ 询问病史,填写护理记录单首页
□ 测量基本生命体征
□ 观察病情
□ 抽血
□ 输液
□ 心理与生活护理
□ 妥善固定各种管道
□ 根据评估结果采取相应的护理措施
□ 通知次日检查项目及检查注意事项</td>
<td>□ 测量基本生命体征
□ 观察病情
□ 抽血
□ 输液
□ 心理与生活护理
□ 指导并监督患者治疗与活动
□ 遵医嘱用药
□ 遵医嘱留取标本
□ 根据评估结果采取相应的护理措施
□ 妥善固定各种管道
□ 使用床档</td>
</tr>
<tr>
<td>护理评估</td>
<td>□ 一般评估:生命体征、神志、皮肤、药物过敏史等
□ 专科评估:饮食习惯、生活方式、体重、身高、家族史
□ 风险评估:评估有无跌倒、坠床、压疮、导管滑脱、液体外渗的风险
□ 心理评估
□ 营养评估
□ 疼痛评估
□ 康复评估</td>
<td>□ 风险评估:评估有无跌倒、坠床、压疮、导管滑脱、液体外渗的风险</td>
</tr>
<tr>
<td>专科护理</td>
<td></td>
<td></td>
</tr>
<tr>
<td>饮食指导</td>
<td>□ 根据医嘱通知配餐员准备膳食
□ 协助进餐</td>
<td>□ 协助进餐</td>
</tr>
<tr>
<td>活动体位</td>
<td>□ 根据护理等级指导活动</td>
<td>□ 根据护理等级指导活动</td>
</tr>
<tr>
<td>洗浴要求</td>
<td>□ 卫生整顿:更衣、剃须、剪短指甲</td>
<td>□ 协助患者晨、晚间护理</td>
</tr>
<tr>
<td colspan="2"></td>
<td></td>
</tr>
<tr>
<td colspan="2">病情变异记录</td>
<td>□ 无　□ 有,原因:
□ 患者　□ 疾病　□ 医疗
□ 护理　□ 保障　□ 管理</td>
<td>□ 无　□ 有,原因:
□ 患者　□ 疾病　□ 医疗
□ 护理　□ 保障　□ 管理</td>
</tr>
</table>

护士签名	白班	小夜班	大夜班	白班	小夜班	大夜班

医师签名		

时间	住院第3-5天(术前1天)	住院第6天(手术日)

<table>
<tr>
<td rowspan="2">主要诊疗工作</td>
<td>病情评估</td>
<td>□ 危险性分层,监护强度和治疗效果评估</td>
<td></td>
</tr>
<tr>
<td>制度落实</td>
<td>□ 主诊医师查房
□ 组织术前讨论,根据影像检查及相关检验结果拟定介入诊治方案
□ 手术安全核查
□ 专科会诊(必要时)</td>
<td>□ 三级医师查房
□ 专科会诊(必要时)
□ 手术安全核查</td>
</tr>
</table>

主要诊疗工作	病历书写	□ 完成主诊医师查房记录 □ 完成科主任查房记录（疑难危重） □ 完成术前讨论记录	□ 术者或第一助手于术后 24 小时内完成手术记录（术者签字） □ 术后首次病程记录：术后即刻完成
	知情同意	□ 术前谈话并签署手术知情同意书 □ 军队、医保患者术前签署自费协议书	
	手术治疗	□ 预约手术	□ 局部麻醉下行肝动脉栓塞术
	其他	□ 经治医师检查整理病历资料 □ 检查住院押金	□ 术后病情交接 □ 术后密切观察病情变化 □ 记录观察穿刺点及周围情况
重点医嘱	长期医嘱 护理医嘱	□ 内科疾病护理常规 □ 二级护理 □ 陪护（病危、病重患者）	□ 内科疾病护理常规 □ 二级护理 □ 陪护（病危、病重患者）
	处置医嘱		□ 吸氧（必要时） □ 术后心电、血压监护（必要时） □ 陪护
	膳食医嘱	□ 拟行治疗者，术前禁食、水	□ 饮食（根据病情）
	药物医嘱		□ 保肝 □ 镇痛 □ 预防感染 □ 镇吐 □ 水化 □ 抑酸、护胃
	临时医嘱 检查检验	□ 继续完善影像学检查	
	药物医嘱	□ 术中用药	
	手术医嘱	□ 预约手术	□ 局部麻醉 DSA 下行肝动脉栓塞术
	处置医嘱	□ 备皮 □ 静脉留置针	
主要护理工作	健康宣教	□ 术前宣教	
	护理处置	□ 配合医师完成术前检查 □ 抽血（根据医嘱） □ 确认手术部位皮肤的准备工作 □ 根据手术部位，左上肢穿刺留置针 □ 检查术前物品准备 □ 完成护理记录 □ 遵医嘱用药	□ 完成护理记录 □ 抽血（根据医嘱） □ 穿刺部位预防感染及出血护理 □ 术后心理与生活护理 □ 输液 □ 与手术室送患者医师共同评估穿刺处切口情况、皮肤、切口敷料、输液及特殊注意事项 □ 遵医嘱用药 □ 指导并监督患者术后及恢复期治疗与活动

主要护理工作	护理评估	□ 评估有无跌倒、坠床、压疮、导管滑脱、液体外渗的风险	□ 评估患者(足背)桡动脉、术侧切口、肢体皮肤颜色、温度变化情况,并采取相应的护理措施 □ 观察切口敷料,有渗出时报告医师处理 □ 评估术后患者疼痛及意识状况 □ 评估皮肤、黏膜有无出血,有无消化道出血 □ 评估有无跌倒、坠床、压疮、导管滑脱、液体外渗的风险 □ 心理评估及疏导
	专科护理		□ 术后按时松、拆除压迫止血器 □ 观察术后反应 □ 指导患者及其家属卧床期间按摩术侧下肢,促进血循环
	饮食指导	□ 协助进餐	□ 术后协助患者进食 □ 协助患者饮水,4 小时内饮水量2000～2500ml
	活动体位	□ 根据护理等级指导活动	□ 指导并协助患者床上排便、排尿 □ 术侧肢体制动6～8 小时
	洗浴要求	□ 备皮后协助患者清洁备皮部位,更换病员服	□ 协助患者晨、晚间护理 □ 告知患者穿刺处切口保护方法
病情变异记录		□ 无　□ 有,原因: □ 患者　□ 疾病　□ 医疗 □ 护理　□ 保障　□ 管理	□ 无　□ 有,原因: □ 患者　□ 疾病　□ 医疗 □ 护理　□ 保障　□ 管理

护士签名		白班	小夜班	大夜班	白班	小夜班	大夜班
医师签名							

时间		住院第7—9天(术后与出院前)	住院第10天(出院日)
主要诊疗工作	病情评估	□ 上级医师进行治疗效果、预后和出院评估	□ 出院宣教
	核心制度落实	□ 手术医师查房 □ 专科会诊(必要时)	
	病历书写	□ 病程记录(有上级医师指示出院)	□ 出院后24小时内完成出院记录 □ 出院后24小时内完成病案首页
	知情同意		
	手术治疗		

主要诊疗工作	其他	☐ 密切观察病情变化 ☐ 检查住院押金 ☐ 通知患者及其家属出院	☐ 预约门诊复诊时间 ☐ 完成出院小结 ☐ 开具出院介绍信 ☐ 开具诊断证明书 ☐ 出院后 7 天复查血常规、血生化
重点医嘱	长期医嘱	护理医嘱　☐ 内科疾病护理常规 　　　　　☐ 二级护理 　　　　　☐ 陪护（病危、病重患者）	
		处置医嘱	
		膳食医嘱　☐ 饮食（根据病情）	
		药物医嘱　☐ 继续前述治疗方案，主要进行预防感染、保肝降酶等处理，酌情减少水化液体用量	☐ 停所有长期医嘱
	临时医嘱	检查检验　☐ 术后 3 天复查血常规、肝功能、电解质，如指标允许，次日可以出院	
		药物医嘱	☐ 出院带药：保肝药物
		手术医嘱	
		处置医嘱　☐ 预出院	☐ 出院
主要护理工作	健康宣教	☐ 出院准备指导	☐ 出院健康指导
	护理处置	☐ 恢复期心理与生活护理 ☐ 穿刺部位预防感染护理 ☐ 指导并监督患者恢复期的治疗与活动 ☐ 输液 ☐ 遵医嘱用药	☐ 核对患者住院费用 ☐ 指导患者结账 ☐ 指导患者取出院带药 ☐ 移出患者住院信息 ☐ 整理床单元
	护理评估	☐ 评估拆除弹性绷带后皮肤情况 ☐ 评估术侧（足）手部运动及动脉搏动情况 ☐ 评估有无跌倒、坠床、压疮、导管滑脱、液体外渗的风险 ☐ 心理评估 ☐ 疼痛评估 ☐ 评估患者对疾病、预防、保健方面的能力	☐ 评估患者对疾病、预防、保健方面的能力
	专科护理	☐ 严密观察生命体征 ☐ 严密观察术侧肢体感觉、运动情况，异常时立即报告医师处理	
	饮食指导	☐ 协助进餐	
	活动体位	☐ 根据护理等级指导活动	
	洗浴要求	☐ 协助更换病员服	

病情变异记录	□ 无　□ 有,原因: □ 患者　□ 疾病　□ 医疗 □ 护理　□ 保障　□ 管理			□ 无　□ 有,原因: □ 患者　□ 疾病　□ 医疗 □ 护理　□ 保障　□ 管理		
护士签名	白班	小夜班	大夜班	白班	小夜班	大夜班
医师签名						

肝血管瘤行肝动脉栓塞术临床路径

一、肝血管瘤行肝动脉栓塞术临床路径标准住院流程

(一)适用对象

第一诊断为肝血管瘤(ICD-10:D18.028 伴 Z51.805)行肝动脉栓塞术(ICD-9-CM-3:99.2502 伴 39.7920 伴 50.9302 伴 88.4702)的患者。

1. 巨大肝血管瘤(>5cm)且有继续增大趋势者。

2. 伴有明显症状者。

3. 短期内增长较快者。

4. 病变破裂引起腹腔出血者或病变位于肝包膜下有潜在出血可能者。

(二)诊断依据

主要依靠影像学检查,B 超为较强回声肿块,界限清楚,CT 或 MRI 增强造影剂快进慢出是其特征。少数诊断意见不统一或缺乏特征性改变的患者,肝动脉造影有助于诊断。

(三)治疗方案的选择及依据

较小的肝血管瘤多无症状,也不会明显增大或恶变,产生严重并发症也极少见,因此无须治疗,但应仔细随访,一旦发现可疑现象,应进一步检查,以便和肝癌相鉴别。随访发现大多数肝血管瘤生长缓慢。对个别生长较快者,特别是靠近肝重要结构的血管瘤,若不及时处理,随着瘤体增大,势必增加手术难度,应及时手术切除。目前,手术切除仍然是肝血管瘤首选的治疗方法。手术指征:①瘤体直径≥10cm。②瘤体直径介于 5～10cm,位于肝边缘,有自发破裂的可能,且易于切除。③肿瘤生长较快。④瘤内出血、坏死、感染。⑤与肝癌不易鉴别。手术方式的选择依血管瘤的大小、部位、患者的全身情况而定。单发局限的血管瘤,可行局部肝切除。瘤体较大或主瘤旁有较多子灶者,可行规则性肝切除或肝叶切除。对主瘤切除后残余子灶,可行肝血管瘤捆扎、射频消融或微波治疗。如病变超过半肝,余肝代偿明显,且肝功能正常者,可行扩大半肝切除。肝动脉栓塞术也是肝血管瘤治疗的一种有效方法。只要正确掌握技术,选择适当的栓塞药,疗效肯定,并发症少。特别是鉴别诊断困难而行动脉造影者,一旦确诊肝血管瘤诊断,宜首选应用。

(四)标准住院日为 10 天

(五)进入路径标准

1. 第一诊断必须符合肝血管瘤(ICD-10:D18.028 伴 Z51.805)行肝动脉栓塞术(ICD-9-CM-3:99.2502 伴 39.7920 伴 50.9302 伴 88.4702)。

2. 如患有其他疾病,但在住院期间无需特殊处理(检查和治疗),也不影响第一诊断时,可以进入路径。

（六）术前准备（术前评估）

1. 血常规、尿常规、粪常规＋隐血。

2. 肝肾功能、电解质、感染性疾病筛查（乙型病毒性肝炎、丙型病毒性肝炎、艾滋病、梅毒等）、凝血四项、肿瘤标志物、血型。

3. 胸部 CT 平扫、心电图、腹部 B 超与肝 CT 平扫＋增强，或者肝 MRI 平扫＋增强。

4. 备皮。

5. 签署知情同意书。

6. 器械准备：穿刺针（7cm 长，18G），导管鞘（5～6F），导丝直径 0.89mm（0.035 英寸）或 0.96mm（0.038 英寸），长 135～138cm，导管（4～5F，形状根据操作者习惯选择），必要时准备同轴微导管。

7. 动脉穿刺包、手术消毒包。

8. 营养评估：根据《解放军总医院新入院患者营养风险筛查表（NRS）》为新入院患者进行营养评估，评分≥3 分者给予处置，必要时申请营养科医师会诊。

9. 心理评估：根据新入院患者情况申请心理科医师会诊。

10. 疼痛评估：根据《视觉模拟评分法（VAS）》实施疼痛评估，评分＞7 分给予处置，必要时请疼痛科医师会诊。

11. 康复评估：根据《入院患者康复筛查和评估表》在患者入院后 24 小时内进行康复筛查和评估。任何一项结果为"是"，则申请康复科医师会诊。

12. 深静脉血栓栓塞症风险评估：根据专科《深静脉血栓栓塞症评估量表》在患者入院后 24 小时内进行风险筛查和评估，风险结果为"高危"的，则申请血管外科或介入导管室医师会诊。

（七）药品选择及使用时机

1. 保肝药　异甘草酸镁、谷胱甘肽、复方甘草酸苷、多烯磷脂酰胆碱。

2. 利胆药　丁二磺酸腺苷蛋氨酸、熊去氧胆酸。

3. 镇痛药　氨酚羟考酮片、盐酸羟考酮缓释片、盐酸吗啡注射液、盐酸布桂嗪注射液、地佐辛注射液。

4. 解热药　新癀片、吲哚美辛栓。

（八）手术

1. 手术安全核对：患者入手术间后由手术医师、麻醉医师、巡回护士和患者本人共同核对患者身份、手术部位与标识、手术方式。手术医师、麻醉医师、巡回护士三方按《手术安全核对表》逐项核对，共同签字。

2. 麻醉方式：局部麻醉。

3. 手术方式

（1）穿刺点选择一般经股动脉途径穿刺，亦可经左锁骨下动脉穿刺。

（2）穿刺部位消毒与麻醉。

（3）插管与造影采用 Seldinger 技术，经皮股动脉穿刺后，利用导丝引入导管，透视下先行腹腔动脉或肝总动脉插管、造影（最好行 DSA），以了解病灶部位、数量、大小、供血动脉及血供丰富程度，然后再超选择插入供血动脉，导管尖端越靠近病灶越好，尽量避开非靶血管，必要时使用微导管插管。对肝动脉供血不明显的患者，应进一步行肠系膜上动脉插管与造影，以了解是否存在迷走肝动脉供血。

4. 栓塞

(1)栓塞剂:可选择的栓塞剂包括明胶海绵颗粒、不锈钢圈、聚乙烯醇(PVA 颗粒)及无水乙醇、鱼肝油酸钠、平阳霉素等与碘油混合而成的乳剂。明胶海绵与钢圈仅能栓塞小动脉,不能进入异常血窦,一般与其他栓塞药联合应用,而不单独使用。

(2)栓塞技术要点:①先行末梢栓塞,再行近端栓塞;②栓塞剂用量依肿瘤大小与血供丰富程度而定;③栓塞程度,一般栓塞至末梢病理血管消失、供血动脉近端血流变缓慢即可;④栓塞后重复行血管造影了解栓塞程度;⑤所有栓塞剂均须在透视下缓慢、间歇注射,以防反流。

5. 栓后处理

(1)栓塞完毕,拍摄肝区 X 线片,以便随访对照。

(2)拔管后,穿刺点压迫止血 10min,观察不出血后,局部加压包扎。

6. 术中与术后注意事项:①导管插入腹主动脉后,常规经导管注入地塞米松 10mg。②手术应在心电监护下进行。③术中注意患者反应、生命体征变化,如患者疼痛明显,可经导管注入少量 2%的利多卡因;如患者出现脉搏变缓、出汗等迷走反射综合征,应迅速给予阿托品治疗。④术后注意观察穿刺点有无出血、腹部情况及生命体征变化。⑤常规使用抗生素预防感染。⑥常规保肝治疗,促进肝功能早日恢复。⑦对症处理栓塞后综合征,并注意有无其他并发症发生。

7. 并发症及防治:①栓塞后综合征轻微反应可不予处理,如有严重的腹痛、发热(≥38.5℃)、呕吐等,应给予对症处理。②穿刺部位血肿如有活动出血者,必须立即再次压迫止血,加压包扎固定。血肿无活动出血者,可行局部理疗促进吸收。如血肿较大压迫动脉,应切开引流,清除积血。③动脉内膜损伤、剥离注意操作轻柔,切忌粗暴,不宜在肝动脉内反复长时间试插。④动脉穿破、假性动脉瘤形成操作过程中如发现对比剂外溢,应立即后撤导管,观察患者血压、脉搏的变化,必要时可行穿破处栓塞治疗。如破口较大,应急诊手术处理。⑤肝功能异常栓塞后多数患者有一过性肝功能异常,大多于 3～10 天恢复至栓塞前水平,可给予维生素、蛋白等保肝治疗。⑥胆囊动脉栓塞应仔细观察胆囊动脉的起源,术中注意观察有无碘化油进入胆囊动脉,如果胆囊壁显影,应调整导管位置,禁用明胶海绵颗粒,以免造成胆囊穿孔。一旦胆囊梗死发生,应行积极的内科非手术治疗,效果不佳者,应手术切除胆囊。⑦脾梗死、脾脓肿形成应严格执行无菌操作,术中避免明胶海绵等栓塞药流入脾动脉。脾梗死发生后,应对症治疗,如有脾脓肿形成应使用大量抗生素,必要时穿刺引流或手术治疗。⑧其他少见的并发症还有腹水、胸腔积液、膈下脓肿、肾梗死等,应予以注意。

8. 经治医师或手术医师应即刻完成术后首次病程记录,观察术后患者病情变化。

(九)术后住院恢复,必须复查的项目

1. 血常规、肝肾功能、电解质等。

2. 术者在术后 24 小时内完成手术记录,特殊情况可由第一助手完成,术者签名确认并归入病历。

3. 上级医师在术后 3 天内至少查房 1 次,根据术中和术后情况修订术后治疗计划。

4. 责任护士按照专科疾病术后护理常规及术后情况实施有针对性的护理,并提供康复指导。

5. 麻醉医师术后 3 天内访视患者,如有特殊情况应详细记录,及时与手术医师或重症监护室医师沟通并迅速处理。

6. 术后护理工作:加强巡视,严密观察生命体征,评估患者(足背)桡动脉、术侧切口、肢体皮肤颜色、温度变化情况,并采取相应护理措施,观察切口敷料,有渗出时报告医师处理,评估患者疼痛及意识状况,皮肤、黏膜有无出血,有无消化道出血,并进行心理评估及疏导。协助患者进食及饮水,一般 4 小时内饮水量 2000～2500ml。术侧肢体制动 6～8 小时,指导并协助患者床上排便、排尿。

(十)出院标准

1. 一般情况好,血常规、血生化基本正常。

2. 超声检查无肝脓肿征象。

3. 无需住院治疗的并发症。

(十一)随访

介入当日计算起第 4 周复查,决定下一步治疗方案。

(十二)变异及原因分析

1. 病情危重。

2. 出现严重并发症。

二、肝血管瘤行肝动脉栓塞术临床路径表单

适用对象	第一诊断为肝血管瘤(ICD-10:D18.028 伴 Z51.805) 行肝动脉栓塞术(ICD-9-CM-3:99.2502 伴 39.7920 伴 50.9302 伴 88.4702)的患者		
患者基本信息	姓名:____ 性别:____ 年龄:___ 门诊号:____ 住院号:_____ 过敏史:_____ 住院日期:___年___月___日 出院日期:___年___月___日		标准住院日: 10 天
时间		住院第 1 天	住院第 2 天
主要诊疗工作	制度落实	□ 住院 2 小时内经治医师或值班医师完成接诊 □ 住院 24 小时内主管医师查房	□ 经治医师查房(早、晚 2 次) □ 主管医师查房 □ 专科会诊(必要时)
	病情评估	□ 经治医师询问病史及体格检查 □ 营养评估 □ 心理评估 □ 疼痛评估 □ 康复评估 □ 深静脉血栓栓塞症风险评估	
	病历书写	□ 住院 8 小时内完成首次病程记录 □ 住院 24 小时内完成住院记录	□ 住院 48 小时内完成主管医师查房记录
	知情同意	□ 患者及其家属签署授权委托书 □ 患者或其家属住院记录签字 □ 签署病危病重告知书(病危、病重患者)	□ 病情告知
	手术治疗		
	其他	□ 及时通知上级医师检诊	

（续　表）

长期医嘱	护理医嘱	□ 内科疾病护理常规 □ 二级护理 □ 陪护（病危、病重患者）		□ 内科疾病护理常规 □ 二级护理 □ 陪护（病危、病重患者）
	处置医嘱			
	膳食医嘱	□ 饮食（根据病情）		□ 饮食（根据病情）
	药物医嘱	□ 既往基础用药		
重点医嘱	临时医嘱	检查检验	□ 血型（初次住院） □ 血常规 □ 尿常规 □ 粪常规＋隐血 □ 生化 □ 肿瘤标志物 □ 血清胆碱酯酶 □ 凝血功能 □ 血清术前八项 □ 心电图 □ 消化道钡剂造影或食管镜（病情需要） □ 头颅 CT 平扫（每隔 3 个月） □ 胸部 CT 平扫 □ 肝 B 超/CT/MRI □ 核医学全身骨扫描（病情需要）	□ 继续完善检查检验
		药物医嘱	□ 既往基础用药	□ 酌情使用保肝药
		手术医嘱		
		处置医嘱		
主要护理工作	健康宣教		□ 住院宣教：介绍责任护士，病区环境、设施、规章制度、基础护理服务项目 □ 进行护理安全指导 □ 进行等级护理、活动范围指导 □ 进行饮食指导 □ 进行用药指导 □ 进行关于疾病知识的宣教	
	护理处置		□ 患者身份核对 □ 佩戴腕带 □ 建立住院病历，通知医师 □ 询问病史，填写护理记录单首页 □ 测量基本生命体征 □ 观察病情 □ 抽血 □ 输液 □ 心理与生活护理 □ 妥善固定各种管道 □ 根据评估结果采取相应的护理措施 □ 通知次日检查项目及检查注意事项	□ 测量基本生命体征 □ 观察病情 □ 抽血 □ 输液 □ 心理与生活护理 □ 指导并监督患者治疗与活动 □ 遵医嘱用药 □ 遵医嘱留取标本 □ 根据评估结果采取相应的护理措施 □ 妥善固定各种管道 □ 使用床档

（续　表）

主要护理工作	护理评估	□ 一般评估:生命体征、神志、皮肤、药物过敏史等 □ 专科评估:饮食习惯、生活方式、体重、身高、家族史 □ 风险评估:评估有无跌倒、坠床、压疮、导管滑脱、液体外渗的风险 □ 心理评估 □ 营养评估 □ 疼痛评估 □ 康复评估	□ 风险评估:评估有无跌倒、坠床、压疮、导管滑脱、液体外渗的风险
	专科护理		
	饮食指导	□ 根据医嘱通知配餐员准备膳食 □ 协助进餐	□ 协助进餐
	活动体位	□ 根据护理等级指导活动	□ 根据护理等级指导活动
	洗浴要求	□ 卫生整顿:更衣、剃须、剪短指甲	□ 协助患者晨、晚间护理
病情变异记录		□ 无　□ 有,原因: □ 患者　□ 疾病　□ 医疗 □ 护理　□ 保障　□ 管理	□ 无　□ 有,原因: □ 患者　□ 疾病　□ 医疗 □ 护理　□ 保障　□ 管理

护士签名	白班	小夜班	大夜班	白班	小夜班	大夜班

医师签名		

时间		住院第 3—5 天(术前 1 天)	住院第 6 天(手术日)
主要诊疗工作	病情评估	□ 危险性分层,监护强度和治疗效果评估	
	制度落实	□ 主诊医师查房 □ 组织术前讨论,根据影像检查及相关检验结果拟定介入诊治方案 □ 手术安全核查 □ 专科会诊(必要时)	□ 三级医师查房 □ 专科会诊(必要时) □ 手术安全核查
	病历书写	□ 完成主诊医师查房记录 □ 完成科主任查房记录(疑难危重) □ 完成术前讨论记录	□ 术者或第一助手于术后 24 小时内完成手术记录(术者签字) □ 术后首次病程记录:术后即刻完成
	知情同意	□ 术前谈话并签署手术知情同意书 □ 军队、医保患者术前签署自费协议书	
	手术治疗	□ 预约手术	□ 局部麻醉下行肝动脉栓塞术
	其他	□ 经治医师检查整理病历资料 □ 检查住院押金	□ 术后病情交接 □ 术后密切观察病情变化 □ 记录观察穿刺点及周围情况

（续　表）

重点医嘱	长期医嘱	护理医嘱	□ 内科疾病护理常规 □ 二级护理 □ 陪护（病危、病重患者）	□ 内科疾病护理常规 □ 二级护理 □ 陪护（病危、病重患者）
		处置医嘱		□ 吸氧（必要时） □ 术后心电、血压监护（必要时） □ 陪护
		膳食医嘱	□ 拟行治疗者，术前禁食、水	□ 饮食（根据病情）
		药物医嘱		□ 保肝 □ 镇痛 □ 预防感染 □ 镇吐 □ 水化 □ 抗酸
	临时医嘱	检查检验	□ 继续完善影像学检查	
		药物医嘱	□ 术中用药	
		手术医嘱	□ 预约手术	□ 局部麻醉 DSA 下行肝动脉栓塞术
		处置医嘱	□ 备皮 □ 静脉留置针	
主要护理工作	健康宣教		□ 术前宣教	
	护理处置		□ 配合医师完成术前检查 □ 抽血（根据医嘱） □ 确认手术部位皮肤的准备工作 □ 根据手术部位，左上肢穿刺留置针 □ 检查术前物品准备 □ 完成护理记录 □ 遵医嘱用药	□ 完成护理记录 □ 抽血（根据医嘱） □ 穿刺部位预防感染及出血护理 □ 术后心理与生活护理 □ 输液 □ 与手术室送患者医师共同评估穿刺处切口情况、皮肤、切口敷料、输液及特殊注意事项 □ 遵医嘱用药 □ 指导并监督患者术后及恢复期治疗与活动
	护理评估		□ 评估有无跌倒、坠床、压疮、导管滑脱、液体外渗的风险	□ 评估患者（足背）桡动脉、术侧切口、肢体皮肤颜色、温度变化情况，并采取相应的护理措施 □ 观察切口敷料，有渗出时报告医师处理 □ 评估术后患者疼痛及意识状况 □ 评估皮肤、黏膜有无出血，有无消化道出血 □ 评估有无跌倒、坠床、压疮、导管滑脱、液体外渗的风险 □ 心理评估及疏导

主要护理工作	专科护理		□ 术后按时松、拆除压迫止血器 □ 观察术后反应 □ 指导患者及其家属卧床期间按摩术侧下肢,促进血循环
	饮食指导	□ 协助进餐	□ 术后协助患者进食 □ 协助患者饮水,4 小时内饮水量 2000～2500ml
	活动体位	□ 根据护理等级指导活动	□ 指导并协助患者床上排便、排尿 □ 术侧肢体制动 6～8 小时
	洗浴要求	□ 备皮后协助患者清洁备皮部位,更换病员服	□ 协助患者晨、晚间护理 □ 告知患者穿刺处切口保护方法
病情变异记录		□ 无　□ 有,原因: □ 患者　□ 疾病　□ 医疗 □ 护理　□ 保障　□ 管理	□ 无　□ 有,原因: □ 患者　□ 疾病　□ 医疗 □ 护理　□ 保障　□ 管理

护士签名	白班	小夜班	大夜班	白班	小夜班	大夜班
医师签名						

时间		住院第 7－9 天	住院第 10 天
主要诊疗工作	病情评估	□ 上级医师进行治疗效果、预后和出院评估	□ 出院宣教
	核心制度落实	□ 手术医师查房 □ 专科会诊(必要时)	
	病历书写	□ 病程记录(有上级医师指示出院)	□ 出院后 24 小时内完成出院记录 □ 出院后 24 小时内完成病案首页
	知情同意		
	手术治疗		
	其他	□ 密切观察病情变化 □ 检查住院押金 □ 通知患者及其家属出院	□ 预约门诊复诊时间 □ 完成出院小结 □ 开具出院介绍信 □ 开具诊断证明书 □ 出院后 7 天复查血常规、血生化
重点医嘱	长期医嘱 护理医嘱	□ 内科疾病护理常规 □ 二级护理 □ 陪护(病危、病重患者)	
	长期医嘱 处置医嘱		
	长期医嘱 膳食医嘱	□ 饮食(根据病情)	
	长期医嘱 药物医嘱	□ 继续前述治疗方案,主要进行预防感染、保肝降转氨酶等处理,酌情减少水化液体用量	□ 停所有长期医嘱

（续　表）

重点医嘱	临时医嘱	检查检验	□ 术前1天复查血常规、肝功能、电解质，如指标允许，次日可以出院	
		药物医嘱		□ 出院带药:保肝药物
		手术医嘱		
		处置医嘱	□ 预出院	□ 出院
主要护理工作		健康宣教	□ 出院准备指导	□ 出院健康指导
		护理处置	□ 恢复期心理与生活护理 □ 穿刺部位预防感染护理 □ 指导并监督患者恢复期的治疗与活动 □ 输液 □ 遵医嘱用药	□ 核对患者住院费用 □ 指导患者结账 □ 指导患者取出院带药 □ 移出患者住院信息 □ 整理床单元
		护理评估	□ 评估拆除弹性绷带后皮肤情况 □ 评估术侧手(足)部运动及动脉搏动情况 □ 评估有无跌倒、坠床、压疮、导管滑脱、液体外渗的风险 □ 心理评估 □ 疼痛评估 □ 评估患者对疾病、预防、保健方面的能力	□ 评估患者对疾病、预防、保健方面的能力
		专科护理	□ 严密观察生命体征 □ 严密观察术侧肢体感觉、运动情况，异常时立即报告医师处理	
		饮食指导	□ 协助进餐	
		活动体位	□ 根据护理等级指导活动	
		洗浴要求	□ 协助更换病员服	
病情变异记录			□ 无　□ 有,原因: □ 患者　□ 疾病　□ 医疗 □ 护理　□ 保障　□ 管理	□ 无　□ 有,原因: □ 患者　□ 疾病　□ 医疗 □ 护理　□ 保障　□ 管理
护士签名		白班	小夜班	大夜班 |白班	小夜班	大夜班
医师签名				

多囊肝行肝动脉栓塞术临床路径

一、多囊肝行肝动脉栓塞术临床路径标准住院流程

(一)适用对象

存在多囊肝所致的明显症状、严重影响生活质量,如严重腹部膨胀、食欲缺乏、消化不良、便秘、呼吸困难等,经非手术治疗无效、无外科治疗指征或拒绝外科治疗者。

第一诊断为多囊肝(ICD-10:Q44.601 伴 Z51.805)行肝动脉栓塞术(ICD-9-CM-3:99.2502 伴 39.7920 伴 50.9302 伴 88.4702)的患者。

(二)诊断依据

多囊肝(polycystic liver disease,PLD)是常染色体显性遗传性多囊肾病(autosomal dominant polycystic kidney disease,ADPKD)的最常见肾外表现,占 ADPKD 患者的 74.8%。临床主要依靠影像学来诊断多囊肝,超声是诊断肝囊肿的首选方法。肝 CT、肝 MRI 扫描亦可用于肝囊肿的诊断。根据 CT 下囊肿的数量、大小、部位及残留正常肝实质的多少,多囊肝可分为 3 型。Ⅰ型:囊肿直径>10cm,数目<10 个;Ⅱ型:囊肿数目较多,中等大小,囊肿间存在正常肝实质;Ⅲ型:囊肿大小不均,弥漫全肝,囊肿间不存在正常的肝实质。

(三)治疗方案的选择及依据

大多数 PLD 患者因无症状或症状轻微、不影响生活质量,无须做治疗。近年,随着 ADPKD 患者寿命延长,与多囊肝相关的症状(如腹部严重膨胀不适、消化不良、呼吸困难等)成为临床棘手的问题。传统治疗 PLD 的方法有外科开窗、部分性肝切除、肝移植、经皮穿刺抽吸及注入硬化剂治疗等,但上述治疗手段均存在疗效不确切及并发症发生率高等不足。近年发现肝的囊肿由肝动脉参与供血、门静脉不参与供血,因此,用经导管动脉栓塞术闭塞供应囊肿的肝动脉分支后,可使囊肿缩小甚至消失,缓解患者的症状。

(四)标准住院日为 10 天

(五)进入路径标准

1. 第一诊断必须符合多囊肝(ICD-10:Q44.601 伴 Z51.805)行肝动脉栓塞术(ICD-9-CM-3:99.2502 伴 39.7920 伴 50.9302 伴 88.4702)。

2. 如患有其他疾病,但在住院期间无需特殊处理(检查和治疗),也不影响第一诊断时,可以进入路径。

(六)术前准备(术前评估)

1. 血常规、尿常规、粪常规+隐血。

2. 肝肾功能、电解质、感染性疾病筛查(乙型病毒性肝炎、丙型病毒性肝炎、艾滋病、梅毒等)、凝血四项、肿瘤标志物、血型。

3. 头颅 CT 平扫、胸部 CT 平扫、心电图、腹部 B 超与肝 CT 平扫＋增强/肝 MRI 平扫＋增强。

4. 备皮。

5. 签署知情同意书。

6. 营养评估:根据《解放军总医院新入院患者营养风险筛查表(NRS)》为新入院患者进行营养评估,评分≥3 分者给予处置,必要时申请营养科医师会诊。

7. 心理评估:根据新入院患者情况申请心理科医师会诊。

8. 疼痛评估:根据《视觉模拟评分法(VAS)》实施疼痛评估,评分＞7 分给予处置,必要时请疼痛科医师会诊。

9. 康复评估:根据《入院患者康复筛查和评估表》在患者入院后 24 小时内进行康复筛查和评估。任何一项结果为"是",则申请康复科医师会诊。

10. 深静脉血栓栓塞症风险评估:根据专科《深静脉血栓栓塞症评估量表》在患者住院后 24 小时内进行风险筛查和评估,风险结果为"高危"的,则申请血管外科或介入导管室医师会诊。

(七)药品选择及使用时机

1. 保肝药 异甘草酸镁、谷胱甘肽、复方甘草酸苷、多烯磷脂酰胆碱。

2. 利胆药 丁二磺酸腺苷蛋氨酸、熊去氧胆酸。

3. 抗病毒治疗 拉米夫定、阿德福韦、恩替卡韦。

4. 补充白蛋白 人血白蛋白注射液。

5. 利尿药 螺内酯、呋塞米。

6. 镇痛药 氨酚羟考酮片、盐酸羟考酮缓释片、盐酸吗啡注射液、盐酸布桂嗪注射液、地佐辛注射液。

7. 解热药 新癀片、吲哚美辛栓。

(八)手术

1. 常规操作流程肝动脉造影,通常采用 Seldinger 方法,经皮穿刺股动脉插管,导管置于腹腔干或肝总动脉造影,造影图像采集应包括动脉期、实质期及静脉期;应做肠系膜上动脉造影和间接门静脉造影,注意寻找侧支供血,采用不同体位摄影、以精确定位囊肿区。

2. 超选择性栓塞术:正常肝实质区既有肝动脉又有门静脉分支参与供血,而囊肿区则仅有肝动脉供血。根据这一特点、参考术前影像资料,对囊肿区进行精确定位栓塞。常用药物为:注射用盐酸博来霉素;常用栓塞材料:超液化乙碘油、明胶海绵颗粒、PVA 颗粒、NBCA 胶等。精确定位囊肿区是 TAE 治疗 PLD 的关键,同时要避免做近侧(肝叶、段级)动脉分支栓塞。

(九)术后住院恢复,必须复查的检查项目

1. 术后注意事项:补充水电解质平衡,注意观察大小便情况,术后不良反应予以积极对症支持治疗。介入术后 3 天复查血常规及血生化,术后 3~5 天复查肝 CT 平扫。常规用药以保肝、抗感染、护胃镇吐、镇痛、营养支持、水化治疗为主。并发症处理:栓塞后综合征是 TAE 治疗的最常见不良反应,主要表现为发热、疼痛、恶心和呕吐等。发热、疼痛的发生原因是肝动脉被栓塞后引起局部组织缺血、坏死,而恶心、呕吐主要与化疗药物有关。此外,还有穿刺部位出血、白细胞减少、一过性肝功能异常、肾功能损害及排尿困难等其他常见不良反应。一般来说,介入治疗术后的不良反应会持续 5~7 天,经对症治疗后大多数患者可以完全恢复。

2. 术者在术后 24 小时内完成手术记录,特殊情况可由第一助手完成,术者签名确认并归入病历。

3. 上级医师在术后 3 天内至少查房 1 次,根据术中和术后情况修订术后治疗计划。

4. 责任护士按照专科疾病术后护理常规及术后情况实施有针对性的护理,并提供康复指导。

5. 麻醉医师术后 3 天内访视患者,如有特殊情况应详细记录,及时与手术医师或重症监护室医师沟通并迅速处理。

6. 术后护理工作:加强巡视,严密观察生命体征,评估患者(足背)桡动脉、术侧切口、肢体皮肤颜色、温度变化情况,并采取相应的护理措施,观察切口敷料,有渗出时报告医师处理,评估患者疼痛及意识状况,皮肤、黏膜有无出血,有无消化道出血,并进行心理评估及疏导。协助患者进食及饮水,一般 4 小时内饮水量 2000~2500ml。术侧肢体制动 6~8 小时,指导并协助患者床上排便、排尿。

(十)出院标准

1. 一般情况好,血常规、血生化基本正常。

2. 超声或 CT 检查无肝脓肿征象。

3. 无需住院治疗的并发症。

(十一)随访

一般建议第 1 次肝动脉栓塞术后 3 个月时复查肝 CT/MRI 等。后续复查则视患者的具体情况,可间隔 3~6 个月。介入治疗的频率应依随访结果而定,并监测肝、肾功能的情况,若出现肝、肾衰竭,可考虑移植术。

(十二)变异及原因分析

1. 病情危重。

2. 出现严重并发症。

二、多囊肝行肝动脉栓塞术临床路径表单

适用对象	第一诊断为多囊肝(ICD-10:Q44.601 伴 Z51.805) 行肝动脉栓塞术(ICD-9-CM-3:99.2502 伴 39.7920 伴 50.9302 伴 88.4702)的患者	
患者基本信息	姓名:____ 性别:____ 年龄:___ 门诊号:____ 住院号:_____ 过敏史:_____ 住院日期:___年___月___日 出院日期:___年___月___日	标准住院日: 10 天
时间	住院第 1 天	住院第 2 天
主要诊疗工作 / 制度落实	□ 住院 2 小时内经治医师或值班医师完成接诊 □ 住院 24 小时内主管医师查房	□ 经治医师查房(早、晚 2 次) □ 主管医师查房 □ 专科会诊(必要时)
主要诊疗工作 / 病情评估	□ 经治医师询问病史及体格检查 □ 营养评估 □ 心理评估 □ 疼痛评估 □ 康复评估 □ 深静脉血栓栓塞症风险评估	

（续　表）

主要诊疗工作	病历书写	□ 住院 8 小时内完成首次病程记录 □ 住院 24 小时内完成入院记录	□ 住院 48 小时内完成主管医师查房记录
	知情同意	□ 患者及其家属签署授权委托书 □ 患者或其家属住院记录签字 □ 签署病危病重告知书（病危、病重患者）	□ 病情告知
	手术治疗		
	其　他	□ 及时通知上级医师检诊	
重点医嘱	长期医嘱　护理医嘱	□ 内科疾病护理常规 □ 二级护理 □ 陪护（病危、病重患者）	□ 内科疾病护理常规 □ 二级护理 □ 陪护（病危、病重患者）
	处置医嘱	□ 床旁隔离（丙型病毒性肝炎患者） □ 测体重（有腹水） □ 测腹围（有腹水） □ 记尿量（有腹水，用利尿药）	
	膳食医嘱	□ 饮食（根据病情）	
	药物医嘱	□ 既往基础用药	
	临时医嘱　检查检验	□ 血型（初次住院） □ 血常规 □ 尿常规 □ 粪常规 □ 生化 □ 肿瘤标志物 □ 血清胆碱酯酶 □ 凝血功能 □ 血清术前八项 □ 心电图 □ 消化道钡剂造影或食管镜（病情需要） □ 头颅 CT 平扫（每隔 3 个月） □ 胸部 CT 平扫 □ 肝 B 超/CT/MRI	□ 继续完善检查检验
	药物医嘱		□ 酌情使用保肝药
	手术医嘱		
	处置医嘱		

主要护理工作	健康宣教	□ 住院宣教:介绍责任护士,病区环境、设施、规章制度、基础护理服务项目 □ 进行护理安全指导 □ 进行等级护理、活动范围指导 □ 进行饮食指导 □ 进行用药指导 □ 进行关于疾病知识的宣教	
	护理处置	□ 患者身份核对 □ 佩戴腕带 □ 建立住院病历,通知医师 □ 询问病史,填写护理记录单首页 □ 测量基本生命体征 □ 观察病情 □ 抽血 □ 输液 □ 心理与生活护理 □ 妥善固定各种管道 □ 根据评估结果采取相应的护理措施 □ 通知次日检查项目及检查注意事项	□ 测量基本生命体征 □ 观察病情 □ 抽血 □ 输液 □ 心理与生活护理 □ 指导并监督患者治疗与活动 □ 遵医嘱用药 □ 遵医嘱留取标本 □ 根据评估结果采取相应的护理措施 □ 妥善固定各种管道 □ 使用床档
	护理评估	□ 一般评估:生命体征、神志、皮肤、药物过敏史等 □ 专科评估:饮食习惯、生活方式、体重、身高、家族史 □ 风险评估:评估有无跌倒、坠床、压疮、导管滑脱、液体外渗的风险 □ 心理评估 □ 营养评估 □ 疼痛评估 □ 康复评估	□ 风险评估:评估有无跌倒、坠床、压疮、导管滑脱、液体外渗的风险
	专科护理		
	饮食指导	□ 根据医嘱通知配餐员准备膳食 □ 协助进餐	□ 协助进餐
	活动体位	□ 根据护理等级指导活动	□ 根据护理等级指导活动
	洗浴要求	□ 卫生整顿:更衣、剃须、剪短指甲	□ 协助患者晨、晚间护理
病情变异记录		□ 无　□ 有,原因: □ 患者　□ 疾病　□ 医疗 □ 护理　□ 保障　□ 管理	□ 无　□ 有,原因: □ 患者　□ 疾病　□ 医疗 □ 护理　□ 保障　□ 管理

护士签名	白班	小夜班	大夜班	白班	小夜班	大夜班
医师签名						

（续 表）

时间			住院第 3-5 天（术前 1 天）	住院第 6 天（手术日）
主要诊疗工作	制度落实		□ 主诊医师查房 □ 组织术前讨论，根据影像检查及相关检验结果拟定介入诊治方案 □ 手术安全核查 □ 专科会诊（必要时）	□ 三级医师查房 □ 专科会诊（必要时） □ 手术安全核查
	病情评估		□ 危险性分层，监护强度和治疗效果评估	
	病历书写		□ 完成主诊医师查房记录 □ 完成科主任查房记录（疑难危重） □ 完成术前讨论记录	□ 术者或第一助手于术后 24 小时内完成手术记录（术者签字） □ 术后首次病程记录：术后即刻完成
	知情同意		□ 术前谈话并签署手术知情同意书 □ 军队、医保患者术前签署自费协议书	
	手术治疗		□ 预约手术	□ 局部麻醉下行腹腔动脉灌注化疗及肝动脉栓塞术
	其他		□ 经治医师检查整理病历资料 □ 检查住院押金	□ 术后病情交接 □ 术后密切观察病情变化 □ 记录观察穿刺点及周围情况
重点医嘱	长期医嘱	护理医嘱	□ 内科疾病护理常规 □ 二级护理 □ 陪护（病危、病重患者）	□ 内科疾病护理常规 □ 二级护理 □ 陪护（病危、病重患者）
		处置医嘱		□ 吸氧（必要时） □ 术后心电、血压监护（必要时） □ 陪护
		膳食医嘱	□ 拟行治疗者，术前禁食、水	□ 饮食（根据病情）
		药物医嘱		□ 保肝 □ 镇痛 □ 预防感染 □ 镇吐 □ 水化 □ 抑酸、护胃
	临时医嘱	检查检验	□ 继续完善影像学检查	
		药物医嘱	□ 术中用药	□ 保肝 □ 镇痛 □ 预防感染 □ 镇吐 □ 水化 □ 抑酸、护胃
		手术医嘱	□ 预约手术	□ 局部麻醉 DSA 下行肝动脉栓塞术
		处置医嘱	□ 备皮 □ 静脉留置针	

（续　表）

主要护理工作	健康宣教	□ 术前宣教	
	护理处置	□ 配合医师完成术前检查 □ 抽血（根据医嘱） □ 确认手术部位皮肤的准备工作 □ 根据手术部位，左上肢穿刺留置针 □ 检查术前物品准备 □ 完成护理记录 □ 遵医嘱用药	□ 完成护理记录 □ 抽血（根据医嘱） □ 穿刺部位预防感染及出血护理 □ 术后心理与生活护理 □ 输液 □ 与手术室送患者医师共同评估穿刺处切口情况、皮肤、切口敷料、输液及特殊注意事项 □ 遵医嘱用药 □ 指导并监督患者术后及恢复期治疗与活动
	护理评估	□ 评估有无跌倒、坠床、压疮、导管滑脱、液体外渗的风险	□ 评估患者（足背）桡动脉、术侧切口、肢体皮肤颜色、温度变化情况，并采取相应的护理措施 □ 观察切口敷料，有渗出时报告医师处理 □ 评估术后患者疼痛及意识状况 □ 评估皮肤、黏膜有无出血，有无消化道出血 □ 评估有无跌倒、坠床、压疮、导管滑脱、液体外渗的风险 □ 心理评估及疏导
	专科护理		□ 术后按时松、拆除压迫止血器 □ 观察术后反应 □ 指导患者及其家属卧床期间按摩术侧下肢，促进血循环
	饮食指导	□ 协助进餐	□ 术后协助患者进食 □ 协助患者饮水，4小时内饮水量2000～2500ml
	活动体位	□ 根据护理等级指导活动	□ 指导并协助患者床上排便、排尿 □ 术侧肢体制动6～8小时
	洗浴要求	□ 备皮后协助患者清洁备皮部位，更换病员服	□ 协助患者晨、晚间护理 □ 告知患者穿刺处切口保护方法
病情变异记录		□ 无　□ 有，原因： □ 患者　□ 疾病　□ 医疗 □ 护理　□ 保障　□ 管理	□ 无　□ 有，原因： □ 患者　□ 疾病　□ 医疗 □ 护理　□ 保障　□ 管理

护士签名	白班	小夜班	大夜班	白班	小夜班	大夜班

医师签名		

（续　表）

时间		住院第 7—9 天（术后与出院前）	住院第 10 天（出院日）
主要诊疗工作	病情评估	□ 上级医师进行治疗效果、预后和出院评估	□ 出院宣教
	核心制度落实	□ 手术医师查房 □ 专科会诊（必要时）	
	病历书写	□ 病程记录（有上级医师指示出院）	□ 出院后 24 小时内完成出院记录 □ 出院后 24 小时内完成病案首页
	知情同意		
	手术治疗		
	其他	□ 密切观察病情变化 □ 检查住院押金 □ 通知患者及其家属出院	□ 预约门诊复诊时间 □ 完成出院小结 □ 开具出院介绍信 □ 开具诊断证明书 □ 出院后 7 天复查血常规、血生化
重点医嘱	长期医嘱 护理医嘱	□ 内科疾病护理常规 □ 二级护理 □ 陪护（病危、病重患者）	
	长期医嘱 处置医嘱		
	长期医嘱 膳食医嘱		
	长期医嘱 药物医嘱	□ 继续前述治疗方案，主要进行抗感染、保肝降酶等处理，酌情减少水化液体用量	□ 停所有长期医嘱
	临时医嘱 检查检验	□ 术前 1 天复查血常规、肝功能、电解质，如指标允许，次日可以出院	
	临时医嘱 药物医嘱		□ 出院带药：保肝药物
	临时医嘱 手术医嘱		
	临时医嘱 处置医嘱	□ 预出院	□ 出院
主要护理工作	健康宣教	□ 出院准备指导	□ 出院健康指导
	护理处置	□ 恢复期心理与生活护理 □ 穿刺部位预防感染护理 □ 指导并监督患者恢复期的治疗与活动 □ 输液 □ 遵医嘱用药	□ 核对患者住院费用 □ 指导患者结账 □ 指导患者取出院带药 □ 移出患者住院信息 □ 整理床单元

主要护理工作	护理评估	□ 评估拆除弹性绷带后皮肤情况 □ 评估术侧手（足）部运动及动脉搏动情况 □ 评估有无跌倒、坠床、压疮、导管滑脱、液体外渗的风险 □ 心理评估 □ 疼痛评估 □ 评估患者对疾病、预防、保健方面的能力	□ 评估患者对疾病、预防、保健方面的能力
	专科护理	□ 严密观察生命体征 □ 严密观察术侧肢体感觉、运动情况,异常时立即报告医师处理	
	饮食指导	□ 协助进餐	
	活动体位	□ 根据护理等级指导活动	
	洗浴要求	□ 协助更换病员服	
病情变异记录		□ 无 □ 有,原因： □ 患者 □ 疾病 □ 医疗 □ 护理 □ 保障 □ 管理	□ 无 □ 有,原因： □ 患者 □ 疾病 □ 医疗 □ 护理 □ 保障 □ 管理
护士签名		白班　　小夜班　　大夜班	白班　　小夜班　　大夜班
医师签名			

子宫肌瘤行子宫动脉栓塞术临床路径

一、子宫肌瘤行子宫动脉栓塞术临床路径标准住院流程

(一)适用对象

第一诊断为子宫肌瘤(ICD-10：D25)行子宫动脉栓塞术治疗(ICD-9-CM-3：38.8613/39.7932)的患者。

1. 诊断明确且相关症状(如出血或月经过多、盆区疼痛、压迫症状)的子宫肌瘤。

2. 手术治疗后复发、有相关症状。

3. 虽然有手术适应证,但患者拒绝手术或要求保留子宫及生育能力者。

4. 因特殊原因(如某些不宜接受输血者)不能实施手术和其他治疗的症状性子宫肌瘤。

(二)诊断依据

1. **超声波**　本方法在目前的检测方法中为最普遍的辅助诊断手段。通过该显像可以显示出子宫形状的增大,形状是否规则,肌瘤的数目、位置、大小及肌瘤内部是否均匀或者液化、囊变等表现性状。超声波检查既对于子宫肌瘤的诊断有辅助作用,而且对于区别肌瘤是否出现变性情况提供依据,而且对与卵巢肿瘤或其他盆腔肿块的鉴别有很明显的作用。

2. **诊断性刮宫**　本方法是通过利用宫腔探针对于宫腔的大小及方向进行探测,进而对宫腔的形态进行感觉,探测确定宫腔内是否存在肿瘤,以及它所处的部位。对于子宫异常出血的患者,需要对其进行子宫内膜是否病变的检测,诊断性刮宫对于子宫肿瘤的检测具有重要作用。

3. **宫腔镜**　利用宫腔镜检查,可以直接形象的观察到宫腔的形态、是否存在赘生物,对于黏膜下肿瘤的检测具有重要作用。

4. **腹腔镜**　在对肌瘤须与卵巢肿瘤或其他盆腔肿块进行检测时,可以通过腹腔镜进行检查,通过此仪器可以直接观察出子宫的大小、形态、肿瘤的生长位置,并对肿瘤进行初步判断,对其性质进行判断。

(三)治疗方案的选择及依据

临床常用药物非手术治疗及手术治疗多发子宫肌瘤患者,前者具有一定的治疗效果,但患者需长期坚持服药,并存在不良反应。手术治疗则被广泛地认为是彻底治疗该病的有效方法。子宫动脉栓塞治疗多发子宫肌瘤有效地解决了传统手术治疗创伤较大的缺陷,被广大育龄患者所接受。该手术通过对栓塞的操作,有效地控制了患者肿瘤活跃区的血氧及养分供应,致使肿瘤细胞变性坏死,进而达到治疗肿瘤的目标。

（四）标准住院日为 10 天

（五）进入路径标准

1. 第一诊断必须符合子宫肌瘤（ICD-10：D25）行子宫动脉栓塞术治疗（ICD-9-CM-3：38.8613/39.7932）。

2. 如患有其他疾病，但在住院期间无需特殊处理（检查和治疗），也不影响第一诊断时，可以进入路径。

（六）术前准备（术前评估）

1. 血常规、尿常规、粪常规＋隐血。

2. 肝肾功能、电解质、感染性疾病筛查（乙型病毒性肝炎、丙型病毒性肝炎、艾滋病、梅毒等）、凝血四项、肿瘤标志物、血型。

3. 系统妇科检查：包括刮片细胞学检查，排除其他妇科疾病。

4. 影像学检查：首选超声波检查，了解肿瘤的大小、部位、类型、血液供应情况及排除其他异常。有条件者可选择 MRI，术前 MRA 可了解盆腔血管解剖及侧支参与供血情况。另外，补充头颅 CT 平扫、X 线胸片、心电图。

5. 卵巢功能检测：有条件者可检测促卵泡激素、黄体生成素、雌二醇等，以便于术后比较；检测 HCG 或尿妊娠试验，排除妊娠。

6. 备皮。

7. 签署知情同意书。

8. 营养评估：根据《解放军总医院新入院患者营养风险筛查表（NRS）》为新入院患者进行营养评估，评分≥3 分者给予处置，必要时申请营养科医师会诊。

9. 心理评估：根据新入院患者情况申请心理科医师会诊。

10. 疼痛评估：根据《视觉模拟评分法（VAS）》实施疼痛评估，评分＞7 分给予处置，必要时请疼痛科医师会诊。

11. 康复评估：根据《入院患者康复筛查和评估表》在患者入院后 24 小时内进行康复筛查和评估。任何一项结果为"是"，则申请康复科医师会诊。

12. 深静脉血栓栓塞症风险评估：根据专科《深静脉血栓栓塞症评估量表》在患者入院后 24 小时内进行风险筛查和评估，风险结果为"高危"的，则申请血管外科或介入放射科医师会诊。

（七）药品选择及使用时机

1. 水化治疗。

2. 抗生素：二代头孢菌素。

3. 保肝药：异甘草酸镁、谷胱甘肽、复方甘草酸苷、多烯磷脂酰胆碱（选 1 种）。

4. 镇痛药：氨酚羟考酮片、盐酸羟考酮缓释片、盐酸吗啡注射液、盐酸布桂嗪注射液、地佐辛注射液。

5. 解热药：新癀片、吲哚美辛栓。

（八）手术

1. 常规操作流程双侧髂内动脉造影，通常采用 Seldinger 方法，经皮穿刺股动脉插管，导管置于双侧髂内动脉造影，了解子宫动脉开口、走行及供血情况，然后超选择插入子宫动脉，推荐常规选用 3F 微型导管做超选择性插管。

2. 推荐用微型颗粒(如 PVA 微球)做栓塞治疗,直径多用 $300\sim500\mu m$(子宫肌瘤较小,血供不甚丰富者)和 $500\sim700\mu m$(子宫肌瘤较大,血供丰富者)。

3. 注意侧支血管(如卵巢动脉、圆韧带动脉等)参与供血。

4. 复查造影:无明确残留肿瘤血管或侧支血管供血后,依次撤出导管和导管鞘,做穿刺处股动脉压迫止血 $10\sim15$ 分钟。

(九)术后住院恢复,必须复查的项目

1. 术后注意事项:补充水电解质平衡,注意观察大、小便情况,术后不良反应予以积极对症支持治疗。介入术后 3 天复查血常规及血生化。常规用药以水化、保肝、抗感染、护胃镇吐、镇痛、营养支持为主。并发症处理栓塞后综合征是介入治疗的最常见不良反应,主要表现为发热、疼痛等。发热、疼痛的发生原因是子宫动脉被栓塞后引起局部组织缺血、坏死。此外,还有穿刺部位出血、肾功能损害及排尿困难等其他常见不良反应。一般来说,介入治疗术后的不良反应会持续 $5\sim7$ 天,经对症治疗后大多数患者可以完全恢复。

2. 术者在术后 24 小时内完成手术记录,特殊情况可由第一助手完成,术者签名确认并归入病历。

3. 上级医师在术后 3 天内至少查房 1 次,根据术中和术后情况修订术后治疗计划。

4. 责任护士按照专科疾病术后护理常规及术后情况实施有针对性的护理,并提供康复指导。

5. 麻醉医师术后 3 天内访视患者,如有特殊情况应详细记录,及时与手术医师或重症监护室医师沟通并迅速处理。

6. 术后护理工作:加强巡视,严密观察生命体征,评估患者(足背)桡动脉、术侧切口、肢体皮肤颜色、温度变化情况,并采取相应护理措施,观察切口敷料,有渗出时报告医师处理,评估患者疼痛及意识状况,皮肤、黏膜有无出血,有无消化道出血,并进行心理评估及疏导。协助患者进食及饮水,一般 4 小时内饮水量 $2000\sim2500ml$。术侧肢体制动 $6\sim8$ 小时,指导并协助患者床上排便、排尿。

(十)出院标准

1. 一般情况好,血常规、血生化基本正常。

2. 无需住院治疗的并发症。

(十一)随访

一般建议介入治疗后 3 个月时复查超声或 MRI 动态增强扫描等;后续复查则视患者的具体情况,可间隔 6 个月。

(十二)变异及原因分析

1. 病情危重。

2. 出现严重并发症。

二、子宫肌瘤行子宫动脉栓塞术临床路径表单

适用对象	第一诊断为子宫肌瘤（ICD-10：D25） 行子宫动脉栓塞术治疗（ICD-9-CM-3：38.8613/39.7932）的患者		
患者基本信息	姓名：____ 性别：____ 年龄：___ 门诊号：____ 住院号：_____ 过敏史：_____ 住院日期：____年___月___日 出院日期：____年___月___日		标准住院日： 10 天
时间		住院第 1 天	住院第 2 天
主要诊疗工作	制度落实	□ 住院 2 小时内经治医师或值班医师完成接诊 □ 住院 24 小时内主管医师查房	□ 经治医师查房（早、晚 2 次） □ 主管医师查房 □ 专科会诊（必要时）
	病情评估	□ 经治医师询问病史及体格检查 □ 营养评估 □ 心理评估 □ 疼痛评估 □ 康复评估 □ 深静脉血栓栓塞症风险评估	
	病历书写	□ 住院 8 小时内完成首次病程记录 □ 住院 24 小时内完成住院记录	□ 住院 48 小时内完成主管医师查房记录
	知情同意	□ 患者及其家属签署授权委托书 □ 患者或其家属住院记录签字 □ 签署病危病重告知书（病危、病重患者）	□ 病情告知
	手术治疗		
	其他	□ 及时通知上级医师检诊	
重点医嘱	长期医嘱 护理医嘱	□ 内科疾病护理常规 □ 二级护理 □ 陪护（病危、病重患者）	□ 内科疾病护理常规 □ 二级护理 □ 陪护（病危、病重患者）
	长期医嘱 处置医嘱	□ 床旁隔离（丙型病毒性肝炎患者）	
	长期医嘱 膳食医嘱	□ 饮食（根据病情）	
	长期医嘱 药物医嘱	□ 既往基础用药	
	临时医嘱 检查检验	□ 血型（初次住院） □ 血常规 □ 尿常规 □ 粪常规 □ 生化 □ 肿瘤标志物 □ 凝血功能 □ 血清术前八项 □ 心电图	□ 继续完善检查检验

（续　表）

重点医嘱	临时医嘱	检查检验	□ 头颅 CT 平扫 □ 胸部 CT 平扫或 X 线胸片 □ 肝 B 超/CT/MRI □ 盆腔 CT 或 MRI	
		药物医嘱		□ 酌情使用保肝药等
		手术医嘱		
		处置医嘱		
主要护理工作		健康宣教	□ 住院宣教:介绍责任护士,病区环境、设施、规章制度、基础护理服务项目 □ 进行护理安全指导 □ 进行等级护理、活动范围指导 □ 进行饮食指导 □ 进行用药指导 □ 进行关于疾病知识的宣教	
		护理处置	□ 患者身份核对 □ 佩戴腕带 □ 建立住院病历,通知医师 □ 询问病史,填写护理记录单首页 □ 测量基本生命体征 □ 观察病情 □ 抽血 □ 输液 □ 心理与生活护理 □ 妥善固定各种管道 □ 根据评估结果采取相应的护理措施 □ 通知次日检查项目及检查注意事项	□ 测量基本生命体征 □ 观察病情 □ 抽血 □ 输液 □ 心理与生活护理 □ 指导并监督患者治疗与活动 □ 遵医嘱用药 □ 遵医嘱留取标本 □ 根据评估结果采取相应的护理措施 □ 妥善固定各种管道 □ 使用床档
		护理评估	□ 一般评估:生命体征、神志、皮肤、药物过敏史等 □ 专科评估:饮食习惯、生活方式、体重、身高、家族史 □ 风险评估:评估有无跌倒、坠床、压疮、导管滑脱、液体外渗的风险 □ 心理评估 □ 营养评估 □ 疼痛评估 □ 康复评估	□ 风险评估:评估有无跌倒、坠床、压疮、导管滑脱、液体外渗的风险
		专科护理		
		饮食指导	□ 根据医嘱通知配餐员准备膳食 □ 协助进餐	□ 协助进餐
		活动体位	□ 根据护理等级指导活动	□ 根据护理等级指导活动
		洗浴要求	□ 卫生整顿:更衣、剃须、剪短指甲	□ 协助患者晨、晚间护理

病情变异记录	□ 无　□ 有,原因: □ 患者　□ 疾病　□ 医疗 □ 护理　□ 保障　□ 管理			□ 无　□ 有,原因: □ 患者　□ 疾病　□ 医疗 □ 护理　□ 保障　□ 管理		
护士签名	白班	小夜班	大夜班	白班	小夜班	大夜班
医师签名						
时间	住院第 3—5 天(术前 1 天)			住院第 6 天(手术日)		

主要诊疗工作	病情评估	□ 危险性分层,监护强度和治疗效果评估	
	制度落实	□ 主诊医师查房 □ 组织术前讨论,根据影像检查及相关检验结果拟定介入诊治方案 □ 手术安全核查 □ 专科会诊(必要时)	□ 三级医师查房 □ 专科会诊(必要时) □ 手术安全核查
	病历书写	□ 完成主诊医师查房记录 □ 完成科主任查房记录(疑难危重) □ 完成术前讨论记录	□ 术者或第一助手于术后 24 小时内完成手术记录(术者签字) □ 术后首次病程记录:术后即刻完成
	知情同意	□ 术前谈话并签署手术知情同意书 □ 军队、医保患者术前签署自费协议书	
	手术治疗	□ 预约手术	□ 局部麻醉下行子宫动脉栓塞术
	其他	□ 经治医师检查整理病历资料 □ 检查住院押金	□ 术后病情交接 □ 术后密切观察病情变化 □ 记录观察穿刺点及周围情况

重点医嘱	长期医嘱	护理医嘱	□ 内科疾病护理常规 □ 二级护理 □ 陪护(病危、病重患者)	□ 内科疾病护理常规 □ 二级护理 □ 陪护(病危、病重患者)
		处置医嘱		□ 吸氧(必要时) □ 术后心电、血压监护(必要时) □ 陪护
		膳食医嘱	□ 拟行治疗者,术前禁食、水	□ 饮食(根据病情)
		药物医嘱		□ 保肝 □ 镇痛 □ 预防感染 □ 镇吐 □ 水化 □ 抑酸、护胃

（续　表）

重点医嘱	临时医嘱	检查检验	□ 继续完善影像学检查	
		药物医嘱	□ 术中用药	□ 镇痛 □ 预防感染 □ 镇吐
		手术医嘱	□ 预约手术	□ 局部麻醉 DSA 下行子宫动脉栓塞术
		处置医嘱	□ 备皮 □ 静脉留置针	
主要护理工作	健康宣教		□ 术前宣教	
	护理处置		□ 配合医师完成术前检查 □ 抽血（根据医嘱） □ 确认手术部位皮肤的准备工作 □ 根据手术部位，左上肢穿刺留置针 □ 检查术前物品准备 □ 完成护理记录 □ 遵医嘱用药	□ 完成护理记录 □ 抽血（根据医嘱） □ 穿刺部位预防感染及出血护理 □ 术后心理与生活护理 □ 输液 □ 与手术室送患者医师共同评估穿刺处切口情况、皮肤、切口敷料、输液及特殊注意事项 □ 遵医嘱用药 □ 指导并监督患者术后及恢复期治疗与活动
	护理评估		□ 评估有无跌倒、坠床、压疮、导管滑脱、液体外渗的风险	□ 评估患者（足背）桡动脉、术侧切口、肢体皮肤颜色、温度变化情况，并采取相应的护理措施 □ 观察切口敷料，有渗出时报告医师处理 □ 评估术后患者疼痛及意识状况 □ 评估皮肤、黏膜有无出血，有无消化道出血 □ 评估有无跌倒、坠床、压疮、导管滑脱、液体外渗的风险 □ 心理评估及疏导
	专科护理			□ 术后按时松、拆除压迫止血器 □ 观察术后反应 □ 指导患者及其家属卧床期间按摩术侧下肢，促进血循环
	饮食指导		□ 协助进餐	□ 术后协助患者进食 □ 协助患者饮水，4 小时内饮水量 2000～2500ml
	活动体位		□ 根据护理等级指导活动	□ 指导并协助患者床上排便、排尿 □ 术侧肢体制动 6～8 小时
	洗浴要求		□ 备皮后协助患者清洁备皮部位，更换病员服	□ 协助患者晨、晚间护理 □ 告知患者穿刺处切口保护方法

病情变异记录	□ 无　□ 有,原因: □ 患者　□ 疾病　□ 医疗 □ 护理　□ 保障　□ 管理			□ 无　□ 有,原因: □ 患者　□ 疾病　□ 医疗 □ 护理　□ 保障　□ 管理		
护士签名	白班	小夜班	大夜班	白班	小夜班	大夜班
医师签名						
时间	住院第 7－9 天(术后与出院前)			住院第 10 天(出院日)		

主要诊疗工作	病情评估	□ 上级医师进行治疗效果、预后和出院评估	□ 出院宣教
	核心制度落实	□ 手术医师查房 □ 专科会诊(必要时)	
	病历书写	□ 病程记录(有上级医师指示出院)	□ 出院后 24 小时内完成出院记录 □ 出院后 24 小时内完成病案首页
	知情同意		
	手术治疗		
	其他	□ 密切观察病情变化 □ 检查住院押金 □ 通知患者及其家属出院	□ 预约门诊复诊时间 □ 完成出院小结 □ 开具出院介绍信 □ 开具诊断证明书 □ 出院后 7 天复查血常规、血生化

重点医嘱	长期医嘱	护理医嘱	□ 内科疾病护理常规 □ 二级护理 □ 陪护(病危、病重患者)	
		处置医嘱		
		膳食医嘱		
		药物医嘱	□ 继续前述治疗方案,主要进行抗感染、护胃抑酸、镇痛等处理,酌情减少水化液体用量	□ 停所有长期医嘱
	临时医嘱	检查检验	□ 术前 1 天复查血常规、肝功能、电解质,如指标允许,次日可以出院	
		药物医嘱		□ 出院带药:镇痛、解热药
		手术医嘱		
		处置医嘱	□ 预出院	□ 出院

（续　表）

主要护理工作	健康宣教	□ 出院准备指导	□ 出院健康指导
	护理处置	□ 恢复期心理与生活护理 □ 穿刺部位预防感染护理 □ 指导并监督患者恢复期的治疗与活动 □ 输液 □ 遵医嘱用药	□ 核对患者住院费用 □ 指导患者结账 □ 指导患者取出院带药 □ 移出患者住院信息 □ 整理床单元
	护理评估	□ 评估拆除弹性绷带后皮肤情况 □ 评估术侧手（足）部运动及动脉搏动情况 □ 评估有无跌倒、坠床、压疮、导管滑脱、液体外渗的风险 □ 心理评估 □ 疼痛评估 □ 评估患者对疾病、预防、保健方面的能力	□ 评估患者对疾病、预防、保健方面的能力
	专科护理	□ 严密观察生命体征 □ 严密观察术侧肢体感觉、运动情况，异常时立即报告医师处理	
	饮食指导	□ 协助进餐	
	活动体位	□ 根据护理等级指导活动	
	洗浴要求	□ 协助更换病员服	
病情变异记录		□ 无　□ 有,原因： □ 患者　□ 疾病　□ 医疗 □ 护理　□ 保障　□ 管理	□ 无　□ 有,原因： □ 患者　□ 疾病　□ 医疗 □ 护理　□ 保障　□ 管理
护士签名		白班　小夜班　大夜班	白班　小夜班　大夜班
医师签名			

前列腺增生行前列腺动脉栓塞术临床路径

一、前列腺增生行前列腺动脉栓塞术临床路径标准住院流程

(一)适用对象

第一诊断为前列腺增生(ICD-10:N40 01)行前列腺动脉栓塞术治疗(ICD-9-CM-3:39.7948)的患者。

1. 年龄大于 50 岁男性,前列腺增生(BPH)诊断明确。

2. IPSS>18 分,QoL>3 分、Qmax<12ml/s。

3. 口服治疗 BPH 药物治疗至少 6 个月,疗效欠佳。

4. 无含碘对比剂等相关药物过敏史。

5. 用 MRI 测量前列腺体积(PV)>40cm³。

6. 患者不适宜手术治疗或手术高风险或拒绝接受手术或 TURP 等治疗。

7. 心肺肾功能等能够耐受前列腺动脉栓塞术(PAE)。

8. 前列腺恶性肿瘤、膀胱憩室(>5cm)、膀胱结石(>2cm)、肾功能不全、活动性泌尿系感染、神经源性膀胱、逼尿肌功能障碍、尿道狭窄及凝血功能障碍等为禁忌证,不适宜 PAE。

(二)诊断依据

良性前列腺增生(BPH)作为一种常见中老年男性疾病,主要表现为进行性加重的尿频、尿急、夜尿增多等下尿路梗阻症状,严重时可引起尿潴留。诊断相对简单,病理检查认为是诊断 BPH 的"金标准",经直肠超声引导下穿刺活检是最常用的手段。直肠指检可以摸到表面光滑、有弹性、中央沟消失的前列腺。B 型超声波检查见前列腺腺体明显增大,可向膀胱突出,边界整齐,内部光点均匀。尿道造影显示后尿道延长、扩大,但边缘光滑。膀胱镜检查可见到前列腺中叶,两侧叶部分突入膀胱腔内,膀胱壁小梁、小室形成或合并结石等。此外,CT 扫描、MRI 检查及血清前列腺特异抗原(PSA)等均有助于 BPH 的诊断。该项目入组患者以泌尿外科转诊病例为主,均不适合或不接受外科治疗,但诊断一般明确。诊断时仍需与前列腺肉瘤、前列腺癌、神经源性膀胱相鉴别。

(三)治疗方案的选择及依据

PAE 作为一种新的治疗 BPH 的微创方法尚未被业界广泛认知,国内更无指南可依。欧美将 PAE 作为 TURP 治疗 BPH 的补充手段已被写入指南。结合国内外相关研究和共识,将治疗方案选择及依据罗列如下。

1. IPSS 评分轻度,首选内科药物治疗。

2. IPSS 评分中～重度,TURP 仍然作为首选。

3. IPSS 评分中～重度,体积>80cm³,开放性手术。

4. IPSS 评分中～重度,内科药物疗效不佳,合并严重心肺等功能异常、不能耐受全身麻醉手术、不接受外科治疗的患者,可行 PAE。

(四)标准住院日为 10 天

(五)进入路径标准

1. 第一诊断必须符合前列腺增生(ICD-10:N40 01)行前列腺动脉栓塞术治疗(ICD-9-CM-3:39.7948)。

2. 如患有其他疾病,但在住院期间无需特殊处理(检查和治疗),也不影响第一诊断时,可以进入路径。

(六)术前准备(术前评估)

1. 血常规、尿常规、粪常规＋隐血。

2. 肝肾功能、电解质、感染性疾病筛查(乙型病毒性肝炎、丙型病毒性肝炎、艾滋病、梅毒等)、凝血四项、肿瘤标志物、血型、PSA。

3. 胸部 CT 平扫、心电图、腹部超声、泌尿系超声、剩余尿测定、尿动力学检查、前列腺 MRI 平扫＋增强。

4. IPSS、QoL、IIEF 量表填写,签署知情同意书。

5. 备皮。

6. 器械准备:微穿刺针(22G),导管鞘(4F),导丝直径 0.89mm(0.035 英寸)、长 153cm、导管(4F,形状根据操作者习惯选择)、PVA 颗粒(多种规格)、微导管等。

7. 手术消毒包。

8. 营养评估:根据《解放军总医院新入院患者营养风险筛查表(NRS)》为新入院患者进行营养评估,评分≥3 分者给予处置,必要时申请营养科医师会诊。

9. 心理评估:根据新入院患者情况申请心理科医师会诊。

10. 疼痛评估:根据《视觉模拟评分法(VAS)》实施疼痛评估,评分＞7 分给予处置,必要时请疼痛科医师会诊。

11. 康复评估:根据《入院患者康复筛查和评估表》在患者入院后 24 小时内进行康复筛查和评估。任何一项结果为"是",则申请康复科医师会诊。

12. 深静脉血栓栓塞症风险评估:根据专科《深静脉血栓栓塞症评估量表》在患者入院后 24 小时内进行风险筛查和评估,风险结果为"高危"的,则申请血管外科或介入导管室医师会诊。

(七)围术期用药和选择时机

术前 1 周停抗 BPH 药物,术前 1 天清洁肠道,术前 2 小时预防使用环丙沙星 400mg,并插导尿管,导尿管一般留置到术后 5～7 天。PAE 后水化治疗 3 天,奥美拉唑每次 20mg,1 次/日、连续 3 天,口服环丙沙星每次 500mg,2 次/日、连续 7 天。酌情给予非阿片类镇痛药和非甾体消炎药。

(八)手术

1. 手术安全核对:患者入手术间后由手术医师、麻醉医师、巡回护士和患者本人共同核对患者身份、手术部位与标识、手术方式。手术医师、麻醉医师、巡回护士三方按《手术安全核对表》逐项核对,共同签字。

2. 麻醉方式:局部麻醉。

3. 操作步骤

(1)常规消毒铺单,局部麻醉下穿刺右侧股动脉。

(2)常规选用 4F 血管鞘及 4F 肝动脉造影导管,左前斜位 25°～35°行左侧髂内动脉造影,经初步判断后微导管超选择性插入 PA 行造影检查并行 CBCT 扫描进一步明确 PA 及周围交通支。

(3)明确 PA 后,通过微导管注入小剂量硝酸甘油注射液以起到扩张血管、避免痉挛的作用。

(4)先给予直径 50～100μm PVA 颗粒进行栓塞,然后是 100～300μm PVA 颗粒,可酌情给予 300～500μm PVA 颗粒,最后使用较大直径(500～1000μm)的海绵颗粒进行夯实,当造影剂在腺体内滞留、PA 铸型呈现方认为栓塞彻底。

(5)取右前斜位 25°～35°行右侧髂内动脉造影,后续造影及栓塞过程同左侧。

4. 术中与术后注意事项

(1)导管插入腹主动脉后,常规经导管注入地塞米松 10mg。

(2)手术应在心电监护下进行。

(3)术中注意患者反应、生命体征变化,如患者疼痛明显,可经导管注入少量 2% 利多卡因;如患者出现脉搏变缓、出汗等迷走-迷走反射,应迅速给予阿托品治疗。

(4)术后注意观察穿刺点有无出血、腹部情况及生命体征变化。

(5)常规使用抗生素预防感染。

(6)常规水化酌情利尿,监测肾功能。

(7)对症处理栓塞后综合征,并注意有无其他并发症发生。

5. 并发症及防治

(1)栓塞后综合征轻微反应可不予处理,如有严重的下腹痛、发热(≥38.5℃)、呕吐等,应给予对症治疗。

(2)穿刺部位血肿如有活动出血者,必须立即再次压迫止血,加压包扎固定。血肿无活动出血者,可行局部理疗促进吸收。如血肿较大压迫动脉,应切开引流,清除积血。

(3)动脉内膜损伤、剥离注意操作轻柔,切忌粗暴,不宜在肝动脉内反复长时间试插。

(4)动脉穿破、假性动脉瘤形成操作过程中如发现对比剂外溢,应立即后撤导管,观察患者血压、脉搏的变化,必要时可行穿破处栓塞治疗。如破口较大,应急诊手术处理。

(5)PSA 一过性显著升高,无需特殊处理。

(6)一过性眼见血尿或黑粪,持续膀胱冲洗,酌情使用止血药,保持大便通畅。

(7)会阴区或尿道轻微烧灼感无需处理。

6. 经治医师或手术医师应即刻完成术后首次病程记录,观察术后患者病情变化。

7. 术后护理工作:加强巡视,严密观察生命体征,评估患者(足背)桡动脉、术侧切口、肢体皮肤颜色、温度变化情况,并采取相应的护理措施,观察切口敷料,有渗出时报告医师处理。评估患者疼痛及意识状况,皮肤、黏膜有无出血,有无消化道出血,并进行心理评估及疏导。协助患者进食及饮水。术侧肢体制动 6～8 小时,指导并协助患者床上排便、排尿。

(九)术后住院恢复,必须复查的项目

1. 定期复查血常规、肝肾功能、电解质、PSA 等,术后 1 周复查前列腺 MR 平扫＋增强。

2. 术者在术后 24 小时内完成手术记录,特殊情况可由第一助手完成,术者签名确认并归入病历。

3. 上级医师在术后 3 天内至少查房 1 次,根据术中和术后情况修订术后治疗计划。

4. 责任护士按照专科疾病术后护理常规及术后情况实施有针对性的护理,并提供康复指导。

5. 麻醉医师术后 3 天内访视患者,如有特殊情况应详细记录,及时与手术医师或重症监护室医师沟通并迅速处理。

6. 术后护理工作:加强巡视,严密观察生命体征,评估患者(足背)桡动脉、术侧切口、肢体皮肤颜色、温度变化情况,并采取相应的护理措施,观察切口敷料,有渗出时报告医师处理,评估患者疼痛及意识状况,皮肤、黏膜有无出血,有无消化道出血,并进行心理评估及疏导。

(十)出院标准

1. 一般情况好,下尿路梗阻症状较术前有所改善,血常规、血生化基本正常。

2. 无需住院治疗的并发症。

(十一)随访

PAE 当日计算起 1、3、6 个月复查,以后间隔 6 个月复查。包括:IPSS、QoL、PV、Qmax、IIEF、剩余尿等。

(十二)变异及原因分析

1. 病情危重。

2. 出现严重并发症。

二、前列腺增生行前列腺动脉栓塞术临床路径表单

适用对象	第一诊断为前列腺增生(ICD-10:N40　01) 行前列腺动脉栓塞术(ICD-9-CM-3:39.7948)的患者		
患者基本信息	姓名:____　性别:____　年龄:____　门诊号:____ 住院号:____　过敏史:____ 住院日期:____年___月___日　出院日期:____年___月___日		标准住院日: 10 天
时间		住院第 1 天	住院第 2 天
主要诊疗工作	制度落实	□ 住院 2 小时内经治医师或值班医师完成接诊 □ 住院 24 小时内主管医师查房	□ 经治医师查房(早、晚 2 次) □ 主管医师查房 □ 专科会诊(必要时)
	病情评估	□ 经治医师询问病史及体格检查 □ 营养评估 □ 心理评估 □ 疼痛评估 □ 康复评估 □ 深静脉血栓栓塞症风险评估	
	病历书写	□ 住院 8 小时内完成首次病程记录 □ 住院 24 小时内完成住院记录	□ 住院 48 小时内完成主管医师查房记录

主要诊疗工作	知情同意		□ 患者及其家属签署授权委托书 □ 患者或其家属住院记录签字 □ 签署病危病重告知书(病危、病重患者)	□ 病情告知
	手术治疗			
	其他		□ 及时通知上级医师检诊	
重点医嘱	长期医嘱	护理医嘱	□ 内科疾病护理常规 □ 二级护理 □ 陪护(病危、病重患者)	□ 内科疾病护理常规 □ 二级护理 □ 陪护(病危、病重患者)
		处置医嘱		
		膳食医嘱	□ 饮食(根据病情)	□ 饮食(根据病情)
		药物医嘱	□ 既往基础用药	
	临时医嘱	检查检验	□ 血型(初次住院)　□ 泌尿系 B 超 □ 血常规　　　　　□ 剩余尿测定 □ 尿常规　　　　　□ 前列腺增强 MR □ 粪常规　　　　　□ 尿动力学检查 □ 生化　　　　　　□ 超声心动图 □ 肿瘤标志物　　　□ 肺功能 □ 凝血功能 □ 血清术前八项 □ 心电图 □ 头颅 CT 平扫 □ 胸部 CT 平扫/X 线胸片 □ 腹部 B 超	□ 继续完善检查检验
		药物医嘱	□ 既往基础用药	□ 酌情使用保肾药
		手术医嘱		
		处置医嘱		
主要护理工作	健康宣教		□ 住院宣教:介绍责任护士,病区环境、设施、规章制度、基础护理服务项目 □ 进行护理安全指导 □ 进行等级护理、活动范围指导 □ 进行饮食指导 □ 进行用药指导 □ 进行关于疾病知识的宣教	

（续　表）

主要护理工作	护理处置	□ 患者身份核对 □ 佩戴腕带 □ 建立住院病历,通知医师 □ 询问病史,填写护理记录单首页 □ 测量基本生命体征 □ 观察病情 □ 抽血 □ 输液 □ 心理与生活护理 □ 妥善固定各种管道 □ 根据评估结果采取相应的护理措施 □ 通知次日检查项目及检查注意事项	□ 测量基本生命体征 □ 观察病情 □ 抽血 □ 输液 □ 心理与生活护理 □ 指导并监督患者治疗与活动 □ 遵医嘱用药 □ 遵医嘱留取标本 □ 根据评估结果采取相应的护理措施 □ 妥善固定各种管道 □ 使用床档
	护理评估	□ 一般评估:生命体征、神志、皮肤、药物过敏史等 □ 专科评估:饮食习惯、生活方式、体重、身高、家族史 □ 风险评估:评估有无跌倒、坠床、压疮、导管滑脱、液体外渗的风险 □ 心理评估 □ 营养评估 □ 疼痛评估 □ 康复评估	□ 风险评估:评估有无跌倒、坠床、压疮、导管滑脱、液体外渗的风险
	专科护理		
	饮食指导	□ 根据医嘱通知配餐员准备膳食 □ 协助进餐	□ 协助进餐
	活动体位	□ 根据护理等级指导活动	□ 根据护理等级指导活动
	洗浴要求	□ 卫生整顿:更衣、剃须、剪短指甲	□ 协助患者晨、晚间护理
病情变异记录		□ 无　□ 有,原因: □ 患者　□ 疾病　□ 医疗 □ 护理　□ 保障　□ 管理	□ 无　□ 有,原因: □ 患者　□ 疾病　□ 医疗 □ 护理　□ 保障　□ 管理

护士签名	白班	小夜班	大夜班	白班	小夜班	大夜班

医师签名						

时间		住院第3—5天(术前1天)	住院第6天(手术日)
主要诊疗工作	病情评估	□ 危险性分层,监护强度和治疗效果评估	
	制度落实	□ 主诊医师查房 □ 组织术前讨论,根据影像检查及相关检验结果拟定介入诊治方案 □ 手术安全核查 □ 专科会诊(必要时)	□ 三级医师查房 □ 专科会诊(必要时) □ 手术安全核查

主要诊疗工作	病历书写	□ 完成主诊医师查房记录 □ 完成科主任查房记录(疑难危重) □ 完成术前讨论记录	□ 术者或第一助手于术后 24 小时内完成手术记录(术者签字) □ 术后首次病程记录:术后即刻完成
	知情同意	□ 术前谈话并签署手术知情同意书 □ 军队、医保患者术前签署自费协议书	
	手术治疗	□ 预约手术	□ 局部麻醉下行前列腺动脉栓塞术
	其他	□ 经治医师检查整理病历资料 □ 检查住院押金	□ 术后病情交接 □ 术后密切观察病情变化 □ 记录观察穿刺点及周围情况
重点医嘱	长期医嘱	护理医嘱	
		□ 内科疾病护理常规 □ 二级护理 □ 陪护(病危、病重患者)	□ 内科疾病护理常规 □ 二级护理 □ 陪护(病危、病重患者)
		处置医嘱	
			□ 吸氧(必要时) □ 术后心电、血压监护(必要时) □ 陪护
		膳食医嘱	
		□ 拟行治疗者,术前禁食、水	□ 饮食(根据病情)
		药物医嘱	
			□ 保肾 □ 镇痛 □ 消炎 □ 镇吐 □ 水化 □ 抑酸、护胃
	临时医嘱	检查检验	
		□ 继续完善影像学检查	
		药物医嘱	
		□ 术中用药	
		手术医嘱	
		□ 预约手术	□ 局部麻醉 DSA 下行前列腺动脉栓塞术
		处置医嘱	
		□ 备皮 □ 静脉留置针	
主要护理工作	健康宣教	□ 术前宣教	
	护理处置	□ 配合医师完成术前检查 □ 抽血(根据医嘱) □ 确认手术部位皮肤的准备工作 □ 根据手术部位,左上肢穿刺留置针 □ 检查术前物品准备 □ 完成护理记录 □ 遵医嘱用药	□ 完成护理记录 □ 抽血(根据医嘱) □ 穿刺部位预防感染及出血护理 □ 术后心理与生活护理 □ 输液 □ 与手术室送患者医师共同评估穿刺处切口情况、皮肤、切口敷料、输液及特殊注意事项 □ 遵医嘱用药 □ 指导并监督患者术后及恢复期治疗与活动

（续 表）

主要护理工作	护理评估	□ 评估有无跌倒、坠床、压疮、导管滑脱、液体外渗的风险	□ 评估患者(足背)桡动脉、术侧切口、肢体皮肤颜色、温度变化情况,并采取相应的护理措施 □ 观察切口敷料,有渗出时报告医师处理 □ 评估术后患者疼痛及意识状况 □ 评估皮肤、黏膜有无出血,有无消化道出血 □ 评估有无跌倒、坠床、压疮、导管滑脱、液体外渗的风险 □ 心理评估及疏导
	专科护理		□ 术后按时松、拆除压迫止血器 □ 观察术后反应 □ 指导患者及其家属卧床期间按摩术侧下肢,促进血循环
	饮食指导	□ 协助进餐	□ 术后协助患者进食 □ 协助患者饮水,建议手术当日及术后3天尿量不少于每24小时2000ml
	活动体位	□ 根据护理等级指导活动	□ 指导并协助患者床上排便、排尿 □ 术侧肢体制动6～8小时
	洗浴要求	□ 备皮后协助患者清洁备皮部位,更换病员服	□ 协助患者晨、晚间护理 □ 告知患者穿刺处切口保护方法
病情变异记录		□ 无 □ 有,原因: □ 患者 □ 疾病 □ 医疗 □ 护理 □ 保障 □ 管理	□ 无 □ 有,原因: □ 患者 □ 疾病 □ 医疗 □ 护理 □ 保障 □ 管理

护士签名	白班	小夜班	大夜班	白班	小夜班	大夜班

医师签名						

时间	住院第7—9天(术后与出院前)	住院第10天(出院日)
主要诊疗工作 病情评估	□ 上级医师进行治疗效果、预后和出院评估	□ 出院宣教
核心制度落实	□ 手术医师查房 □ 专科会诊(必要时)	
病历书写	□ 病程记录(有上级医师指示出院)	□ 出院后24小时内完成出院记录 □ 出院后24小时内完成病案首页
知情同意		
手术治疗		

（续　表）

主要诊疗工作	其他	□ 密切观察病情变化 □ 检查住院押金 □ 通知患者及其家属出院	□ 预约门诊复诊时间 □ 完成出院小结 □ 开具出院介绍信 □ 开具诊断证明书 □ 出院后 7 天复查血常规、血生化
重点医嘱	长期医嘱 - 护理医嘱	□ 内科疾病护理常规 □ 二级护理 □ 陪护（病危、病重患者）	
	长期医嘱 - 处置医嘱		
	长期医嘱 - 膳食医嘱	□ 饮食（根据病情）	
	长期医嘱 - 药物医嘱	□ 继续前述治疗方案	□ 停所有长期医嘱
	临时医嘱 - 检查检验	□ 术前 1 天复查血常规、肝功能、电解质，如指标允许，次日可以出院	
	临时医嘱 - 药物医嘱		□ 出院带药：保肾、对症药物
	临时医嘱 - 手术医嘱		
	临时医嘱 - 处置医嘱	□ 预出院	□ 出院
主要护理工作	健康宣教	□ 出院准备指导	□ 出院健康指导
	护理处置	□ 恢复期心理与生活护理 □ 穿刺部位预防感染护理 □ 指导并监督患者恢复期的治疗与活动 □ 输液 □ 遵医嘱用药	□ 核对患者住院费用 □ 指导患者结账 □ 指导患者取出院带药 □ 移出患者住院信息 □ 整理床单元
	护理评估	□ 评估拆除弹性绷带后皮肤情况 □ 评估术侧手（足）部运动及动脉搏动情况 □ 评估有无跌倒、坠床、压疮、导管滑脱、液体外渗的风险 □ 心理评估 □ 疼痛评估 □ 评估患者对疾病、预防、保健方面的能力	□ 评估患者对疾病、预防、保健方面的能力
	专科护理	□ 严密观察生命体征 □ 严密观察术侧肢体感觉、运动情况，异常时立即报告医师处理	
	饮食指导	□ 协助进餐	
	活动体位	□ 根据护理等级指导活动	
	洗浴要求	□ 协助更换病员服	
病情变异记录		□ 无　□ 有，原因： □ 患者　□ 疾病　□ 医疗 □ 护理　□ 保障　□ 管理	□ 无　□ 有，原因： □ 患者　□ 疾病　□ 医疗 □ 护理　□ 保障　□ 管理

（续　表）

护士签名	白班	小夜班	大夜班	白班	小夜班	大夜班
医师签名						

脾动脉瘤行介入治疗临床路径

一、脾动脉瘤行介入治疗临床路径标准住院流程

(一)适用对象

第一诊断为脾动脉瘤(ICD-10:I72.807)行脾动脉介入治疗(ICD-9-CM-3:38.8606/39.7936)的患者。

几乎所有类型的脾动脉瘤均能采用介入方法治疗,并取得满意的临床疗效。对于因手术创伤导致的假性动脉瘤,再次开腹手术难度与创伤大,而且难以明确出血部位及有效地控制出血,介入微创治疗更是首选手段。

(二)诊断依据

临床上80%~90%患者没有自觉症状,仅在行其他部位检查时偶尔发现。少数迅速增大的脾动脉瘤可伴有上腹痛,有的被原发病(如胰腺炎及胆道感染等)所掩盖,只在破裂后经内脏动脉造影或剖腹探查术才被发现。较大的动脉瘤可触及搏动性肿块,偶伴有震颤或杂音。在有症状的脾动脉瘤患者中,相对较常见的症状为腹痛(27%)、脾大(44%)、低血压(11%)、休克(5%)。

影像学检查对本病的确诊至关重要,早期明确脾动脉瘤的存在,特别是发现瘤体直径≥2cm且有增大趋势的脾动脉瘤,及时处理,将对降低脾动脉瘤的死亡率具有积极的意义。腹部B超或彩色多普勒超声检查方便、简捷。CT、MRI能客观地评价动脉瘤的大小、位置及与周围脏器的关系。DSA是脾动脉瘤诊断的"金标准"。除诊断用以外,在进行血管造影的同时,还可进行介入治疗。

1. 超声波　彩色多普勒超声为早期筛查脾动脉瘤提供了无创性检查方法,且可以动态观察瘤体血流动力学变化,为临床选择治疗方案提供有价值的资料。特别是彩色多普勒血流成像(CDFI)能够显示动脉瘤体内充满涡流彩色血流信号,根据这种改变能非常容易地与囊性、囊实性肿物或淋巴结等相鉴别。

2. CT　随着多排螺旋CT技术的不断发展,结合螺旋CT薄层扫描技术行立体血管成像的多排螺旋CT血管造影术(MSCTA)作为一种非侵袭性血管造影方法,已成为诊断腹部血管病变的新方法。利用MSCTA诊断脾动脉瘤具有极高的特异性和敏感性。对发现和诊断无症状体征的血管瘤,突显其优越性;对瘤体直径≥15mm且有临床症状或增大趋势的脾动脉瘤可做出准确的术前评估,为临床制定治疗方案提供重要依据。MSCTA主要通过重建三维立体影像,清晰地提供动脉瘤的部位、大小、数目、有无瘤颈及瘤颈宽窄和供血动脉情况等信息。

3. MR　近年来,随着MRI技术的不断进步,三维对比增强磁共振血管成像(3天DCEM-RA)具有非常好的血管显示效果,作为一种无创性检查方法可以对血管瘤及其供血动脉做出

全面的综合评价。因其能包括整个腹部盆腔的超大扫描范围,因而更显示其优越性。

4. DSA　DSA是脾动脉瘤的最主要诊断方法,是脾动脉瘤诊断的"金标准"。随着高清晰度DSA设备、高选择性动脉插管导丝、导管的临床应用,血管造影技术在动脉瘤诊断治疗中发挥越来越重要的作用。特别是有不明原因出血怀疑有动脉瘤存在时应首选此检查方法,它不仅能准确定位动脉瘤部位、大小及明确出血来源,还可同时实施栓塞疗法,立即止血。

(三)治疗方案的选择及依据

血管内介入治疗方法包括经导管栓塞术和覆膜支架置入术。原则上,若供血动脉血流阻断后其所供养组织、器官不会出现梗死的动脉瘤,均可采用栓塞的治疗方法,对于必须保持供血动脉血流通畅的动脉瘤,则适合覆膜支架置入或瘤囊填塞的办法。

1. 经导管血管内栓塞术　血管内栓塞术适宜于远侧分支闭塞后不会造成器官缺血或严重后果的动脉瘤。血管内栓塞术有3种方法:一为"三明治"法,即分别栓塞动脉瘤的近侧动脉和远侧动脉;二为填塞法,即用弹簧圈将动脉瘤腔填满,同时栓塞动脉瘤近端供血动脉;第三种方法是对于肝、盆腔等部位存在丰富的侧支循环的动脉瘤,若因各种原因导管无法到达靶部位,未能将动脉瘤的近侧动脉和远侧动脉完全闭塞,则必须将周围潜在的侧支动脉彻底栓塞,亦可达到治疗目的。

2. 支架置入术　使用金属支架和覆膜支架置入术完全隔绝动脉瘤腔亦成为治疗动脉瘤的有效方法,适宜于发自于内脏血管主干的动脉瘤、栓塞术后可能影响器官的血液供应者;其他不适宜栓塞的动脉瘤,如内脏动脉主干梭形动脉瘤、宽颈动脉瘤、动脉瘤合并夹层等也可考虑用置入支架治疗。对于发自内脏动脉主干的宽颈动脉瘤,可先向病变段血管内置入支架,然后经支架的网眼向瘤囊填塞钢丝圈,可获得闭塞动脉瘤、同时保持所属血管通畅的效果。近年来,覆膜支架用于脾动脉瘤的治疗取得良好的疗效,其主要优点在于将动脉瘤隔绝后仍能保持供血动脉的畅通。由于覆膜支架输送系统直径较大,覆膜支架置入最好用于内脏动脉主干而又必须保持供血动脉畅通的动脉瘤治疗。但也有学者将覆膜支架用于治疗肝动脉瘤,并认为,若支架置入后发生狭窄或闭塞,同样达到栓塞动脉瘤两端动脉的效果。根据多中心临床疗效观察,覆膜支架置入术治疗脾动脉是安全、有效和可靠的治疗方法。

(四)标准住院日为10天

(五)进入路径标准

1. 第一诊断必须符合脾动脉瘤(ICD-10:I72.807)行脾动脉介入治疗(ICD-9-CM-3:38.8606/39.7936)。

2. 如患有其他疾病,但在住院期间无需特殊处理(检查和治疗),也不影响第一诊断时,可以进入路径。

(六)术前准备(术前评估)

1. 血常规、尿常规、粪常规+隐血。

2. 肝肾功能、电解质、感染性疾病筛查(乙型病毒性肝炎、丙型病毒性肝炎、艾滋病、梅毒等)、凝血四项、血型。

3. 心电图、X线胸片、腹部B超与腹部CT平扫+增强,或者肝MRI平扫+增强。

4. 备皮。

5. 签署知情同意书。

6. 营养评估:根据《解放军总医院新入院患者营养风险筛查表(NRS)》为新入院患者进行

营养评估,评分≥3分者给予处置,必要时申请营养科医师会诊。

7. 心理评估:根据新入院患者情况申请心理科医师会诊。

8. 疼痛评估:根据《视觉模拟评分法(VAS)》实施疼痛评估,评分>7分给予处置,必要时请疼痛科医师会诊。

9. 康复评估:根据《入院患者康复筛查和评估表》在患者入院后24小时内进行康复筛查和评估。任何一项结果为"是",则申请康复科医师会诊。

10. 深静脉血栓栓塞症风险评估:根据专科《深静脉血栓栓塞症评估量表》在患者入院后24小时内进行风险筛查和评估,风险结果为"高危"的,则申请血管外科或介入导管室医师会诊。

(七)药品选择及使用时机

1. 抗凝血药 低分子肝素、普通肝素、华法林。

2. 镇痛药 氨酚羟考酮片、盐酸羟考酮缓释片、盐酸吗啡注射液、盐酸布桂嗪注射液、地佐辛注射液。

(八)手术

1. 手术安全核对 患者入手术间后由手术医师、麻醉医师、巡回护士和患者本人共同核对患者身份、手术部位与标识、手术方式。手术医师、麻醉医师、巡回护士三方按《手术安全核对表》逐项核对,共同签字。

2. 麻醉方式 局部麻醉。

3. 手术方式

(1)穿刺点选择一般经股动脉途径穿刺。

(2)穿刺部位消毒与麻醉。

(3)观察脾动脉瘤大小及位置,脾动脉瘤破裂可见造影剂外渗、血管离断等影像改变。

4. 术中注意事项

(1)术中注意患者反应、生命体征变化,如患者疼痛明显,可经导管注入少量2%利多卡因;如患者出现脉搏变缓、出汗等迷走-迷走反射,应迅速给予阿托品治疗。

(2)术后注意观察穿刺点有无出血、腹部情况及生命体征变化。

(九)术后住院恢复,必须复查的项目

1. 监测血常规、肝肾功能、电解质、凝血功能、腹部超声等。

2. 术后用药:应用抗凝血、预防感染、抑酸、护胃、水化等。

3. 抗凝血治疗时,需检测凝血功能,如INR、APTT,根据检验指标调整药物剂量,3天后改用口服华法林抗凝血,仍监测INR。

4. 主要并发症的处理:包括预防和纠正心功能不全,入路相关的动脉损伤、造影剂毒性作用、动脉夹层和血栓及其他部位的栓塞等。

5. 经治医师或手术医师应即刻完成术后首次病程记录,观察术后患者病情变化。术者在术后24小时内完成手术记录,特殊情况可由第一助手完成,术者签名确认并归入病历。上级医师在术后3天内至少查房1次,根据术中和术后情况修订术后治疗计划。

6. 术后护理工作:加强巡视,严密观察生命体征,评估患者(足背)桡动脉、术侧切口、肢体皮肤颜色、温度变化情况,并采取相应的护理措施,观察切口敷料,有渗出时报告医师处理,评估患者疼痛及意识状况,皮肤、黏膜有无出血,有无消化道出血,并进行心理评估及疏导。协助患者进食及饮水,一般 4 小时内饮水量 2000～2500ml。术侧肢体制动 6～8 小时,指导并协助患者床上排便、排尿。

(十)出院标准

1. 注意饮食、加强营养。

2. 继续服用华法林抗凝血,监测凝血功能,维持 INR 在 1.5～2.0,根据 INR 调解华法林剂量。

3. 腹部超声了解病变血管是否血流通畅或支架部位血流通畅。

(十一)随访

介入当日计算起 3 个月复查,决定下一步治疗方案。

(十二)变异及原因分析

1. 病情危重。

2. 出现严重并发症。

二、脾动脉瘤行脾动脉介入治疗临床路径表单

适用对象	第一诊断为脾动脉瘤(ICD-10:I72.807) 行脾动脉介入治疗(ICD-9-CM-3:38.8606/39.7936)的患者	
患者基本信息	姓名:____ 性别:____ 年龄:___ 门诊号:____ 住院号:_____ 过敏史:_____ 住院日期:____年___月___日 出院日期:____年___月___日	标准住院日: 10 天

时间		住院第 1 天	住院第 2 天
主要诊疗工作	制度落实	□ 住院 2 小时内经治医师或值班医师完成接诊 □ 住院 24 小时内主管医师查房	□ 经治医师查房(早、晚 2 次) □ 主管医师查房 □ 专科会诊(必要时)
	病情评估	□ 经治医师询问病史及体格检查 □ 营养评估 □ 心理评估 □ 疼痛评估 □ 康复评估 □ 深静脉血栓栓塞症风险评估	
	病历书写	□ 住院 8 小时内完成首次病程记录 □ 住院 24 小时内完成住院记录	□ 住院 48 小时内完成主管医师查房记录
	知情同意	□ 患者及其家属签署授权委托书 □ 患者或其家属住院记录签字 □ 签署病危病重告知书(病危、病重患者)	□ 病情告知
	手术治疗		
	其他	□ 及时通知上级医师检诊	

重点医嘱	长期医嘱	护理医嘱	□ 内科疾病护理常规 □ 二级护理 □ 陪护(病危、病重患者)	□ 内科疾病护理常规 □ 二级护理 □ 陪护(病危、病重患者)
		处置医嘱	□ 床旁隔离(丙型病毒性肝炎患者) □ 测体重(有腹水) □ 测腹围(有腹水) □ 记尿量(有腹水,用利尿药)	
		膳食医嘱	□ 饮食(根据病情)	
		药物医嘱	□ 既往基础用药	
	临时医嘱	检查检验	□ 血型(初次住院) □ 血常规 □ 尿常规 □ 粪常规 □ 生化 □ 凝血功能 □ 血清术前八项 □ 心电图 □ 头颅 CT 平扫 □ 胸部 CT 平扫 □ 腹部 B 超/CT/MRI	□ 继续完善检查检验
		药物医嘱		
		手术医嘱		
		处置医嘱		
主要护理工作		健康宣教	□ 住院宣教:介绍责任护士,病区环境、设施、规章制度、基础护理服务项目 □ 进行护理安全指导 □ 进行等级护理、活动范围指导 □ 进行饮食指导 □ 进行用药指导 □ 进行关于疾病知识的宣教	
		护理处置	□ 患者身份核对 □ 佩戴腕带 □ 建立住院病历,通知医师 □ 询问病史,填写护理记录单首页 □ 测量基本生命体征 □ 观察病情 □ 抽血 □ 输液 □ 心理与生活护理 □ 妥善固定各种管道 □ 根据评估结果采取相应的护理措施 □ 通知次日检查项目及检查注意事项	□ 测量基本生命体征 □ 观察病情 □ 抽血 □ 输液 □ 心理与生活护理 □ 指导并监督患者治疗与活动 □ 遵医嘱用药 □ 遵医嘱留取标本 □ 根据评估结果采取相应的护理措施 □ 妥善固定各种管道 □ 使用床档

(续　表)

主要护理工作	护理评估	□ 一般评估:生命体征、神志、皮肤、药物过敏史等 □ 专科评估:饮食习惯、生活方式、体重、身高、家族史 □ 风险评估:评估有无跌倒、坠床、压疮、导管滑脱、液体外渗的风险 □ 心理评估 □ 营养评估 □ 疼痛评估 □ 康复评估	□ 风险评估:评估有无跌倒、坠床、压疮、导管滑脱、液体外渗的风险
	专科护理		
	饮食指导	□ 根据医嘱通知配餐员准备膳食 □ 协助进餐	□ 协助进餐
	活动体位	□ 根据护理等级指导活动	□ 根据护理等级指导活动
	洗浴要求	□ 卫生整顿:更衣、剃须、剪短指甲	□ 协助患者晨、晚间护理
病情变异记录		□ 无　□ 有,原因: □ 患者　□ 疾病　□ 医疗 □ 护理　□ 保障　□ 管理	□ 无　□ 有,原因: □ 患者　□ 疾病　□ 医疗 □ 护理　□ 保障　□ 管理

护士签名	白班	小夜班	大夜班	白班	小夜班	大夜班

医师签名		

时间	住院第3-5天(术前1天)	住院第6天(手术日)
主要诊疗工作 病情评估	□ 危险性分层,监护强度和治疗效果评估	

主要诊疗工作	制度落实	□ 主诊医师查房 □ 组织术前讨论,根据影像检查及相关检验结果拟定介入诊治方案 □ 手术安全核查 □ 专科会诊(必要时)	□ 三级医师查房 □ 专科会诊(必要时) □ 手术安全核查
	病历书写	□ 完成主诊医师查房记录 □ 完成科主任查房记录(疑难危重) □ 完成术前讨论记录	□ 术者或第一助手于术后24小时内完成手术记录(术者签字) □ 术后首次病程记录:术后即刻完成
	知情同意	□ 术前谈话并签署手术知情同意书 □ 军队、医保患者术前签署自费协议书	
	手术治疗	□ 预约手术	□ 局部麻醉下行腹腔动脉灌注化疗及肝动脉化疗栓塞术
	其他	□ 经治医师检查整理病历资料 □ 检查住院押金	□ 术后病情交接 □ 术后密切观察病情变化 □ 记录观察穿刺点及周围情况

重点医嘱	长期医嘱	护理医嘱	□ 内科疾病护理常规 □ 二级护理 □ 陪护（病危、病重患者）	□ 内科疾病护理常规 □ 二级护理 □ 陪护（病危、病重患者）
		处置医嘱		□ 吸氧（必要时） □ 术后心电、血压监护（必要时） □ 陪护
		膳食医嘱	□ 拟行治疗者，术前禁食、水	□ 饮食（根据病情）
		药物医嘱		□ 保肝 □ 镇痛 □ 预防感染 □ 镇吐 □ 水化 □ 抑酸、护胃
	临时医嘱	检查检验	□ 继续完善影像学检查	
		药物医嘱	□ 术中用药	□ 保肝 □ 镇痛 □ 预防感染 □ 镇吐 □ 水化 □ 抑酸、护胃
		手术医嘱	□ 预约手术	□ 局部麻醉 DSA 下行腹腔动脉灌注化疗＋肝动脉化疗栓塞术
		处置医嘱	□ 备皮 □ 静脉留置针	
主要护理工作	健康宣教		□ 术前宣教	
	护理处置		□ 配合医师完成术前检查 □ 抽血（根据医嘱） □ 确认手术部位皮肤的准备工作 □ 根据手术部位，上上肢穿刺留置针 □ 检查术前物品准备 □ 完成护理记录 □ 遵医嘱用药	□ 完成护理记录 □ 抽血（根据医嘱） □ 穿刺部位预防感染及出血护理 □ 术后心理与生活护理 □ 输液 □ 与手术室送患者医师共同评估穿刺处切口情况、皮肤、切口敷料、输液及特殊注意事项 □ 遵医嘱用药 □ 指导并监督患者术后及恢复期治疗与活动

（续　表）

主要护理工作	护理评估	□ 评估有无跌倒、坠床、压疮、导管滑脱、液体外渗的风险	□ 评估患者（足背）桡动脉、术侧切口、肢体皮肤颜色、温度变化情况,并采取相应的护理措施 □ 观察切口敷料,有渗出时报告医师处理 □ 评估术后患者疼痛及意识状况 □ 评估皮肤、黏膜有无出血,有无消化道出血 □ 评估有无跌倒、坠床、压疮、导管滑脱、液体外渗的风险 □ 心理评估及疏导
	专科护理		□ 术后按时松、拆除压迫止血器 □ 观察术后反应 □ 指导患者及其家属卧床期间按摩术侧下肢,促进血循环
	饮食指导	□ 协助进餐	□ 术后协助患者进食 □ 协助患者饮水,4 小时内饮水量 2000～2500ml
	活动体位	□ 根据护理等级指导活动	□ 指导并协助患者床上排便、排尿 □ 术侧肢体制动 6～8 小时
	洗浴要求	□ 备皮后协助患者清洁备皮部位,更换病员服	□ 协助患者晨、晚间护理 □ 告知患者穿刺处切口保护方法
病情变异记录		□ 无　　□ 有,原因: □ 患者　　□ 疾病　　□ 医疗 □ 护理　　□ 保障　　□ 管理	□ 无　　□ 有,原因: □ 患者　　□ 疾病　　□ 医疗 □ 护理　　□ 保障　　□ 管理

护士签名	白班	小夜班	大夜班	白班	小夜班	大夜班

医师签名		
时间	住院第 7－9 天（术后与出院前）	住院第 10 天（出院日）

主要诊疗工作	病情评估	□ 上级医师进行治疗效果、预后和出院评估	□ 出院宣教
	核心制度落实	□ 手术医师查房 □ 专科会诊（必要时）	
	病历书写	□ 病程记录（有上级医师指示出院）	□ 出院后 24 小时内完成出院记录 □ 出院后 24 小时内完成病案首页
	知情同意		
	手术治疗		

（续　表）

主要诊疗工作	其他		☐ 密切观察病情变化 ☐ 腹部 CT 观察脾动脉瘤栓塞情况,有无脓肿发生 ☐ 检查住院押金 ☐ 通知患者及其家属出院	☐ 预约门诊复诊时间 ☐ 完成出院小结 ☐ 开具出院介绍信 ☐ 开具诊断证明书 ☐ 出院后 7 天复查血常规、血生化
重点医嘱	长期医嘱	护理医嘱	☐ 内科疾病护理常规 ☐ 二级护理 ☐ 陪护(病危、病重患者)	
		处置医嘱		
		膳食医嘱		
		药物医嘱	☐ 继续前述治疗方案,主要进行抗感染、镇痛药物等处理,酌情减少水化液体用量,注意出入量	☐ 停所有长期医嘱
	临时医嘱	检查检验	☐ 术前 1 天复查血常规、肝功能、电解质,如指标允许,次日可以出院	
		药物医嘱		☐ 出院带药,对症治疗
		手术医嘱		
		处置医嘱	☐ 预出院	☐ 出院
主要护理工作	健康宣教		☐ 出院准备指导	☐ 出院健康指导
	护理处置		☐ 恢复期心理与生活护理 ☐ 穿刺部位预防感染护理 ☐ 指导并监督患者恢复期的治疗与活动 ☐ 输液 ☐ 遵医嘱用药	☐ 核对患者住院费用 ☐ 指导患者结账 ☐ 指导患者取出院带药 ☐ 移出患者住院信息 ☐ 整理床单元
	护理评估		☐ 评估拆除弹性绷带后皮肤情况 ☐ 评估术侧手(足)部运动及动脉搏动情况 ☐ 评估有无跌倒、坠床、压疮、导管滑脱、液体外渗的风险 ☐ 心理评估 ☐ 疼痛评估 ☐ 评估患者对疾病、预防、保健方面的能力	☐ 评估患者对疾病、预防、保健方面的能力
	专科护理		☐ 严密观察生命体征 ☐ 严密观察术侧肢体感觉、运动情况,异常时立即报告医师处理	
	饮食指导		☐ 协助进餐	
	活动体位		☐ 评估有无跌倒、坠床、压疮、导管滑脱、液体外渗的风险	
	洗浴要求		☐ 评估有无跌倒、坠床、压疮、导管滑脱、液体外渗的风险	

（续　表）

病情变异记录	□ 无　□ 有,原因: □ 患者　□ 疾病　□ 医疗 □ 护理　□ 保障　□ 管理			□ 无　　□ 有,原因: □ 患者　□ 疾病　□ 医疗 □ 护理　□ 保障　□ 管理		
护士签名	白班	小夜班	大夜班	白班	小夜班	大夜班
医师签名						

内脏动脉瘤(visceral artery aneurysms, VAA)行介入治疗临床路径

一、内脏动脉瘤行介入治疗临床路径标准住院流程

(一)适用对象

第一诊断为内脏动脉瘤(ICD-10:I72)行介入治疗(ICD-9-CM-3:39.79)的患者。

几乎所有类型的 VAA 均能采用介入方法治疗,并取得满意的临床疗效。对于因手术创伤导致的假性动脉瘤,再次开腹手术难度与创伤大,而且难以明确出血部位及有效地控制出血,介入微创治疗更是首选手段。

(二)诊断依据

临床上近半数(43%)患者可以没有症状,仅在行其他部位检查时偶尔发现。少数迅速增大的 VAA 可伴有上腹痛,有的被原发病(如胰腺炎及胆道感染等)所掩盖,只在破裂后经内脏动脉造影或剖腹探查才被发现。较大的动脉瘤可触及搏动性肿块,偶伴有震颤或杂音。在有症状的 VAA 患者中,相对较常见的症状为腹痛(27%),胆道出血(11%),低血压(11%),胃肠道出血(5%)。

影像学检查对本病的确诊至关重要,早期明确 VAA 的存在,特别是发现瘤体直径≥2cm 且有增大趋势的 VAA 及时处理,将对降低 VAA 的死亡率具有积极的意义。腹部 B 超或彩色多普勒超声检查方便、简捷。CT、MRA 能客观地评价动脉瘤的大小、位置及与周围脏器的关系。DSA 是 VAA 诊断的"金标准"。除诊断用以外,在进行血管造影的同时,还可进行介入治疗。

1. X 线片　腹部 X 线片可发现钙化(病理学上指局部组织中的钙盐沉积,常见于骨骼成长的早期阶段,亦见于某些病理情况下的动脉壁,但诊断价值不大。68%~72%的脾动脉瘤伴有钙化,腹部 X 线片上常见曲线形或者环状不透亮区域的钙化灶。

2. 超声波　彩色多普勒超声为早期筛查 VAA 提供了无创性检查方法,且可以动态观察瘤体血流动力学变化,为临床选择治疗方案提供有价值的资料。特别是彩色多普勒血流成像(CDFI)能够显示动脉瘤体内充满涡流彩色血流信号,根据这种改变能非常容易地与囊性、囊实性肿物或淋巴结等相鉴别。

3. CT　随着多排螺旋 CT 技术的不断发展,结合螺旋 CT 薄层扫描技术行立体血管成像的多排螺旋 CT 血管造影术(MSCTA)作为一种非侵袭性血管造影方法,已成为诊断腹部血管病变的新方法。利用 MSCTA 诊断 VAA 具有极高的特异性和敏感性。对发现和诊断无症状体征的血管瘤,突显其优越性;对瘤体直径≥15mm 且有临床症状或增大趋势的 VAA 可做出准确的术前评估,为临床制定治疗方案提供重要依据。MSCTA 主要通过重建三维立体影像,清晰地提供动脉瘤的部位、大小、数目、有无瘤颈及瘤颈宽窄及供血动脉情

况等信息。

4. MR　近年来,随着 MRA 技术的不断进步,三维对比增强磁共振血管成像(3 天 DCEMRA)具有非常好的血管显示效果,作为一种无创性检查方法可以对血管瘤及其供血动脉做出全面的综合评价。因其能包括整个腹部盆腔的超大扫描范围,因而更显示其优越性。

5. DSA　DSA 是 VAA 的最主要诊断方法,是 VAA 诊断的"金标准"。随着高清晰度 DSA 设备、高选择性动脉插管导丝、导管的临床应用,血管造影技术在动脉瘤诊断治疗中发挥越来越重要的作用。特别是有不明原因出血怀疑有动脉瘤存在时应首选此检查方法,它不仅能准确定位动脉瘤部位,明确出血来源,还可同时实施栓塞疗法,立即止血。

(三)治疗方案的选择及依据

血管内介入治疗方法包括经导管栓塞术和覆膜支架置入术。原则上,若供血动脉血流阻断后其所供养组织、器官不会出现梗死的动脉瘤,均可采用栓塞的治疗方法,如脾动脉瘤;而对于必须保持供血动脉血流通畅的动脉瘤,则适合覆膜支架置入或瘤囊填塞的办法,如肠系膜上动脉主干动脉瘤。

1. 经导管血管内栓塞术　血管内栓塞术适宜于远侧分支闭塞后不会造成器官缺血或严重后果的动脉瘤,如脾动脉瘤、肝动脉瘤、胃十二指肠动脉瘤等。血管内栓塞术有 3 种方法:一为"三明治"法,即分别栓塞动脉瘤的近侧动脉和远侧动脉;二为填塞法,即用弹簧圈将动脉瘤腔填满,同时栓塞动脉瘤近端供血动脉;第三种方法是对于肝、盆腔等部位存在丰富的侧支循环的动脉瘤,若因各种原因导管无法到达靶部位,未能将动脉瘤的近侧动脉和远侧动脉完全闭塞,则必须将周围潜在的侧支动脉彻底栓塞,亦可达到治疗目的。

2. 支架置入术　使用金属支架和覆膜支架置入术完全隔绝动脉瘤腔亦成为治疗动脉瘤的有效方法,适宜于发自于内脏血管主干的动脉瘤、栓塞术后可能影响器官的血液供应者;其他不适宜栓塞的动脉瘤,如内脏动脉主干梭形动脉瘤、宽颈动脉瘤、动脉瘤合并夹层等也可考虑用置入支架治疗。对于发自内脏动脉主干的宽颈动脉瘤,可先向病变段血管内置入支架,然后经支架的网眼向瘤囊填塞钢丝圈,可获得闭塞动脉瘤、同时保持所属血管通畅的效果。近年来,覆膜支架用于 VAA 的治疗取得良好的疗效,其主要优点在于将动脉瘤隔绝后仍能保持供血动脉的畅通。由于覆膜支架输送系统直径较大,覆膜支架置入最好用于内脏动脉主干而又必须保持供血动脉畅通的动脉瘤治疗。但也有学者将覆膜支架用于治疗脾动脉瘤和肝动脉瘤,并认为,若支架置入后发生狭窄或闭塞,同样达到栓塞动脉瘤两端动脉的效果。根据多中心临床疗效观察,覆膜支架置入术治疗 VAA 是安全、有效和可靠的治疗方法。

(四)标准住院日为 10 天

(五)进入路径标准

1. 第一诊断必须符合内脏动脉瘤(ICD-10:I72)行介入治疗(ICD-9-CM-3:39.79)。

2. 如患有其他疾病,但在住院期间无需特殊处理(检查和治疗),也不影响第一诊断时,可以进入路径。

3. 适应证和禁忌证

适应证:几乎所有类型的 VAA 均能采用介入方法治疗。

禁忌证:严重心、肝、肾功能不全;凝血机制障碍。肠系膜动脉瘤一般不宜采用动脉栓塞术,因有引起肠缺血坏死的可能。

(六)术前准备(术前评估)

1. 血常规、尿常规、粪常规＋隐血。

2. 肝肾功能、电解质、感染性疾病筛查(乙型病毒性肝炎、丙型病毒性肝炎、艾滋病、梅毒等)、凝血四项、血型。

3. 心电图、腹部超声、腹部增强 CT 或磁共振检查。

4. 术前备皮、准备手术器械。

5. 向患者及其家属说明介入治疗的必要性及介入术中、术后可能出现并发症的风险及大约费用,患者及其家属签字后可行介入治疗。

6. 营养评估:根据《解放军总医院新入院患者营养风险筛查表(NRS)》为新入院患者进行营养评估,评分≥3 分者给予处置,必要时申请营养科医师会诊。

7. 心理评估:根据新入院患者情况申请心理科医师会诊。

8. 疼痛评估:根据《视觉模拟评分法(VAS)》实施疼痛评估,评分>7 分给予处置,必要时请疼痛科医师会诊。

9. 康复评估:根据《入院患者康复筛查和评估表》在患者入院后 24 小时内进行康复筛查和评估。任何一项结果为"是",则申请康复科医师会诊。

10. 深静脉血栓栓塞症风险评估:根据专科《深静脉血栓栓塞症评估量表》在患者入院后 24 小时内进行风险筛查和评估,风险结果为"高危"的,则申请血管外科或介入导管室医师会诊。

(七)药品选择及使用时机

1. 抗凝血药　低分子肝素、普通肝素、华法林。

2. 镇痛药　氨酚羟考酮片、盐酸羟考酮缓释片、盐酸吗啡注射液、盐酸布桂嗪注射液、地佐辛注射液。

(八)手术

1. 手术安全核对　患者入手术间后由手术医师、麻醉医师、巡回护士和患者本人共同核对患者身份、手术部位与标识、手术方式。手术医师、麻醉医师、巡回护士三方按《手术安全核对表》逐项核对,共同签字。

2. 麻醉方式　局部麻醉。

3. 手术方式　①穿刺点选择一般经股动脉穿刺。②穿刺部位消毒与麻醉。③插入导管行腹主动脉造影,根据造影情况制定具体术式。

4. 术中注意事项　①术中注意患者反应、生命体征变化,如患者疼痛明显,可经导管注入少量 2% 利多卡因;如患者出现脉搏变缓、出汗等迷走-迷走反射,应迅速给予阿托品治疗。②术后注意观察穿刺点有无出血、腹部情况及生命体征变化。

(九)术后住院恢复,必须复查的项目

1. 监测血常规、肝肾功能、电解质、凝血功能、腹部超声等。

2. 术后用药:应用抗凝血、预防感染、抑酸、护胃等。

3. 主要并发症的处理:包括预防和纠正心功能不全,入路相关的动脉损伤、造影剂毒性作用、动脉夹层和血栓及其他部位的栓塞等。

4. 经治医师或手术医师应即刻完成术后首次病程记录,观察术后患者病情变化。术者在术后 24 小时内完成手术记录,特殊情况可由第一助手完成,术者签名确认并归入病历。上级医师在术后 3 天内至少查房 1 次,根据术中和术后情况修订术后治疗计划。

5. 术后护理工作:加强巡视,严密观察生命体征,评估患者(足背)桡动脉、术侧切口、肢体皮肤颜色、温度变化情况,并采取相应的护理措施,观察切口敷料,有渗出时报告医师处理,评估患者疼痛及意识状况,皮肤、黏膜有无出血,有无消化道出血,并进行心理评估及疏导。协助患者进食及饮水,一般 4 小时内饮水量 2000～2500ml。术侧肢体制动 6～8 小时,指导并协助患者床上排便、排尿。

(十)出院标准

1. 一般情况可、病情稳定,血常规、血生化、凝血功能基本正常。

2. 无需住院治疗的并发症。

(十一)出院注意事项

1. 注意饮食、加强营养。

2. 3 个月后复查腹部超声了解病变血管情况。

(十二)随访

介入当日计算起第 4 周复查,决定下一步治疗方案。

(十三)变异及原因分析

1. 病情危重。

2. 出现严重并发症。

二、内脏动脉瘤行介入治疗临床路径表单

适用对象	第一诊断为内脏动脉瘤(ICD-10:I72) 行介入治疗(ICD-9-CM-3:39.79)的患者	
患者基本信息	姓名:____　性别:____　年龄:____　门诊号:____ 住院号:_____　过敏史:_____ 住院日期:____年__月__日　出院日期:____年__月__日	标准住院日: 10 天

时间		住院第 1 天	住院第 2 天
主要诊疗工作	制度落实	□ 住院 2 小时内经治医师或值班医师完成接诊 □ 住院 24 小时内主管医师查房	□ 经治医师查房(早、晚 2 次) □ 主管医师查房 □ 专科会诊(必要时)
	病情评估	□ 经治医师询问病史及体格检查 □ 营养评估 □ 心理评估 □ 疼痛评估 □ 康复评估 □ 深静脉血栓栓塞症风险评估	

（续　表）

主要诊疗工作	病历书写	□ 住院 8 小时内完成首次病程记录 □ 住院 24 小时内完成住院记录	□ 住院 48 小时内完成主管医师查房记录
	知情同意	□ 患者及其家属签署授权委托书 □ 患者或其家属住院记录签字 □ 签署病危病重告知书（病危、病重患者）	□ 病情告知
	手术治疗		
	其他	□ 及时通知上级医师检诊	
重点医嘱	长期医嘱 — 护理医嘱	□ 内科疾病护理常规 □ 二级护理 □ 陪护（病危、病重患者）	□ 内科疾病护理常规 □ 二级护理 □ 陪护（病危、病重患者）
	长期医嘱 — 处置医嘱		
	长期医嘱 — 膳食医嘱	□ 饮食（根据病情）	
	长期医嘱 — 药物医嘱	□ 既往基础用药	
	临时医嘱 — 检查检验	□ 血型（初次住院） □ 血常规 □ 尿常规 □ 粪常规 □ 生化 □ 凝血功能 □ 血清术前八项 □ 心电图 □ 腹部 B 超/CT/MRI	□ 继续完善检查检验
	临时医嘱 — 药物医嘱	□ 既往基础用药	
	临时医嘱 — 手术医嘱		
	临时医嘱 — 处置医嘱		
主要护理工作	健康宣教	□ 住院宣教：介绍责任护士，病区环境、设施、规章制度、基础护理服务项目 □ 进行护理安全指导 □ 进行等级护理、活动范围指导 □ 进行饮食指导 □ 进行用药指导 □ 进行关于疾病知识的宣教	

（续　表）

主要护理工作	护理处置	□ 患者身份核对 □ 佩戴腕带 □ 建立住院病历,通知医师 □ 询问病史,填写护理记录单首页 □ 测量基本生命体征 □ 观察病情 □ 抽血 □ 输液 □ 心理与生活护理 □ 妥善固定各种管道 □ 根据评估结果采取相应的护理措施 □ 通知次日检查项目及检查注意事项	□ 测量基本生命体征 □ 观察病情 □ 抽血 □ 输液 □ 心理与生活护理 □ 指导并监督患者治疗与活动 □ 遵医嘱用药 □ 遵医嘱留取标本 □ 根据评估结果采取相应的护理措施 □ 妥善固定各种管道 □ 使用床档
	护理评估	□ 一般评估:生命体征、神志、皮肤、药物过敏史等 □ 专科评估:饮食习惯、生活方式、体重、身高、家族史 □ 风险评估:评估有无跌倒、坠床、压疮、导管滑脱、液体外渗的风险 □ 心理评估 □ 营养评估 □ 疼痛评估 □ 康复评估	□ 风险评估:评估有无跌倒、坠床、压疮、导管滑脱、液体外渗的风险
	专科护理		
	饮食指导	□ 根据医嘱通知配餐员准备膳食 □ 协助进餐	□ 协助进餐
	活动体位	□ 根据护理等级指导活动	□ 根据护理等级指导活动
	洗浴要求	□ 卫生整顿:更衣、剃须、剪短指甲	□ 协助患者晨、晚间护理
病情变异记录		□ 无　□ 有,原因: □ 患者　□ 疾病　□ 医疗 □ 护理　□ 保障　□ 管理	□ 无　□ 有,原因: □ 患者　□ 疾病　□ 医疗 □ 护理　□ 保障　□ 管理

护士签名	白班	小夜班	大夜班	白班	小夜班	大夜班

医师签名		

时间	住院第3—5天(术前1天)	住院第6天(手术日)
主要诊疗工作 病情评估	□ 危险性分层,监护强度和治疗效果评估	
主要诊疗工作 制度落实	□ 主诊医师查房 □ 组织术前讨论,根据影像检查及相关检验结果拟定介入诊治方案 □ 手术安全核查 □ 专科会诊(必要时)	□ 三级医师查房 □ 专科会诊(必要时) □ 手术安全核查

（续　表）

主要诊疗工作	病历书写	□ 完成主诊医师查房记录 □ 完成科主任查房记录（疑难危重） □ 完成术前讨论记录	□ 术者或第一助手于术后 24 小时内完成手术记录（术者签字） □ 术后首次病程记录：术后即刻完成
	知情同意	□ 术前谈话并签署手术知情同意书 □ 军队、医保患者术前签署自费协议书	
	手术治疗	□ 预约手术	
	其他	□ 经治医师检查整理病历资料 □ 检查住院押金	□ 术后病情交接 □ 术后密切观察病情变化 □ 记录观察穿刺点及周围情况
重点医嘱	长期医嘱 护理医嘱	□ 内科疾病护理常规 □ 二级护理 □ 陪护（病危、病重患者）	□ 内科疾病护理常规 □ 二级护理 □ 陪护（病危、病重患者）
	处置医嘱		□ 吸氧（必要时） □ 术后心电、血压监护（必要时） □ 陪护
	膳食医嘱	□ 拟行治疗者，术前禁食、水	□ 饮食（根据病情）
	药物医嘱		□ 镇痛 □ 抗凝血 □ 抗感染
	检查检验	□ 继续完善检查检验	□ 监测凝血功能
	临时医嘱 药物医嘱		□ 镇痛 □ 抗凝血 □ 抗感染
	手术医嘱	□ 预约手术	
	处置医嘱	□ 备皮 □ 静脉留置针	
主要护理工作	健康宣教	□ 术前宣教	
	护理处置	□ 配合医师完成术前检查 □ 抽血（根据医嘱） □ 确认手术部位皮肤的准备工作 □ 根据手术部位，左上肢穿刺留置针 □ 检查术前物品准备 □ 完成护理记录 □ 遵医嘱用药	□ 完成护理记录 □ 抽血（根据医嘱） □ 穿刺部位预防感染及出血护理 □ 术后心理与生活护理 □ 输液 □ 与手术室送患者医师共同评估穿刺处切口情况、皮肤、切口敷料、输液及特殊注意事项 □ 遵医嘱用药 □ 指导并监督患者术后及恢复期治疗与活动

主要护理工作	护理评估	□ 评估有无跌倒、坠床、压疮、导管滑脱、液体外渗的风险	□ 评估患者术侧切口、肢体皮肤颜色、温度变化情况,并采取相应的护理措施 □ 观察切口敷料,有渗出时报告医师处理 □ 评估术后患者疼痛及意识状况 □ 评估皮肤、黏膜有无出血,有无消化道出血 □ 评估有无跌倒、坠床、压疮、导管滑脱、液体外渗的风险 □ 心理评估及疏导
	专科护理		□ 术后按时松、拆除压迫止血器 □ 观察术后反应 □ 指导患者及其家属卧床期间按摩术侧下肢,促进血循环
	饮食指导	□ 协助进餐	□ 术后协助患者进食 □ 协助患者饮水,4小时内饮水量2000～2500ml
	活动体位	□ 根据护理等级指导活动	□ 指导并协助患者床上排便、排尿 □ 术侧肢体制动6～8小时
	洗浴要求	□ 备皮后协助患者清洁备皮部位,更换病员服	□ 协助患者晨、晚间护理 □ 告知患者穿刺处切口保护方法
病情变异记录		□ 无　□ 有,原因: □ 患者　□ 疾病　□ 医疗 □ 护理　□ 保障　□ 管理	□ 无　□ 有,原因: □ 患者　□ 疾病　□ 医疗 □ 护理　□ 保障　□ 管理
护士签名		白班　　小夜班　　大夜班	白班　　小夜班　　大夜班
医师签名			
时间		住院第7-9天(术后与出院前)	住院第10天(出院日)
主要诊疗工作	病情评估	□ 上级医师进行治疗效果、预后和出院评估	□ 出院宣教
	核心制度落实	□ 手术医师查房 □ 专科会诊(必要时)	
	病历书写	□ 病程记录(有上级医师指示出院)	□ 出院后24小时内完成出院记录 □ 出院后24小时内完成病案首页
	知情同意		
	手术治疗		□ 局部麻醉下行介入治疗

（续　表）

主要诊疗工作	其他		□ 密切观察病情变化 □ 检查住院押金 □ 通知患者及其家属出院	□ 预约门诊复诊时间 □ 完成出院小结 □ 开具出院介绍信 □ 开具诊断证明书 □ 出院后 7 天复查血常规、血生化、凝血功能
重点医嘱	长期医嘱	护理医嘱	□ 内科疾病护理常规 □ 二级护理 □ 陪护（病危、病重患者）	
		处置医嘱		
		膳食医嘱		
		药物医嘱	□ 继续前述治疗方案	□ 停所有长期医嘱
	临时医嘱	检查检验	□ 监测凝血功能，术前 1 天复查血常规、肝功能、电解质，如指标允许，次日可以出院	
		药物医嘱		□ 出院带药：对症治疗
		手术医嘱		
		处置医嘱	□ 预出院	□ 出院
主要护理工作	健康宣教		□ 出院准备指导	□ 出院健康指导
	护理处置		□ 恢复期心理与生活护理 □ 穿刺部位预防感染护理 □ 指导并监督患者恢复期的治疗与活动 □ 输液 □ 遵医嘱用药	□ 核对患者住院费用 □ 指导患者结账 □ 指导患者取出院带药 □ 移出患者住院信息 □ 整理床单元
	护理评估		□ 评估拆除弹性绷带后皮肤情况 □ 评估术侧手（足）部运动及动脉搏动情况 □ 评估有无跌倒、坠床、压疮、导管滑脱、液体外渗的风险 □ 心理评估 □ 疼痛评估 □ 评估患者对疾病、预防、保健方面的能力	□ 评估患者对疾病、预防、保健方面的能力
	专科护理		□ 严密观察生命体征 □ 严密观察术侧肢体感觉、运动情况，异常时立即报告医师处理	
	饮食指导		□ 协助进餐	
	活动体位		□ 根据护理等级指导活动	
	洗浴要求		□ 协助更换病员服	

病情变异记录	□ 无 □ 有,原因: □ 患者 □ 疾病 □ 医疗 □ 护理 □ 保障 □ 管理			□ 无 □ 有,原因: □ 患者 □ 疾病 □ 医疗 □ 护理 □ 保障 □ 管理		
护士签名	白班	小夜班	大夜班	白班	小夜班	大夜班
医师签名						

内脏及四肢血管畸形行介入治疗临床路径

一、内脏及四肢血管畸形行介入治疗临床路径标准住院流程

(一)适用对象

第一诊断为内脏及四肢血管畸形(ICD-10:Q27)行介入治疗(ICD-9-CM-3:39.71—39.79)的患者。

1. 不能手术切除的复杂血管畸形患者。

2. 可以手术切除,但由于其他原因(如心肺功能不全、合并其他严重疾病等)不能或不愿接受手术的患者。对于上述患者,介入治疗可以作为非手术治疗中的首选方法。

3. 可以手术切除,但术后可能造成严重并发症,如影响局部脏器功能或严重影响外观及严重影响生活质量的并发症。

4. 作为手术切除的术前栓塞,降低术中危险。

5. 作为其他治疗的辅助治疗手段。

(二)诊断依据

影像学检查为主要的检查及确诊手段,主要包括局部超声、磁共振检查、CTA 检查,数字减影血管造影(DSA)为可以作为确诊的"金标准",但为有创检查。

(三)治疗方案的选择及依据

无症状或症状不明显的血管畸形并无需治疗。治疗指征是症状较重,合并出血、溃疡及功能障碍的血管畸形,特别是四肢广泛性血管畸形,其治疗多年来一直是一个较为棘手的问题,患者常因瘤区反复出现难以忍受的疼痛、肢体功能障碍、病理性骨折甚至致命性的大出血而就诊。单纯手术切除,常因病变侵犯神经、血管、关节和骨骼等重要组织无法彻底切除,非常容易复发;甚至因术中或术后出血难以控制,为保留生命只好截肢,造成终身残疾,严重影响患者的劳动力,给社会带来巨大负担。激光治疗、硬化剂注射治疗、介入栓塞治疗等均可选用,但将血管畸形完整切除是根治的唯一方法。而仅单纯结扎血管畸形区域的主干供应动脉(feeding arteries)是不恰当的,因其有可能导致肢体远端缺血,促进侧支开放,也阻碍了有可能在将来进行的介入栓塞治疗。大部分切除或姑息性切除也不可取,因为术后血管畸形极易复发,而且病变范围可能更大。

(四)标准住院日为 10 天

(五)进入路径标准

1. 第一诊断必须符合内脏及四肢血管畸形(ICD-10:Q27)行介入治疗(ICD-9-CM-3:39.71—39.79)。

2. 如患有其他疾病,但在住院期间无需特殊处理(检查和治疗),也不影响第一诊断时,可

以进入路径。

(六)术前准备(术前评估)

1. 血常规、尿常规、粪常规＋隐血。

2. 肝肾功能、电解质、感染性疾病筛查(乙型病毒性肝炎、丙型病毒性肝炎、艾滋病、梅毒等)、凝血四项、血型。

3. 心电图、X线胸片、超声/增强 CT/增强 MRI/DSA。

4. 备皮。

5. 签署知情同意书。

6. 营养评估:根据《解放军总医院新入院患者营养风险筛查表(NRS)》为新入院患者进行营养评估,评分≥3分者给予处置,必要时申请营养科医师会诊。

7. 心理评估:根据新入院患者情况申请心理科医师会诊。

8. 疼痛评估:根据《视觉模拟评分法(VAS)》实施疼痛评估,评分＞7分给予处置,必要时请疼痛科医师会诊。

9. 康复评估:根据《入院患者康复筛查和评估表》在患者入院后24小时内进行康复筛查和评估。任何一项结果为"是",则申请康复科医师会诊。

10. 深静脉血栓栓塞症风险评估:根据专科《深静脉血栓栓塞症评估量表》在患者入院后24小时内进行风险筛查和评估,风险结果为"高危"的,则申请血管外科或介入导管室医师会诊。

(七)药品选择及使用时机

术后常规水化,若局部皮肤反应较重,可用50%硫酸镁溶液局部热敷。

(八)手术

1. 常规操作流程局部动脉造影,通常采用 Seldinger 方法,经皮穿刺股动脉插管,导管置于相应位置造影,造影图像采集应包括动脉期、实质期及静脉期;还应多角度观察血管畸形情况。

2. 仔细分析造影表现,明确血管畸形的部位、情况后,超选择插管至畸形血管供血动脉行栓塞治疗,常用栓塞材料有 PVA 颗粒、弹簧圈、组织胶等,常用药物有博来霉素等。

(九)术后住院恢复,必须复查的项目

1. 术后注意事项:补充水、电解质平衡,注意观察大小便情况,术后不良反应予以积极对症支持治疗。介入术后3天复查血常规及血生化,监测重要脏器功能。常规用药以抗感染、护胃镇吐、镇痛、营养支持、水化治疗为主。并发症处理栓塞后综合征是最常见不良反应,主要表现为局部症状等。最严重的并发症为异位栓塞,视栓塞部位的不同采取不同的治疗措施。

2. 术者在术后24小时内完成手术记录,特殊情况可由第一助手完成,术者签名确认并归入病历。

3. 上级医师在术后3天内至少查房1次,根据术中和术后情况修订术后治疗计划。

4. 责任护士按照专科疾病术后护理常规及术后情况实施有针对性的护理,并提供康复指导。

5. 麻醉医师术后3天内访视患者,如有特殊情况应详细记录,及时与手术医师或重症监护室医师沟通并迅速处理。

6. 术后护理工作:加强巡视,严密观察生命体征,评估患者(足背)桡动脉、术侧切口、肢体皮肤颜色、温度变化情况,并采取相应的护理措施,观察切口敷料,有渗出时报告医师处理,评估患者疼痛及意识状况,皮肤、黏膜有无出血,有无消化道出血,并进行心理评估及疏导。协助患者进食及饮水,一般 4 小时内饮水量 2000～2500ml。术侧肢体制动 6～8 小时,指导并协助患者床上排便、排尿。

(十)出院标准

1. 一般情况好,血常规、血生化基本正常。

2. 超声波/增强 CT/增强 MRI/DSA 检查提示局部畸形血管减少,临床症状好转。

3. 无需住院治疗的并发症。

(十一)随访

一般建议第一次介入治疗后 4～6 周时复查超声波/增强 CT/增强 MRI/DSA 检查等及评估疗效,如效果不甚理想,可考虑联合其他治疗方法。

(十二)变异及原因分析

1. 病情危重。

2. 出现严重并发症。

二、内脏及四肢血管畸形行介入治疗临床路径表单

适用对象	第一诊断为内脏及四肢血管畸形(ICD-10:Q27) 行介入治疗(ICD-9-CM-3:39.71－39.79)的患者		
患者基本信息	姓名:____ 性别:____ 年龄:___ 门诊号:____ 住院号:_____ 过敏史:_____ 住院日期:____年___月___日 出院日期:____年___月___日		标准住院日: 10 天
时间		住院第 1 天	住院第 2 天
主要诊疗工作	制度落实	□ 住院 2 小时内经治医师或值班医师完成接诊 □ 住院 24 小时内主管医师查房	□ 经治医师查房(早、晚 2 次) □ 主管医师查房 □ 专科会诊(必要时)
	病情评估	□ 经治医师询问病史及体格检查 □ 营养评估 □ 心理评估 □ 疼痛评估 □ 康复评估 □ 深静脉血栓栓塞症风险评估	
	病历书写	□ 住院 8 小时内完成首次病程记录 □ 住院 24 小时内完成住院记录	□ 住院 48 小时内完成主管医师查房记录
	知情同意	□ 患者及其家属签署授权委托书 □ 患者或其家属住院记录签字 □ 签署病危病重告知书(病危、病重患者)	□ 病情告知
	手术治疗		
	其他	□ 及时通知上级医师检诊	

（续 表）

重点医嘱	长期医嘱	护理医嘱	□ 内科疾病护理常规 □ 二级护理 □ 陪护（病危、病重患者）	□ 内科疾病护理常规 □ 二级护理 □ 陪护（病危、病重患者）
		处置医嘱		
		膳食医嘱	□ 饮食（根据病情）	
		药物医嘱	□ 既往基础用药	
	临时医嘱	检查检验	□ 血型（初次住院） □ 血常规 □ 尿常规 □ 粪常规 □ 生化 □ 凝血功能 □ 血清术前八项 □ 心电图 □ 胸部 X 线片 □ 超声波/增强 CT/增强 MRI/DSA	□ 继续完善检查检验
		药物医嘱		
		手术医嘱		
		处置医嘱		
主要护理工作		健康宣教	□ 住院宣教：介绍责任护士，病区环境、设施、规章制度、基础护理服务项目 □ 进行护理安全指导 □ 进行等级护理、活动范围指导 □ 进行饮食指导 □ 进行用药指导 □ 进行关于疾病知识的宣教	
		护理处置	□ 患者身份核对 □ 佩戴腕带 □ 建立住院病历，通知医师 □ 询问病史，填写护理记录单首页 □ 测量基本生命体征 □ 观察病情 □ 抽血 □ 输液 □ 心理与生活护理 □ 妥善固定各种管道 □ 根据评估结果采取相应的护理措施 □ 通知次日检查项目及检查注意事项	□ 测量基本生命体征 □ 观察病情 □ 抽血 □ 输液 □ 心理与生活护理 □ 指导并监督患者治疗与活动 □ 遵医嘱用药 □ 遵医嘱留取标本 □ 根据评估结果采取相应的护理措施 □ 妥善固定各种管道 □ 使用床档

主要护理工作	护理评估	□ 一般评估:生命体征、神志、皮肤、药物过敏史等 □ 专科评估:饮食习惯、生活方式、体重、身高、家族史 □ 风险评估:评估有无跌倒、坠床、压疮、导管滑脱、液体外渗的风险 □ 心理评估 □ 营养评估 □ 疼痛评估 □ 康复评估	□ 风险评估:评估有无跌倒、坠床、压疮、导管滑脱、液体外渗的风险
	专科护理		
	饮食指导	□ 根据医嘱通知配餐员准备膳食 □ 协助进餐	□ 协助进餐
	活动体位	□ 根据护理等级指导活动	□ 根据护理等级指导活动
	洗浴要求	□ 卫生整顿:更衣、剃须、剪短指甲	□ 协助患者晨、晚间护理
病情变异记录		□ 无　□ 有,原因: □ 患者　□ 疾病　□ 医疗 □ 护理　□ 保障　□ 管理	□ 无　□ 有,原因: □ 患者　□ 疾病　□ 医疗 □ 护理　□ 保障　□ 管理

护士签名		白班	小夜班	大夜班	白班	小夜班	大夜班

医师签名			

时间		住院第3—5天(术前1天)	住院第6天(手术日)
主要诊疗工作	病情评估	□ 危险性分层,监护强度和治疗效果评估	
	制度落实	□ 主诊医师查房 □ 组织术前讨论,根据影像检查及相关检验结果拟定介入诊治方案 □ 手术安全核查 □ 专科会诊(必要时)	□ 三级医师查房 □ 专科会诊(必要时) □ 手术安全核查
	病历书写	□ 完成主诊医师查房记录 □ 完成科主任查房记录(疑难危重) □ 完成术前讨论记录	□ 术者或第一助手于术后24小时内完成手术记录(术者签字) □ 术后首次病程记录:术后即刻完成
	知情同意	□ 术前谈话并签署手术知情同意书 □ 军队、医保患者术前签署自费协议书	
	手术治疗	□ 预约手术	□ 局部麻醉下行血管畸形介入治疗术
	其他	□ 经治医师检查整理病历资料 □ 检查住院押金	□ 术后病情交接 □ 术后密切观察病情变化 □ 记录观察穿刺点及周围情况

（续　表）

重点医嘱	长期医嘱	护理医嘱	□ 内科疾病护理常规 □ 二级护理 □ 陪护（病危、病重患者）	□ 内科疾病护理常规 □ 二级护理 □ 陪护（病危、病重患者）
		处置医嘱		□ 吸氧（必要时） □ 术后心电、血压监护（必要时） □ 陪护
		膳食医嘱	□ 拟行治疗者，术前禁食、水	□ 饮食（根据病情）
		药物医嘱		□ 镇痛 □ 预防感染 □ 水化 □ 抑酸、护胃
	临时医嘱	检查检验	□ 继续完善影像学检查	
		药物医嘱	□ 术中用药	□ 镇痛 □ 预防感染 □ 水化 □ 抑酸、护胃
		手术医嘱	□ 预约手术	□ 局部麻醉下行血管畸形介入治疗术
		处置医嘱	□ 备皮 □ 静脉留置针	
主要护理工作		健康宣教	□ 术前宣教	
		护理处置	□ 配合医师完成术前检查 □ 抽血（根据医嘱） □ 确认手术部位皮肤的准备工作 □ 根据手术部位，左上肢穿刺留置针 □ 检查术前物品准备 □ 完成护理记录 □ 遵医嘱用药	□ 完成护理记录 □ 抽血（根据医嘱） □ 穿刺部位预防感染及出血护理 □ 术后心理与生活护理 □ 输液 □ 与手术室送患者医师共同评估穿刺处切口情况、皮肤、切口敷料、输液及特殊注意事项 □ 遵医嘱用药 □ 指导并监督患者术后及恢复期治疗与活动
		护理评估	□ 评估有无跌倒、坠床、压疮、导管滑脱、液体外渗的风险	□ 评估患者（足背）桡动脉、术侧切口、肢体皮肤颜色、温度变化情况，并采取相应的护理措施 □ 观察切口敷料，有渗出时报告医师处理 □ 评估术后患者疼痛及意识状况 □ 评估皮肤、黏膜有无出血，有无消化道出血 □ 评估有无跌倒、坠床、压疮、导管滑脱、液体外渗的风险 □ 心理评估及疏导

（续 表）

主要护理工作	专科护理		□ 术后按时松、拆除压迫止血器 □ 观察术后反应 □ 指导患者及其家属卧床期间按摩术侧下肢,促进血循环
	饮食指导	□ 协助进餐	□ 术后协助患者进食 □ 协助患者饮水,4 小时内饮水量 2000～2500ml
	活动体位	□ 根据护理等级指导活动	□ 指导并协助患者床上排便、排尿 □ 术侧肢体制动 6～8 小时
	洗浴要求	□ 备皮后协助患者清洁备皮部位,更换病员服	□ 协助患者晨、晚间护理 □ 告知患者穿刺处切口保护方法
病情变异记录		□ 无 □ 有,原因: □ 患者 □ 疾病 □ 医疗 □ 护理 □ 保障 □ 管理	□ 无 □ 有,原因: □ 患者 □ 疾病 □ 医疗 □ 护理 □ 保障 □ 管理

护士签名	白班	小夜班	大夜班	白班	小夜班	大夜班

医师签名		

时间	住院第 7－9 天(术后与出院前)	住院第 10 天(出院日)
主要诊疗工作 病情评估	□ 上级医师进行治疗效果、预后和出院评估	□ 出院宣教

主要诊疗工作	病情评估	□ 上级医师进行治疗效果、预后和出院评估	□ 出院宣教
	核心制度落实	□ 手术医师查房 □ 专科会诊(必要时)	
	病历书写	□ 病程记录(有上级医师指示出院)	□ 出院后 24 小时内完成出院记录 □ 出院后 24 小时内完成病案首页
	知情同意		
	手术治疗		
	其他	□ 密切观察病情变化 □ 检查住院押金 □ 通知患者及其家属出院	□ 预约门诊复诊时间 □ 完成出院小结 □ 开具出院介绍信 □ 开具诊断证明书 □ 出院后 7 天复查血常规、血生化
重点医嘱	长期医嘱 护理医嘱	□ 内科疾病护理常规 □ 二级护理 □ 陪护(病危、病重患者)	
	长期医嘱 处置医嘱		
	长期医嘱 膳食医嘱		
	长期医嘱 药物医嘱	□ 继续前述治疗方案 □ 若局部皮肤反应较重,可用 50％硫酸镁溶液局部热敷	□ 停所有长期医嘱

（续　表）

重点医嘱	临时医嘱	检查检验	□ 术前1天复查血常规、肝功能、电解质，如指标允许，次日可以出院	
		药物医嘱		□ 出院带药:50%硫酸镁局部热敷
		手术医嘱		
		处置医嘱	□ 预出院	□ 出院
主要护理工作	健康宣教		□ 出院准备指导	□ 出院健康指导
	护理处置		□ 恢复期心理与生活护理 □ 穿刺部位预防感染护理 □ 指导并监督患者恢复期的治疗与活动 □ 输液 □ 遵医嘱用药	□ 核对患者住院费用 □ 指导患者结账 □ 指导患者取出院带药 □ 移出患者住院信息 □ 整理床单元
	护理评估		□ 评估拆除弹性绷带后皮肤情况 □ 评估术侧手（足）部运动及动脉搏动情况 □ 评估有无跌倒、坠床、压疮、导管滑脱、液体外渗的风险 □ 心理评估 □ 疼痛评估 □ 评估患者对疾病、预防、保健方面的能力	□ 评估患者对疾病、预防、保健方面的能力
	专科护理		□ 严密观察生命体征 □ 严密观察术侧肢体感觉、运动情况，异常时立即报告医师处理	
	饮食指导		□ 协助进餐	
	活动体位		□ 根据护理等级指导活动	
	洗浴要求		□ 协助更换病员服	
病情变异记录			□ 无　□ 有,原因: □ 患者　□ 疾病　□ 医疗 □ 护理　□ 保障　□ 管理	□ 无　□ 有,原因: □ 患者　□ 疾病　□ 医疗 □ 护理　□ 保障　□ 管理
护士签名			白班　小夜班　大夜班	白班　小夜班　大夜班
医师签名				

深静脉血栓行置管溶栓术临床路径

一、深静脉血栓(DVT)行置管溶栓术临床路径标准住院流程

(一)适用对象

第一诊断为深静脉血栓(ICD-10:I80.1-I80.2)行置管溶栓术治疗(ICD-9-CM-3:39.5032-39.5037)的患者。

1. 适应证

(1)年轻患者或既往健康患者发生的急性髂-股静脉 DVT。

(2)有明显的下肢肿胀,即所谓的"股青肿"。

(3)广泛性血栓形成。

(4)肢体静脉阻塞性坏疽。

(5)髂-股静脉 DVT 延伸至下腔静脉,尤其是不稳定性血栓(有所谓的血栓漂浮征象)。

(6)下腔静脉滤器置入术后出现有症状的下腔静脉血栓栓塞。

(7)存在致死性 PTE 的可能性患者。

(8)常规足量抗凝血治疗后血栓仍有进展者。

2. 禁忌证

(1)凝血功能低下、有活动性出血,2 周内有脑、脊髓、眼科手术史者及孕妇等一般不推荐。

(2)介入治疗使用的总溶栓剂量相对较低、局部浓度高,同时联合应用导管抽吸血栓、套取、捣碎、支架置入等技术,对机体影响较小,适应证应比常规静脉溶栓适当放宽。

(二)诊断依据

1. 病史　长期卧床、外科手术史、血液高凝血状态及存在高龄、恶性肿瘤等高凝危险因素等。

2. 临床表现　下肢肿胀、疼痛、浅静脉曲张等。

3. 影像学检查

(1)彩色多普勒超声:管腔内实质性回声。急性期管腔明显变宽,血栓为实质性低回声;慢性期管腔变细,管壁增厚,血栓为实质性较强回声。探头加压后,管腔不能被压瘪,深吸气时静脉管腔变化不明显,静脉搏动消失。

(2)经足背静脉顺行静脉造影:深静脉显影完全中断,或对比剂呈不规则细线状通过,可见代偿性侧支循环血管显影。

(3)CTA 或 MRA:根据静脉界面上是否有显示确定深静脉的通畅情况,可较准确诊断 DVT,但受血流缓慢及血栓区域造影剂不易进入的影响,存在一定误差率。

(三)治疗方案的选择及依据

1. 常规方案为将溶栓导管顺行或逆行插至血栓处或血栓内,缓慢注入溶栓药物。

2. 当血栓广泛,一次介入操作难以开通时,可采用将溶栓导管保留至形成血栓的静脉持续滴注溶栓药物。

3. 用大腔导管抽吸血栓:适用于急性血栓形成,血栓易于抽吸者,一般用 8～10F 薄壁大腔导管。

4. 介入性机械性清除血栓:可单独应用于治疗髂-股静脉血栓,但多与置管溶栓 CDT 联合应用。

5. 球囊扩张或支架置入:经导管溶栓后仍存在狭窄、阻塞者,可用球囊扩张,必要时置入支架。

6. 下腔静脉滤器置入:中心型 DVT,栓子较大、范围广泛且为游离性(超声提示有血栓漂浮现象),尤其是已经存在肺动脉栓塞时,应在介入溶栓操作前放置下腔静脉滤器,预防 PTE 发生或加重。

(四)标准住院日为 10 天

(五)进入路径标准

1. 第一诊断必须符合深静脉血栓(ICD-10:I80.1-I80.2)行置管溶栓术治疗(ICD-9-CM-3:39.5032-39.5037)。

2. 如患有其他疾病,但在住院期间无需特殊处理(检查和治疗),也不影响第一诊断时,可以进入路径。

(六)术前准备(术前评估)

1. 血常规、凝血、尿常规,粪常规＋隐血。

2. 肝肾功能、电解质、感染性疾病筛查(乙型病毒性肝炎、丙型病毒性肝炎、艾滋病、梅毒等)、血型。

3. 静脉超声、心电图、CTA 或 MRA。

4. 备皮。

5. 签署知情同意书。

6. 营养评估:根据《解放军总医院新入院患者营养风险筛查表(NRS)》为新入院患者进行营养评估,评分≥3 分者给予处置,必要时申请营养科医师会诊。

7. 心理评估:根据新入院患者情况申请心理科医师会诊。

8. 疼痛评估:根据《视觉模拟评分法(VAS)》实施疼痛评估,评分＞7 分给予处置,必要时请疼痛科医师会诊。

9. 康复评估:根据《入院患者康复筛查和评估表》在患者入院后 24 小时内进行康复筛查和评估。任何一项结果为"是",则申请康复科医师会诊。

10. 深静脉血栓栓塞症风险评估:根据专科《深静脉血栓栓塞症评估量表》在患者入院后 24 小时内进行风险筛查和评估,风险结果为"高危"的,则申请血管外科或介入导管室医师会诊。

(七)药品选择及使用时机

1. 溶栓药　经留置导管输注尿激酶推荐剂量为 75 万～150 万 U/24 小时,可将总量分为 3 次注入,每次 20～30 分钟,输注期间应减少肝素用量。经留置导管持续注入 rt-PA 推荐剂量为1～1.5mg/h,24 小时,同时从外周静脉给予低剂量(300～500U/h)肝素维持。

2. 抗凝血药 肝素抗凝血治疗的有效阈值是 APTT≥正常对照值的 1.5 倍(≥65s),以 1.5～2.0 倍最为适宜(65～90s)。活化凝血时间(ACT)正常参考值为 75～125s,有效抗凝血值为 360～450s,不宜大于 500s。

(八)手术

1. 常规操作流程行深静脉造影,导管置于静脉血栓内或远端。

2. 缓慢释放溶栓药物,或留置导管持续缓慢释放溶栓药物。

3. 放置下腔静脉临时或永久性滤器预防 PTE。

(九)术后住院恢复,必须复查的检查项目

1. 术后注意事项:监测凝血指标、血常规,定时复查血管超声,必要时行血管造影或 CTA、MRA 检查,观察血栓溶解情况。

2. 术者在术后 24 小时内完成手术记录,特殊情况可由第一助手完成,术者签名确认并归入病历。

3. 上级医师在术后 3 天内至少查房 1 次,根据术中和术后情况修订术后治疗计划。

4. 责任护士按照专科疾病术后护理常规及术后情况实施有针对性的护理,并提供康复指导。

5. 麻醉医师术后 3 天内访视患者,如有特殊情况应详细记录,及时与手术医师或重症监护室医师沟通并迅速处理。

6. 术后护理工作:加强巡视,严密观察生命体征,评估患者(足背)桡动脉、术侧切口、肢体皮肤颜色、温度变化情况,并采取相应的护理措施,观察切口敷料,有渗出时报告医师处理,评估患者疼痛及意识状况,皮肤、黏膜有无出血,有无消化道出血,并进行心理评估及疏导。协助患者进食及饮水,一般 4 小时内饮水量 2000～2500ml。

(十)出院标准

1. 一般情况好,影像检查提示血栓全部或大部溶解,静脉血管血流恢复,下肢肿胀、疼痛等症状缓解,血常规、凝血、血生化符合溶栓术后标准。

2. 无需住院治疗的并发症。

(十一)随访

一般建议静脉置管溶栓治疗后定期监测凝血指标,1 周后行血管超声波检查,评估血栓溶解情况。

(十二)变异及原因分析

1. 病情危重。

2. 出现严重并发症。

二、深静脉血栓(DVT)行置管溶栓术临床路径表单

适用对象	第一诊断为深静脉血栓(ICD-10:I80.1-I80.2) 行置管溶栓术治疗(ICD-9-CM-3:39.5032-39.5037)的患者		
患者基本信息	姓名:＿＿ 性别:＿＿ 年龄:＿＿ 门诊号:＿＿ 住院号:＿＿＿ 过敏史:＿＿＿ 住院日期:＿＿年＿月＿日 出院日期:＿＿年＿月＿日		标准住院日: 10 天

时间			住院第 1 天	住院第 2 天
主要诊疗工作	制度落实		□ 住院 2 小时内经治医师或值班医师完成接诊 □ 住院 24 小时内主管医师查房	□ 经治医师查房(早、晚 2 次) □ 主管医师查房 □ 专科会诊(必要时)
	病情评估		□ 经治医师询问病史及体格检查 □ 营养评估 □ 心理评估 □ 疼痛评估 □ 康复评估 □ 深静脉血栓栓塞症风险评估	
	病历书写		□ 住院 8 小时内完成首次病程记录 □ 住院 24 小时内完成住院记录	□ 住院 48 小时内完成主管医师查房记录
	知情同意		□ 患者及其家属签署授权委托书 □ 患者或其家属住院记录签字 □ 签署病危病重告知书(病危、病重患者)	□ 病情告知
	手术治疗			
	其他		□ 及时通知上级医师检诊	
重点医嘱	长期医嘱	护理医嘱	□ 内科疾病护理常规 □ 二级护理 □ 陪护(病危、病重患者)	□ 内科疾病护理常规 □ 二级护理 □ 陪护(病危、病重患者)
		处置医嘱		
		膳食医嘱	□ 饮食(根据病情)	
		药物医嘱	□ 既往基础用药	
	临时医嘱	检查检验	□ 血型(初次住院) □ 血常规 □ 尿常规 □ 粪常规 □ 生化 □ 凝血功能 □ 血清术前八项 □ 心电图 □ 静脉超声波检查 □ CTA、MRA(必要时)	□ 继续完善检查检验
		药物医嘱	□ 抗凝血、改善微循环药物	□ 抗凝血、改善微循环药物
		手术医嘱		
		处置医嘱		

主要护理工作	健康宣教	□ 住院宣教:介绍责任护士,病区环境、设施、规章制度、基础护理服务项目 □ 进行护理安全指导 □ 进行等级护理、活动范围指导 □ 进行饮食指导 □ 进行用药指导 □ 进行关于疾病知识的宣教	
	护理处置	□ 患者身份核对 □ 佩戴腕带 □ 建立住院病历,通知医师 □ 询问病史,填写护理记录单首页 □ 测量基本生命体征 □ 观察病情 □ 抽血 □ 输液 □ 心理与生活护理 □ 妥善固定各种管道 □ 根据评估结果采取相应的护理措施 □ 通知次日检查项目及检查注意事项	□ 测量基本生命体征 □ 观察病情 □ 抽血 □ 输液 □ 心理与生活护理 □ 指导并监督患者治疗与活动 □ 遵医嘱用药 □ 遵医嘱留取标本 □ 根据评估结果采取相应的护理措施 □ 妥善固定各种管道 □ 使用床档
	护理评估	□ 一般评估:生命体征、神志、皮肤、药物过敏史等 □ 专科评估:饮食习惯、生活方式、体重、身高、家族史 □ 风险评估:评估有无跌倒、坠床、压疮、导管滑脱、液体外渗的风险 □ 心理评估 □ 营养评估 □ 疼痛评估 □ 康复评估	□ 风险评估:评估有无跌倒、坠床、压疮、导管滑脱、液体外渗的风险
	专科护理		
	饮食指导	□ 根据医嘱通知配餐员准备膳食 □ 协助进餐	□ 协助进餐
	活动体位	□ 根据护理等级指导活动	□ 根据护理等级指导活动
	洗浴要求	□ 卫生整顿:更衣、剃须、剪短指甲	□ 协助患者晨、晚间护理
病情变异记录		□ 无　□ 有,原因: □ 患者　□ 疾病　□ 医疗 □ 护理　□ 保障　□ 管理	□ 无　□ 有,原因: □ 患者　□ 疾病　□ 医疗 □ 护理　□ 保障　□ 管理
护士签名		白班　　小夜班　　大夜班	白班　　小夜班　　大夜班
医师签名			

（续 表）

时间			住院第 3—5 天（术前 1 天）	住院第 6 天（手术日）
主要诊疗工作		病情评估	□ 危险性分层,监护强度和治疗效果评估	
		制度落实	□ 主诊医师查房 □ 组织术前讨论,根据影像检查及相关检验结果拟定介入诊治方案 □ 手术安全核查 □ 专科会诊(必要时)	□ 三级医师查房 □ 专科会诊(必要时) □ 手术安全核查
		病历书写	□ 完成主诊医师查房记录 □ 完成科主任查房记录(疑难危重) □ 完成术前讨论记录	□ 术者或第一助手于术后 24 小时内完成手术记录(术者签字) □ 术后首次病程记录:术后即刻完成
		知情同意	□ 术前谈话并签署手术知情同意书 □ 军队、医保患者术前签署自费协议书	
		手术治疗	□ 预约手术	□ 局部麻醉下行静脉置管溶栓术
		其他	□ 经治医师检查整理病历资料 □ 检查住院押金	□ 术后病情交接 □ 术后密切观察病情变化 □ 记录观察穿刺点及周围情况
重点医嘱	长期医嘱	护理医嘱	□ 内科疾病护理常规 □ 二级护理 □ 陪护(病危、病重患者)	□ 内科疾病护理常规 □ 二级护理 □ 陪护(病危、病重患者)
		处置医嘱		□ 吸氧(必要时) □ 术后心电、血压监护(必要时) □ 陪护
		膳食医嘱	□ 拟行治疗者,术前禁食、水	□ 饮食(根据病情)
		药物医嘱		□ 溶栓 □ 抗凝血 □ 改善微循环 □ 镇痛 □ 预防感染
	临时医嘱	检查检验	□ 继续完善影像学检查	
		药物医嘱	□ 术中用药	□ 溶栓 □ 抗凝血 □ 改善微循环 □ 镇痛 □ 预防感染
		手术医嘱	□ 预约手术	□ 局部麻醉 DSA 下行静脉置管溶栓术
		处置医嘱	□ 备皮 □ 静脉留置针	

	健康宣教	□ 术前宣教	
主要护理工作	护理处置	□ 配合医师完成术前检查 □ 抽血（根据医嘱） □ 确认手术部位皮肤的准备工作 □ 根据手术部位，左上肢穿刺留置针 □ 检查术前物品准备 □ 完成护理记录 □ 遵医嘱用药	□ 完成护理记录 □ 抽血（根据医嘱） □ 穿刺部位预防感染及出血护理 □ 术后心理与生活护理 □ 输液 □ 与手术室送患者医师共同评估穿刺处切口情况、皮肤、切口敷料、输液及特殊注意事项 □ 遵医嘱用药 □ 指导并监督患者术后及恢复期治疗与活动
	护理评估	□ 评估有无跌倒、坠床、压疮、导管滑脱、液体外渗的风险	□ 评估患者（足背）桡动脉、术侧切口、肢体皮肤颜色、温度变化情况，并采取相应的护理措施 □ 观察切口敷料，有渗出时报告医师处理 □ 评估术后患者疼痛及意识状况 □ 评估皮肤、黏膜有无出血，有无消化道出血 □ 评估有无跌倒、坠床、压疮、导管滑脱、液体外渗的风险 □ 心理评估及疏导
	专科护理		□ 术后按时松、拆除压迫止血器 □ 观察术后反应 □ 指导患者及其家属卧床期间按摩术侧下肢，促进血循环
	饮食指导	□ 协助进餐	□ 术后协助患者进食
	活动体位	□ 根据护理等级指导活动	□ 指导并协助患者床上排便、排尿
	洗浴要求	□ 备皮后协助患者清洁备皮部位，更换病员服	□ 协助患者晨、晚间护理 □ 告知患者穿刺处切口保护方法
病情变异记录		□ 无　□ 有，原因： □ 患者　□ 疾病　□ 医疗 □ 护理　□ 保障　□ 管理	□ 无　□ 有，原因： □ 患者　□ 疾病　□ 医疗 □ 护理　□ 保障　□ 管理
护士签名		白班 ｜ 小夜班 ｜ 大夜班	白班 ｜ 小夜班 ｜ 大夜班
医师签名			

时间			住院第7—9天（术后与出院前）	住院第10天（出院日）
主要诊疗工作	病情评估		☐ 上级医师进行治疗效果、预后和出院评估	☐ 出院宣教
	核心制度落实		☐ 手术医师查房 ☐ 专科会诊（必要时）	
	病历书写		☐ 病程记录（有上级医师指示出院）	☐ 出院后24小时内完成出院记录 ☐ 出院后24小时内完成病案首页
	知情同意			
	手术治疗			
	其他		☐ 密切观察病情变化 ☐ 检查住院押金 ☐ 通知患者及其家属出院	☐ 预约门诊复诊时间 ☐ 完成出院小结 ☐ 开具出院介绍信 ☐ 开具诊断证明书 ☐ 出院监测血常规、凝血
重点医嘱	长期医嘱	护理医嘱	☐ 内科疾病护理常规 ☐ 二级护理 ☐ 陪护（病危、病重患者）	
		处置医嘱		
		膳食医嘱		
		药物医嘱	☐ 继续前述治疗方案	☐ 停所有长期医嘱
	临时医嘱	检查检验	☐ 术前1天复查血常规、凝血、电解质，如指标允许，次日可以出院	
		药物医嘱		☐ 出院带药：抗凝血药物
		手术医嘱		
		处置医嘱	☐ 预出院	☐ 出院
主要护理工作	健康宣教		☐ 出院准备指导	☐ 出院健康指导
	护理处置		☐ 恢复期心理与生活护理 ☐ 穿刺部位预防感染护理 ☐ 指导并监督患者恢复期的治疗与活动 ☐ 输液 ☐ 遵医嘱用药	☐ 核对患者住院费用 ☐ 指导患者结账 ☐ 指导患者取出院带药 ☐ 移出患者住院信息 ☐ 整理床单元
	护理评估		☐ 评估拆除弹性绷带后皮肤情况 ☐ 评估术侧手（足）部运动及动脉搏动情况 ☐ 评估有无跌倒、坠床、压疮、导管滑脱、液体外渗的风险 ☐ 心理评估 ☐ 疼痛评估 ☐ 评估患者对疾病、预防、保健方面的能力	☐ 评估患者对疾病、预防、保健方面的能力

主要护理工作	专科护理	□ 严密观察生命体征 □ 严密观察术侧肢体感觉、运动情况，异常时立即报告医师处理	
	饮食指导	□ 协助进餐	
	活动体位	□ 根据护理等级指导活动	
	洗浴要求	□ 协助更换病员服	
病情变异记录		□ 无　□ 有,原因: □ 患者　□ 疾病　□ 医疗 □ 护理　□ 保障　□ 管理	□ 无　□ 有,原因: □ 患者　□ 疾病　□ 医疗 □ 护理　□ 保障　□ 管理
护士签名	白班	小夜班	大夜班	白班	小夜班	大夜班
医师签名			

肠系膜静脉-门静脉血栓行介入治疗临床路径

一、肠系膜静脉-门静脉血栓行介入治疗临床路径标准住院流程

(一)适用对象

第一诊断为肠系膜静脉-门静脉血栓(ICD-10:I81 02 伴 K55.002)行介入治疗(ICD-9-CM-3:99.2502 伴 39.7920 伴 50.9302 伴 88.4702 伴 39.9710 伴 88.4703)的患者。

1. 有症状的急性-亚急性血栓形成,同时无明确肠坏死、穿孔及腹膜炎证据。

2. 外科治疗后血栓复发,无再次手术指征。

3. 局部因素(如肿瘤、外科术后)造成的 PV-SMV 阻塞合并血栓,无外科治疗指征者,可用介入技术开通阻塞。

4. 区域性门静脉高压合并静脉曲张破裂出血。

(二)诊断依据

根据静脉血栓的特点,一般情况下将血栓分为:≤5 天列为急性期,5～14d 为亚急性期,≥3 周为慢性期。

1. 临床表现　急性完全性 SMV 血栓形成者症状多较明显,主诉腹痛重、阳性体征少。多为突然发作腹痛,位于中上或中下腹区、绞痛性质,对症处理效果不佳;可伴有恶心、厌食、呕吐、腹泻、呕血、便血或黑粪、腹水等。体检:早期可无异常,发热、肌抵抗、反跳痛多见于发生肠梗死后。重症患者可血压下降、循环衰竭。慢性者病程多超过 3 周,由于侧支循环形成,故腹痛多不明显;少数可因慢性小肠缺血、肠管狭窄,以肠梗阻就诊。血栓主要累及 PV 者症状多不重,可有腹痛恶心、食欲缺乏、体重下降等,慢性期以 PV 高压症、静脉曲张破裂出血就诊者多见。

提示肠管坏死的临床表现有:就诊时腹痛、腹胀、压痛肌抵抗明显;持续性腹痛、压痛肌抵抗,经抗凝血、溶栓治疗后无缓解;固定某一区域疼痛,可触及肠襻或包块;腹水逐渐增多(可能存在腹膜炎),伴有发热;持续便血或黑粪。肠管完全性坏死(transmural bowel necrosis,TBN)常常出现穿孔、腹膜炎、血性腹水、血便;肠管不完全性坏死又称肠管黏膜坏死(mucosal necrosis,MN),为可逆性,抗凝血治疗后可以恢复,一些有肌抵抗患者,剖腹探查仅有肠黏膜坏死。

2. 影像学检查

(1)超声检查:一般首选超声(US)检查,必要时做超声造影。异常表现有 PV-SMV 血流信号消失、阻塞远侧扩张、侧支形成,慢性阻塞者,在门静脉周围有大量细小侧支-PV 海绵样变性。有经验的检查者检出 SMV 血栓的敏感性达 95%,特异性 90%。当肠管积气多、过度肥胖时可影响检测的准确。

（2）腹部 X 线平片：急性期多无异常发现，但对鉴别其他急腹症（如空腔脏器穿孔、肠梗死）有一定意义。非特异性表现有肠管扩张、积气、含液增多及串珠或对称指压痕状，后者提示肠黏膜水肿。肠壁积气、PV 积气和腹腔内游离气体是肠坏死较可靠的征象，但发生率仅约 5％。

（3）CT 及 CTA：是诊断 SMV-PV 血栓形成的重要手段，95％～100％患者可获得确诊。根据解放军总医院资料，CT 对鉴别急性、亚急性、慢性血栓有重要价值。

①急性期（≤3 天）：平扫血栓为低密度（低于正常血管密度）、SMV 扩张，增强扫描静脉期 PV-SMV 无造影剂充盈。

②亚急性期（4～14d）：平扫血栓可为高/等密度，其中 SMV-PV 高密度（CT 值比腹主动脉、下腔静脉 CT 值高 5～25HU）是诊断亚急性血栓的重要征象，我们称之为"CT 平扫肠系膜静脉造影征"，与血栓的血清析出、铁及细胞成分增加有关；增强扫描显示 PV-SMV 无造影剂充盈。

③慢性期（3 周以上）：血栓本身呈等或略低密度，PV-SMV 无造影剂充盈，PV-SMV 周围呈轨道样增强，有侧支形成。

④间接征象及其意义

a. 肠腔扩张：肠腔扩张早期以含液为主，大量液体、液-气面形成应警惕肠梗阻，是肠管坏死、预后不良的征象之一。亚急性者以肠管积气为主。

b. 肠壁增厚及肠管坏死：弥漫性肠壁增厚多为急性淤血、水肿所致，不一定代表肠管坏死。提示肠管坏死的征象有：局限性肠管显著增厚固定、节段性肠壁持续强化、肠壁积气、肠襻间局限性积液、SMV-PV 内积气。

c. 肠系膜水肿：早于肠管改变，水肿程度与阻塞范围成正比。

d. 腹水：一般，无合并腹水者的预后优于有腹水者。少量腹水多无重要临床意义，但在治疗过程中腹水增多应警惕肠坏死、穿孔及腹膜炎。

（4）MRI：标准自旋回波 T_1 加权像显示流空信号消失，急性期血栓可呈低信号，T_2 加权像呈高信号；注射造影剂后做 MRI 可鉴别慢血流与血栓，清楚显示侧支形成。

（5）血管造影：经肠系膜上动脉（SMA）做间接 PV 造影可显示较大静脉内充盈缺损、SMV 显影延迟，但多为 SMV 不显影、侧支形成、动脉痉挛、造影剂在小动脉弓和肠壁滞留等；少数病例，由于小动脉持续痉挛可造成继发性小动脉血栓形成。

3. 实验室检查　大多数患者白细胞计数增高，有些患者血小板计数增高；血浆 D-二聚体、凝血因子检测对鉴别诊断有一定帮助。血清乳酸脱氢酶（LDH）增高和代谢性酸中毒表现提示存在肠梗死，但见于晚期。腹腔穿刺对诊断有一定帮助，急性患者多有浆液性腹水，血性腹水者肠坏死比例较高。骨髓穿刺检查可发现骨髓异常增生。由于血栓很少导致结肠和十二指肠缺血，故胃镜和肠镜检查价值不大。

（三）传统治疗方案

传统治疗方法有抗凝血、溶栓、抗生素和支持疗法（胃肠减压、禁食、补充液体）、外科治疗等，广泛血栓合并肠坏死者，切除肠管和抗凝血是标准治疗方法，但死亡率最高达 76％。不累及 SMV 的血栓多无特殊症状，大多以门静脉高压就诊，治疗原则同门静脉高压。

1. 内科治疗　确诊后应立即抗凝血治疗，先给予肝素 5000U，然后持续滴注，使 APPT 维持在正常值 2～2.5 倍。对于是否做溶栓治疗，争议较多，有些学者不主张溶栓，认为有增加出血的危险,但多数人认为需要溶栓。非手术治疗对广泛性 PV-SMV 血栓形成的疗效有限,且发生消化道出血的概率较高(23%~28%);有些重症患者经抗凝血治疗后症状消失,此并不是因为开通了阻塞的血管,而是促进侧支静脉形成,使静脉回流得以改善。

2. 外科治疗 适应证有肠坏死、穿孔、腹膜炎,术后并发症 30%~70%,死亡率 20%~76%。单纯切开 PV-SMV 取栓术后复发率达 22%~38%。鉴别肠管全层坏死(transmural bowel necrosis,TBN)和肠管黏膜坏死(mucosal necrosis,MN)较重要,后者是可逆性、抗凝血治疗后可以恢复,但两者鉴别较困难。既往认为,腹肌紧张是剖腹探查的指征,但美国 Mayo Clinic 的 Kumar 等和法国学者 Brunaud 等近年观察发现,一些有肌抵抗患者,剖腹探查仅有肠黏膜坏死。

(四)标准住院日为 10 天

(五)进入路径标准

1. 第一诊断必须符合肠系膜静脉-门静脉血栓(ICD-10:I81 02 伴 K55.002)行介入治疗(ICD-9-CM-3:99.2502 伴 39.7920 伴 50.9302 伴 88.4702 伴 39.9710 伴 88.4703)。

2. 如患有其他疾病,但在住院期间无需特殊处理(检查和治疗),也不影响第一诊断时,可以进入路径。

(六)术前准备(术前评估)

1. 血常规、尿常规、粪常规+隐血。

2. 肝肾功能、电解质、凝血四项、血型。

3. CT 及 CTA、心电图、腹部 B 超、X 线腹部平片、肝 MRI 平扫+增强。

4. 备皮。

5. 签署知情同意书。

6. 营养评估:根据《解放军总医院新入院患者营养风险筛查表(NRS)》为新入院患者进行营养评估,评分≥3 分者给予处置,必要时申请营养科医师会诊。

7. 心理评估:根据新入院患者情况申请心理科医师会诊。

8. 疼痛评估:根据《视觉模拟评分法(VAS)》实施疼痛评估,评分>7 分给予处置,必要时请疼痛科医师会诊。

9. 康复评估:根据《入院患者康复筛查和评估表》在患者入院后 24 小时内进行康复筛查和评估。任何一项结果为"是",则申请康复科医师会诊。

10. 深静脉血栓栓塞症风险评估:根据专科《深静脉血栓栓塞症评估量表》在患者入院后 24 小时内进行风险筛查和评估,风险结果为"高危"的,则申请血管外科医师会诊。

(七)药品选择及使用时机

1. 抗凝血药 肝素、尿激酶、链激酶。

2. 保肝药 异甘草酸镁、谷胱甘肽、复方甘草酸苷、多烯磷脂酰胆碱。

3. 镇痛药 氨酚羟考酮片、盐酸羟考酮缓释片、盐酸吗啡注射液、盐酸布桂嗪注射液、地佐辛注射液。

(八)手术

治疗技术包括经 SMA 插管溶栓、腹部小切口肠系膜上静脉插管取栓-溶栓、经皮肝穿刺 PV 插管溶栓和经颈静脉途径从肝静脉向门静脉分支穿刺置管溶栓。其中经腹部小切口做 SMV 插管创伤性较大、并发症高、操作较复杂,目前这一方法已很少使用。

1. 经 SMA 途径溶栓　开始介入治疗前,应从外周静脉途径给予肝素,使 APTT 维持在正常值的 2～2.5 倍。可经股动脉或桡动脉穿刺、插管,完成腹腔动脉、SMA 造影和间接 PV 造影后进行留置导管溶栓。当治疗开始后 1～2d 症状不缓解,或者有加重趋势者,应选择其他方法。

2. 经皮经肝穿刺 PV 插管溶栓　穿刺 PV 肝内分支可在超声、CT 或 X 线透视引导下进行,以床旁超声波和 X 线透视相结合较便利,酌情选择 21～23G 细型穿刺针,入路以右侧腋中线为主,一般应穿刺 PV 的外周分支,然后将导丝/导管引入 PV-SMV 主干;为减少腹内出血并发症发生率,应尽量避免直接穿刺 PV 左、右干。穿中 PV 分支后,可导入 5.5～7F 柔软型血管鞘至 PV 主干,以便于术中交换导管,具体溶栓和清除血栓技术与经 TIPS 途径相同。经皮经肝穿刺途径的优点是对设备要求不高、操作较简单、费时较短,缺点是由于使用的导管鞘和抽吸血栓导管较粗,术中及术后使用抗凝-溶栓药,术后可出现严重腹内出血。

3. 经 TIPS 途径　技术方面,当 PV 的肝内分支被血栓充填、无血流时,不能用回抽穿刺套管方法确定是否穿中 PV,此时可边回撤套管边缓慢注入造影剂;也可以采用注入 CO_2 显示门静脉分支。穿刺成功的表现是造影剂在 PV 分支滞留、多沿门静脉壁分布(轨道样),可勾画出门静脉分支轮廓,此时用超滑导丝容易进入 PV-SMV。有经验的操作者不难辨认肝动脉、胆管和肝实质显影,与 TIPS 操作一样,在不能确认导丝进入门静脉系统时,不能盲目导入较粗(≥5F)的导管。当 PV-SMV 完全被血栓充填时,可首先用机械性方法清除血栓,具体方法有大腔导管抽吸、导管-导丝捣碎血栓、专用抽吸血栓导管(如 hydrolyser 型、Gunther 导管、Amplatz 型、Oasis 和 Arrow-Trerotola 血栓清除器等)、血栓汽化器材等;由于此种情况下 PV 系统多无血流,故不宜单纯使用血栓捣碎或"粉碎"技术。术中应间断给予溶栓剂,首次冲击量尿激酶(UK)20 万～40 万 U,总量以≤100 万 U 为宜,有相对禁忌证者应酌情减少 UK 用量,术中交替注入肝素盐水可以增强溶栓效果。当合并 PV-SMV 主干局限性阻塞[如肿瘤压迫和(或)侵犯、血管吻合口狭窄]时,可用球囊扩张和支架置入解除狭窄;术中是否做门静脉-肝静脉分流尚存争议,有学者认为,在清除主干血栓后建立小口径(直径 6～8mm)分流、同时留置导管,可提高治疗成功率。此途径的优点是抽吸血栓较经皮肝穿刺方法便利,穿刺道不经过腹腔,适用于存在腹水及凝血功能障碍者。另外,在 PV-SMV 广泛血栓形成时,由于血流缓慢或完全无血流,加之介入技术难以完全清除附壁血栓和微小分支栓塞,血栓极易复发,故术后保留导管持续治疗十分重要,而经 TIPS 途径保留导管对患者自理生活更有利。留置时间应视症状改善情况和 Doppler 超声波复查结果而定。

(九)术后住院恢复,必须复查的项目

1. 血常规、肝肾功能、电解质、凝血四项、血管造影等。

2. 术者在术后 24 小时内完成手术记录,特殊情况可由第一助手完成,术者签名确认并归入病历。

3. 上级医师在术后 3 天内至少查房 1 次,根据术中和术后情况修订术后治疗计划。

4. 责任护士按照专科疾病术后护理常规及术后情况实施有针对性的护理,并提供康复指导。

5. 术后护理工作。

(十)出院标准

1. 症状明显改善。

2. 实验室检查结果好转。

3. 影像学检查提示血栓再通或侧支建立。

（十一）随访

PV-SMV 血栓形成治疗后复发率较高,故术后持续抗凝血和做影像学随访十分重要。本病的中远期疗效取决于原发病因,存在遗传性高血凝状态者多需要终身抗凝血,而继发某些局部因素者,除恶性肿瘤外,多数预后较好,抗凝血治疗以 6～12 个月为宜。

（十二）变异及原因分析

1. 病情危重。

2. 出现严重并发症。

二、肠系膜静脉-门静脉血栓行介入治疗临床路径表单

适用对象	第一诊断为肠系膜静脉-门静脉血栓(ICD-10:I81 02 伴 K55.002) 行介入治疗(ICD-9-CM-3:99.2502 伴 39.7920 伴 50.9302 伴 88.4702 伴 39.9710 伴 88.4703)的患者	
患者基本信息	姓名:____ 性别:____ 年龄:___ 门诊号:____ 住院号:_____ 过敏史:_____ 住院日期:____年___月___日 出院日期:____年___月___日	标准住院日: 10 天

时间			住院第 1 天	住院第 2 天
主要诊疗工作		制度落实	□ 住院 2 小时内经治医师或值班医师完成接诊 □ 住院 24 小时内主管医师查房	□ 经治医师查房(早、晚 2 次) □ 主管医师查房 □ 专科会诊(必要时)
		病情评估	□ 经治医师询问病史及体格检查 □ 营养评估 □ 心理评估 □ 疼痛评估 □ 康复评估 □ 深静脉血栓栓塞症风险评估	
		病历书写	□ 住院 8 小时内完成首次病程记录 □ 住院 24 小时内完成住院记录	□ 住院 48 小时内完成主管医师查房记录
		知情同意	□ 患者及其家属签署授权委托书 □ 患者或其家属住院记录签字 □ 签署病危病重告知书(病危、病重患者)	□ 病情告知
		手术治疗		
		其他	□ 及时通知上级医师检诊	
重点医嘱	长期医嘱	护理医嘱	□ 内科疾病护理常规 □ 二级护理 □ 陪护(病危、病重患者)	□ 内科疾病护理常规 □ 二级护理 □ 陪护(病危、病重患者)
		处置医嘱	□ 静脉输液 □ 留置穿刺针	
		膳食医嘱	□ 饮食(根据病情)	
		药物医嘱	□ 既往基础用药	

重点医嘱	临时医嘱	检查检验	□ 血型（初次住院） □ 血常规 □ 尿常规 □ 粪常规 □ 生化 □ 凝血功能 □ 血清术前八项 □ 心电图 □ 超声波检查 □ 胸部 X 线平片 □ 腹部 X 线平片 □ CT 及 CTA □ 腹部 MRI 平扫＋增强	□ 继续完善检查检验
		药物医嘱		□ 抗凝血药
		手术医嘱		
		处置医嘱		
主要护理工作	健康宣教		□ 住院宣教：介绍责任护士，病区环境、设施、规章制度、基础护理服务项目 □ 进行护理安全指导 □ 进行等级护理、活动范围指导 □ 进行饮食指导 □ 进行用药指导 □ 进行关于疾病知识的宣教	
	护理处置		□ 患者身份核对 □ 佩戴腕带 □ 建立住院病历，通知医师 □ 询问病史，填写护理记录单首页 □ 测量基本生命体征 □ 观察病情 □ 抽血 □ 输液 □ 心理与生活护理 □ 妥善固定各种管道 □ 根据评估结果采取相应的护理措施 □ 通知次日检查项目及检查注意事项	□ 测量基本生命体征 □ 观察病情 □ 抽血 □ 输液 □ 心理与生活护理 □ 指导并监督患者治疗与活动 □ 遵医嘱用药 □ 遵医嘱留取标本 □ 根据评估结果采取相应的护理措施 □ 妥善固定各种管道 □ 使用床档

（续　表）

主要护理工作	护理评估	□ 一般评估:生命体征、神志、皮肤、药物过敏史等 □ 专科评估:饮食习惯、生活方式、体重、身高、家族史 □ 风险评估:评估有无跌倒、坠床、压疮、导管滑脱、液体外渗的风险 □ 心理评估 □ 营养评估 □ 疼痛评估 □ 康复评估	□ 风险评估:评估有无跌倒、坠床、压疮、导管滑脱、液体外渗的风险
	专科护理		
	饮食指导	□ 根据医嘱通知配餐员准备膳食 □ 协助进餐	□ 协助进餐
	活动体位	□ 根据护理等级指导活动	□ 根据护理等级指导活动
	洗浴要求	□ 卫生整顿:更衣、剃须、剪短指甲	□ 协助患者晨、晚间护理
病情变异记录		□ 无　□ 有,原因: □ 患者　□ 疾病　□ 医疗 □ 护理　□ 保障　□ 管理	□ 无　□ 有,原因: □ 患者　□ 疾病　□ 医疗 □ 护理　□ 保障　□ 管理

护士签名	白班	小夜班	大夜班	白班	小夜班	大夜班

医师签名		

时间	住院第3-5天(术前1天)	住院第6天(手术日)

主要诊疗工作	病情评估	□ 危险性分层,监护强度和治疗效果评估	
	制度落实	□ 主诊医师查房 □ 组织术前讨论,根据影像检查及相关检验结果拟定介入诊治方案 □ 手术安全核查 □ 专科会诊(必要时)	□ 三级医师查房 □ 专科会诊(必要时) □ 手术安全核查
	病历书写	□ 完成主诊医师查房记录 □ 完成科主任查房记录(疑难危重) □ 完成术前讨论记录	□ 术者或第一助手于术后24小时内完成手术记录(术者签字) □ 术后首次病程记录:术后即刻完成
	知情同意	□ 术前谈话并签署手术知情同意书 □ 军队、医保患者术前签署自费协议书	
	手术治疗	□ 预约手术	□ 局部麻醉下行经SMA置管溶栓术 □ 经皮保肝穿刺PV置管溶栓术 □ 经TIPS途径置管溶栓术
	其他	□ 经治医师检查整理病历资料 □ 检查住院押金	□ 术后病情交接 □ 术后密切观察病情变化 □ 记录观察穿刺点及周围情况

（续　表）

重点医嘱	长期医嘱	护理医嘱	□ 内科疾病护理常规 □ 二级护理 □ 陪护（病危、病重患者）	□ 内科疾病护理常规 □ 二级护理 □ 陪护（病危、病重患者）
		处置医嘱		□ 吸氧（必要时） □ 术后心电、血压监护（必要时） □ 陪护
		膳食医嘱	□ 拟行治疗者，术前禁食、水	□ 饮食（根据病情）
		药物医嘱		□ 抗凝血 □ 保肝 □ 镇痛 □ 水化 □ 抑酸、护胃
	临时医嘱	检查检验	□ 继续完善影像学检查	
		药物医嘱	□ 术中用药	□ 抗凝血
		手术医嘱	□ 预约手术	□ 肠系膜上动脉置管溶栓 □ 门静脉-肠系膜上静脉置管溶栓
		处置医嘱	□ 备皮 □ 静脉留置针	
主要护理工作	健康宣教		□ 术前宣教	
	护理处置		□ 配合医师完成术前检查 □ 抽血（根据医嘱） □ 确认手术部位皮肤的准备工作 □ 根据手术部位，左上肢穿刺留置针 □ 检查术前物品准备 □ 完成护理记录 □ 遵医嘱用药	□ 完成护理记录 □ 抽血（根据医嘱） □ 穿刺部位预防感染及出血护理 □ 术后心理与生活护理 □ 输液 □ 与手术室送患者医师共同评估穿刺处切口情况、皮肤、切口敷料、输液及特殊注意事项 □ 遵医嘱用药 □ 指导并监督患者术后及恢复期治疗与活动
	护理评估		□ 评估有无跌倒、坠床、压疮、导管滑脱、液体外渗的风险	□ 评估患者（足背）桡动脉、术侧切口、肢体皮肤颜色、温度变化情况，并采取相应的护理措施 □ 观察切口敷料，有渗出时报告医师处理 □ 评估术后患者疼痛及意识状况 □ 评估皮肤、黏膜有无出血，有无消化道出血 □ 评估有无跌倒、坠床、压疮、导管滑脱、液体外渗的风险 □ 心理评估及疏导

（续 表）

<table>
<tr><td rowspan="4">主要护理工作</td><td>专科护理</td><td></td><td>☐ 观察术后反应
☐ 指导患者及其家属卧床期间按摩术侧下肢,促进血循环</td></tr>
<tr><td>饮食指导</td><td>☐ 协助进餐</td><td>☐ 术后协助患者进食
☐ 协助患者饮水,4小时内饮水量2000～2500ml</td></tr>
<tr><td>活动体位</td><td>☐ 根据护理等级指导活动</td><td>☐ 指导并协助患者床上排便、排尿
☐ 术侧肢体制动6～8小时</td></tr>
<tr><td>洗浴要求</td><td>☐ 备皮后协助患者清洁备皮部位,更换病员服</td><td>☐ 协助患者晨、晚间护理
☐ 告知患者穿刺处切口保护方法</td></tr>
<tr><td colspan="2">病情变异记录</td><td>☐ 无　☐ 有,原因:
☐ 患者　☐ 疾病　☐ 医疗
☐ 护理　☐ 保障　☐ 管理</td><td>☐ 无　☐ 有,原因:
☐ 患者　☐ 疾病　☐ 医疗
☐ 护理　☐ 保障　☐ 管理</td></tr>
<tr><td colspan="2">护士签名</td><td><table><tr><td>白班</td><td>小夜班</td><td>大夜班</td></tr><tr><td></td><td></td><td></td></tr></table></td><td><table><tr><td>白班</td><td>小夜班</td><td>大夜班</td></tr><tr><td></td><td></td><td></td></tr></table></td></tr>
<tr><td colspan="2">医师签名</td><td></td><td></td></tr>
<tr><td colspan="2">时间</td><td>住院第7－9天(术后与出院前)</td><td>住院第10天(出院日)</td></tr>
<tr><td rowspan="6">主要诊疗工作</td><td>病情评估</td><td>☐ 上级医师进行治疗效果、预后和出院评估</td><td>☐ 出院宣教</td></tr>
<tr><td>核心制度落实</td><td>☐ 手术医师查房
☐ 专科会诊(必要时)</td><td></td></tr>
<tr><td>病历书写</td><td>☐ 病程记录(有上级医师指示出院)</td><td>☐ 出院后24小时内完成出院记录
☐ 出院后24小时内完成病案首页</td></tr>
<tr><td>知情同意</td><td></td><td></td></tr>
<tr><td>手术治疗</td><td></td><td></td></tr>
<tr><td>其他</td><td>☐ 密切观察病情变化
☐ 检查住院押金
☐ 通知患者及其家属出院</td><td>☐ 预约门诊复诊时间
☐ 完成出院小结
☐ 开具出院介绍信
☐ 开具诊断证明书
☐ 出院后继续抗凝血,监测国际标准化比值</td></tr>
<tr><td rowspan="4">重点医嘱</td><td rowspan="4">长期医嘱</td><td>护理医嘱</td><td>☐ 内科疾病护理常规
☐ 二级护理
☐ 陪护(病危、病重患者)</td><td></td></tr>
<tr><td>处置医嘱</td><td></td><td></td></tr>
<tr><td>膳食医嘱</td><td></td><td></td></tr>
<tr><td>药物医嘱</td><td>☐ 继续抗凝血</td><td>☐ 停所有长期医嘱</td></tr>
</table>

（续　表）

重点医嘱	临时医嘱	检查检验	□ 术前1天复查血常规、肝功能、电解质，如指标允许，次日可以出院	
		药物医嘱		□ 出院带药：抗凝血、抗血小板聚集药
		手术医嘱		
		处置医嘱	□ 预出院	□ 出院
主要护理工作		健康宣教	□ 出院准备指导	□ 出院健康指导
		护理处置	□ 恢复期心理与生活护理 □ 穿刺部位预防感染护理 □ 指导并监督患者恢复期的治疗与活动 □ 输液 □ 遵医嘱用药	□ 核对患者住院费用 □ 指导患者结账 □ 指导患者取出院带药 □ 移出患者住院信息 □ 整理床单元
		护理评估	□ 评估拆除弹性绷带后皮肤情况 □ 评估术侧手（足）部运动及动脉搏动情况 □ 评估有无跌倒、坠床、压疮、导管滑脱、液体外渗的风险 □ 心理评估 □ 疼痛评估 □ 评估患者对疾病、预防、保健方面的能力	□ 评估患者对疾病、预防、保健方面的能力
		专科护理	□ 严密观察生命体征 □ 严密观察术侧肢体感觉、运动情况，异常时立即报告医师处理	
		饮食指导	□ 协助进餐	
		活动体位	□ 根据护理等级指导活动	
		洗浴要求	□ 协助更换病员服	
病情变异记录			□ 无　□ 有，原因： □ 患者　□ 疾病　□ 医疗 □ 护理　□ 保障　□ 管理	□ 无　□ 有，原因： □ 患者　□ 疾病　□ 医疗 □ 护理　□ 保障　□ 管理
护士签名		白班 / 小夜班 / 大夜班		白班 / 小夜班 / 大夜班
医师签名				

门静脉高压行颈静脉途径肝内门-肝静脉分流术(TIPS)临床路径

一、门静脉高压行颈静脉途径肝内门-肝静脉分流术(TIPS)临床路径标准住院流程

(一)适用对象

第一诊断为门静脉高压(ICD-10:K76.602)行经颈静脉途径肝内门-肝静脉分流术治疗(ICD-9-CM-3:39.102)的患者。

原则上针对食管胃底静脉曲张引起的再出血和消除脾功能亢进和因肝硬化引起的顽固性腹水都可以实施 TIPS 介入治疗。

(二)诊断依据

腹部彩色多普勒超声可以见到肝静脉的闭塞情况、血流方向、血流量、有无血栓形成和肝、脾大及有无腹水等。如遇超声诊断困难不能明确该诊断者可行 CT 及 MRI 提供客观的影像检查。目前下腔静脉及肝静脉造影是诊断的"金标准",可清楚地显示病变的部位、梗死的程度、类型及范围。

(三)治疗方案的选择及依据

2009 年 AASLD 指南指示:门静脉高压 Baveno 诊断明确后。

1. 如无重大禁证,均可予以降门静脉高压等对症治疗,但在治疗前应给予预防消化道再次出血的治疗,如食管胃底静脉曲张可行内镜引导下硬化剂或曲张静脉套扎术或外科手术行门腔分流术、外周型门体分流术等。

2. 对经皮血管成形/支架治疗效果较好的静脉狭窄应及时做出诊断并给予相应的治疗。

3. 对不适宜行血管成形/支架置入术及对药物治疗效果欠佳的患者,可考虑行 TIPS。

4. 对上述治疗无效的患者,可考虑行肝移植术。

(四)标准住院日为 10 天

(五)进入路径标准

1. 第一诊断必须符合门静脉高压(ICD-10:K76.602)行经颈静脉途径肝内门-肝静脉分流术治疗(ICD-9-CM-3:39.102)。

2. 如患有其他疾病,但在住院期间无需特殊处理(检查和治疗),也不影响第一诊断时,可以进入路径。

(六)术前准备(术前评估)

1. 血常规、尿常规、粪常规+隐血。

2. 肝肾功能、电解质、感染性疾病筛查(乙型病毒性肝炎、丙型病毒性肝炎、艾滋病、梅毒等)、凝血四项、肿瘤标志物、血型。

3. 头颅 CT 平扫、胸部 CT 平扫、心电图、肝血管超声、腹部增强 CT 或磁共振检查。

4. 术前备皮、准备手术器械。

5. 向患者及其家属说明介入治疗必要性及介入术中、术后可能出现并发症的风险及大约费用,患者及其家属签字后可行介入治疗。

6. 营养评估:根据《解放军总医院新入院患者营养风险筛查表(NRS)》为新入院患者进行营养评估,评分≥3 分者给予处置,必要时申请营养科医师会诊。

7. 心理评估:根据新入院患者情况申请心理科医师会诊。

8. 疼痛评估:根据《视觉模拟评分法(VAS)》实施疼痛评估,评分>7 分给予处置,必要时请疼痛科医师会诊。

9. 康复评估:根据《入院患者康复筛查和评估表》在患者入院后 24 小时内进行康复筛查和评估。任何一项结果为"是",则申请康复科医师会诊。

10. 深静脉血栓栓塞症风险评估:根据专科《深静脉血栓栓塞症评估量表》在患者入院后 24 小时内进行风险筛查和评估,风险结果为"高危"的,则申请血管外科或介入导管室医师会诊。

(七)药品选择及使用时机

1. 保肝药　异甘草酸镁、谷胱甘肽、复方甘草酸苷、多烯磷脂酰胆碱等。

2. 利胆药　丁二磺酸腺苷蛋氨酸、熊去氧胆酸。

3. 镇痛药　氨酚羟考酮片、盐酸羟考酮缓释片、盐酸吗啡注射液、盐酸布桂嗪注射液、地佐辛注射液等。

4. 解热药　新癀片、吲哚美辛栓等。

5. 利尿药　呋塞米、螺内酯等。

(八)手术

1. 手术安全核对　患者入手术间后由手术医师、麻醉医师、巡回护士和患者本人共同核对患者身份、手术部位与标识、手术方式。手术医师、麻醉医师、巡回护士三方按《手术安全核对表》逐项核对,共同签字。

2. 麻醉方式　局部麻醉。

3. 手术方式

(1)穿刺点选择一般经股动静脉、右侧颈内静脉穿刺。

(2)穿刺部位消毒与麻醉。

(3)插入导管行下腔静脉、肝静脉造影,根据造影情况制定具体术式。

4. 术中注意事项

(1)术中注意患者反应、生命体征变化,如患者疼痛明显,可经导管注入少量 2% 利多卡因;如患者出现脉搏变缓、出汗等迷走-迷走反射,应迅速给予阿托品治疗。

(2)术后注意观察穿刺点有无出血、腹部情况及生命体征变化。

(九)术后住院恢复,必须复查的项目

1. 监测血常规、肝肾功能、电解质、凝血功能、肝血管超声等。

2. 术后用药:应用护肝、静脉抗凝血药物(肝素)、水化、预防感染、抑酸、护胃等对症治疗。

3. 如应用肝素抗凝血,需检测凝血功能,如 INR、APTT,根据检验指标调整药物剂量,3 天后改用口服华法林抗凝血,仍监测 INR。

4. 主要并发症的处理:包括预防和纠正心功能不全,处理术后胸腔积液和腹水;防治肝性脑病和多器官功能衰竭等。

5. 经治医师或手术医师应即刻完成术后首次病程记录,观察术后患者病情变化。术者在术后24小时内完成手术记录,特殊情况可由第一助手完成,术者签名确认并归入病历。上级医师在术后3天内至少查房1次,根据术中和术后情况修订术后治疗计划。

6. 术后护理工作:加强巡视,严密观察生命体征,评估患者(足背)桡动脉、术侧切口、肢体皮肤颜色、温度变化情况,并采取相应的护理措施,观察切口敷料,有渗出时报告医师处理,评估患者疼痛及意识状况,皮肤、黏膜有无出血,有无消化道出血,并进行心理评估及疏导。协助患者进食及饮水,一般4小时内饮水量2000～2500ml。术侧肢体制动6～8小时,指导并协助患者床上排便、排尿。

(十)出院标准

1. 一般情况可、病情稳定,血常规、血生化、凝血功能基本正常。

2. 肝血管超声波检查扩张血管基本恢复、血流通畅或支架部位血流通畅。

3. 无需住院治疗的并发症。

(十一)出院注意事项

1. 注意饮食、加强营养。

2. 继续服用华法林抗凝血,监测凝血功能,维持INR在1.8～2.0,根据INR调解华法林剂量。

3. 3个月后复查肝血管超声了解扩张血管是否血流通畅或支架部位血流通畅。

(十二)随访

介入当日计算起第4周复查,决定下一步治疗方案。

(十三)变异及原因分析

1. 病情危重。

2. 出现严重并发症。

二、门静脉高压行经颈静脉途径肝内门-肝静脉分流术(TIPS)临床路径表单

适用对象	第一诊断为门静脉高压(ICD-10:K76.602) 行经颈静脉途径肝内门-肝静脉分流术治疗(ICD-9-CM-3:39.1 02)的患者		
患者基本信息	姓名:＿＿ 性别:＿＿ 年龄:＿＿ 门诊号:＿＿ 住院号:＿＿＿ 过敏史:＿＿＿ 住院日期:＿＿年＿＿月＿＿日 出院日期:＿＿年＿＿月＿＿日		标准住院日: 10 天

时间			住院第 1 天	住院第 2 天
主要诊疗工作		制度落实	□ 住院 2 小时内经治医师或值班医师完成接诊 □ 住院 24 小时内主管医师查房	□ 经治医师查房(早、晚 2 次) □ 主管医师查房 □ 专科会诊(必要时)
		病情评估	□ 经治医师询问病史及体格检查 □ 营养评估 □ 心理评估 □ 疼痛评估 □ 康复评估 □ 深静脉血栓栓塞症风险评估	
		病历书写	□ 住院 8 小时内完成首次病程记录 □ 住院 24 小时内完成住院记录	□ 住院 48 小时内完成主管医师查房记录
		知情同意	□ 患者及其家属签署授权委托书 □ 患者或其家属住院记录签字 □ 签署病危病重告知书(病危、病重患者)	□ 病情告知
		手术治疗		
		其他	□ 及时通知上级医师检诊	
重点医嘱	长期医嘱	护理医嘱	□ 内科疾病护理常规 □ 二级护理 □ 陪护(病危、病重患者)	□ 内科疾病护理常规 □ 二级护理 □ 陪护(病危、病重患者)
		处置医嘱	□ 床旁隔离(丙型病毒性肝炎患者)	
		膳食医嘱	□ 饮食(根据病情)	□ 饮食(根据病情)
		药物医嘱	□ 既往基础用药	□ 既往基础用药

重点医嘱	临时医嘱	检查检验	□ 血型（初次住院） □ 血常规 □ 尿常规 □ 粪常规 □ 生化 □ 肿瘤标志物 □ 凝血功能 □ 血清术前八项 □ 心电图 □ 头颅 CT 平扫 □ 胸部 CT 平扫 □ 肝、血管超声/CT/MRI	
		药物医嘱		
		手术医嘱		
		处置医嘱		
主要护理工作		健康宣教	□ 住院宣教：介绍责任护士，病区环境、设施、规章制度、基础护理服务项目 □ 进行护理安全指导 □ 进行等级护理、活动范围指导 □ 进行饮食指导 □ 进行用药指导 □ 进行关于疾病知识的宣教	
		护理处置	□ 患者身份核对 □ 佩戴腕带 □ 建立住院病历，通知医师 □ 询问病史，填写护理记录单首页 □ 测量基本生命体征 □ 观察病情 □ 抽血 □ 输液 □ 心理与生活护理 □ 妥善固定各种管道 □ 根据评估结果采取相应的护理措施 □ 通知次日检查项目及检查注意事项	□ 测量基本生命体征 □ 观察病情 □ 抽血 □ 输液 □ 心理与生活护理 □ 指导并监督患者治疗与活动 □ 遵医嘱用药 □ 遵医嘱留取标本 □ 根据评估结果采取相应的护理措施 □ 妥善固定各种管道 □ 使用床档

主要护理工作	护理评估	□ 一般评估:生命体征、神志、皮肤、药物过敏史等 □ 专科评估:饮食习惯、生活方式、体重、身高、家族史 □ 风险评估:评估有无跌倒、坠床、压疮、导管滑脱、液体外渗的风险 □ 心理评估 □ 营养评估 □ 疼痛评估 □ 康复评估	□ 风险评估:评估有无跌倒、坠床、压疮、导管滑脱、液体外渗的风险
	专科护理		
	饮食指导	□ 根据医嘱通知配餐员准备膳食 □ 协助进餐	□ 协助进餐
	活动体位	□ 根据护理等级指导活动	□ 根据护理等级指导活动
	洗浴要求	□ 卫生整顿:更衣、剃须、剪短指甲	□ 协助患者晨、晚间护理
病情变异记录		□ 无　□ 有,原因: □ 患者　□ 疾病　□ 医疗 □ 护理　□ 保障　□ 管理	□ 无　□ 有,原因: □ 患者　□ 疾病　□ 医疗 □ 护理　□ 保障　□ 管理

护士签名	白班	小夜班	大夜班	白班	小夜班	大夜班

医师签名						

时间		住院第3—5天(术前1天)	住院第6天(手术日)
主要诊疗工作	病情评估	□ 危险性分层,监护强度和治疗效果评估	
	制度落实	□ 主诊医师查房 □ 组织术前讨论,根据影像检查及相关检验结果拟定介入诊治方案 □ 手术安全核查 □ 专科会诊(必要时)	□ 三级医师查房 □ 专科会诊(必要时) □ 手术安全核查
	病历书写	□ 完成主诊医师查房记录 □ 完成科主任查房记录(疑难危重) □ 完成术前讨论记录	□ 术者或第一助手于术后24小时内完成手术记录(术者签字) □ 术后首次病程记录:术后即刻完成
	知情同意	□ 术前谈话并签署手术知情同意书 □ 军队、医保患者术前签署自费协议书	
	手术治疗	□ 预约手术	□ 颈静脉途径肝内门-肝静脉分流术
	其他	□ 经治医师检查整理病历资料 □ 检查住院押金	□ 术后病情交接 □ 术后密切观察病情变化 □ 记录观察穿刺点及周围情况

（续　表）

重点医嘱	长期医嘱	护理医嘱	□ 内科疾病护理常规 □ 二级护理 □ 陪护（病危、病重患者）	□ 内科疾病护理常规 □ 二级护理 □ 陪护（病危、病重患者）
		处置医嘱		□ 吸氧（必要时） □ 术后心电、血压监护（必要时） □ 陪护
		膳食医嘱	□ 拟行治疗者，术前禁食、水	□ 饮食（根据病情）
		药物医嘱		□ 保肝 □ 镇痛 □ 抗凝血 □ 抗感染 □ 镇吐 □ 水化 □ 保护胃黏膜
	临时医嘱	检查检验	□ 术前宣教、遵医嘱备皮、禁食水 6h □ 遵医嘱备好相关器材	□ 监测凝血功能
		药物医嘱		
		手术医嘱	□ 颈静脉途径肝内门-肝静脉分流术	
		处置医嘱	□ 备皮 □ 静脉留置针	
主要护理工作	健康宣教		□ 术前宣教	
	护理处置		□ 配合医师完成术前检查 □ 抽血（根据医嘱） □ 确认手术部位皮肤的准备工作 □ 根据手术部位，左上肢穿刺留置针 □ 检查术前物品准备 □ 完成护理记录 □ 遵医嘱用药	□ 完成护理记录 □ 抽血（根据医嘱） □ 穿刺部位预防感染及出血护理 □ 术后心理与生活护理 □ 输液 □ 与手术室送患者医师共同评估穿刺处切口情况、皮肤、切口敷料、输液及特殊注意事项 □ 遵医嘱用药 □ 指导并监督患者术后及恢复期治疗与活动
	护理评估		□ 评估有无跌倒、坠床、压疮、导管滑脱、液体外渗的风险	□ 评估患者术侧切口、肢体皮肤颜色、温度变化情况，并采取相应的护理措施 □ 观察切口敷料，有渗出时报告医师处理 □ 评估术后患者疼痛及意识状况 □ 评估皮肤、黏膜有无出血，有无消化道出血 □ 评估有无跌倒、坠床、压疮、导管滑脱、液体外渗的风险 □ 心理评估及疏导

（续　表）

主要护理工作	专科护理		☐ 术后按时松、拆除压迫止血器 ☐ 观察术后反应 ☐ 指导患者及其家属卧床期间按摩术侧下肢,促进血循环	
	饮食指导	☐ 协助进餐	☐ 术后协助患者进食 ☐ 协助患者饮水,4小时内饮水量2000～2500ml	
	活动体位	☐ 根据护理等级指导活动	☐ 指导并协助患者床上排便、排尿 ☐ 术侧肢体制动6～8小时	
	洗浴要求	☐ 备皮后协助患者清洁备皮部位,更换病员服	☐ 协助患者晨、晚间护理 ☐ 告知患者穿刺处切口保护方法	
病情变异记录		☐ 无　☐ 有,原因: ☐ 患者　☐ 疾病　☐ 医疗 ☐ 护理　☐ 保障　☐ 管理	☐ 无　☐ 有,原因: ☐ 患者　☐ 疾病　☐ 医疗 ☐ 护理　☐ 保障　☐ 管理	
护士签名		白班　　小夜班　　大夜班	白班　　小夜班　　大夜班	
医师签名				

时间		住院第7-9天(术后与出院前)	住院第10天(出院日)
主要诊疗工作	病情评估	☐ 上级医师进行治疗效果、预后和出院评估	☐ 出院宣教
	核心制度落实	☐ 手术医师查房 ☐ 专科会诊(必要时)	
	病历书写	☐ 病程记录(有上级医师指示出院)	☐ 出院后24小时内完成出院记录 ☐ 出院后24小时内完成病案首页
	知情同意		
	手术治疗		
	其他	☐ 密切观察病情变化 ☐ 检查住院押金 ☐ 通知患者及其家属出院	☐ 预约门诊复诊时间 ☐ 完成出院小结 ☐ 开具出院介绍信 ☐ 开具诊断证明书 ☐ 出院后3天复查血常规、血生化、凝血功能
重点医嘱	长期医嘱 护理医嘱	☐ 内科疾病护理常规 ☐ 二级护理 ☐ 陪护(病危、病重患者)	
	长期医嘱 处置医嘱		
	长期医嘱 膳食医嘱	☐ 饮食(根据病情)	☐ 饮食(根据病情)
	长期医嘱 药物医嘱	☐ 继续前述治疗方案,主要进行抗感染、保肝降酶、抗凝血等处理,酌情减少水化液体用量	☐ 停所有长期医嘱

（续　表）

重点医嘱	临时医嘱	检查检验	□ 监测凝血功能,出院前1天复查血常规、肝功能、凝血、电解质,如指标允许,次日可以出院	□ 出院后3天复查血常规、凝血功能 □ 3个月后复查肝血管超声,必要时行CT检查
		药物医嘱		□ 出院带药:保肝药物1周左右,抗凝血药3个月
		手术医嘱		
		处置医嘱	□ 明日出院	□ 出院
主要护理工作		健康宣教	□ 出院准备指导	□ 出院健康指导
		护理处置	□ 恢复期心理与生活护理 □ 穿刺部位预防感染护理 □ 指导并监督患者恢复期的治疗与活动 □ 输液 □ 遵医嘱用药	□ 核对患者住院费用 □ 指导患者结账 □ 指导患者取出院带药 □ 移出患者住院信息 □ 整理床单元
		护理评估	□ 评估拆除弹性绷带后皮肤情况 □ 评估术侧手(足)部运动及动脉搏动情况 □ 评估有无跌倒、坠床、压疮、导管滑脱、液体外渗的风险 □ 心理评估 □ 疼痛评估 □ 评估患者对疾病、预防、保健方面的能力	□ 评估患者对疾病、预防、保健方面的能力
		专科护理	□ 严密观察生命体征 □ 严密观察术侧肢体感觉、运动情况,异常时立即报告医师处理	
		饮食指导	□ 协助进餐	
		活动体位	□ 根据护理等级指导活动	
		洗浴要求	□ 协助更换病员服	
病情变异记录			□ 无　□ 有,原因: □ 患者　□ 疾病　□ 医疗 □ 护理　□ 保障　□ 管理	□ 无　□ 有,原因: □ 患者　□ 疾病　□ 医疗 □ 护理　□ 保障　□ 管理
护士签名			白班　　小夜班　　大夜班	白班　　小夜班　　大夜班
医师签名				

布-加综合征行介入治疗临床路径

一、布-加综合征行介入治疗临床路径标准住院流程

(一)适用对象

第一诊断为布-加综合征(ICD-10:I82.002)。

布-加综合征行介入治疗(ICD-9-CM-3:88.5101 伴 88.6404 伴 39.5003/39.5020/39.9007/39.9004)的患者。

原则上各型布-加综合征都可以行下腔静脉造影＋肝静脉造影＋下腔静脉和(或)肝静脉球囊扩张备下腔静脉和(或)肝静脉支架置入术治疗。

(二)诊断依据

腹部彩色多普勒超声可以见到下腔静脉近心房处的病变,肝静脉的闭塞情况和肝脾大及有无腹水等。超声诊断困难可行 CT 及 MRI 提供客观的影像检查。下腔静脉及肝静脉造影是诊断的"金标准",可清楚地显示病变的部位、梗阻的程度、类型及范围。

(三)治疗方案的选择及依据

2009 年 AASLD 指南建议:布-加综合征确诊后,要立即开始抗凝血治疗。首先应用低分子肝素抗凝血,在情况允许的情况下,改为口服抗凝血药,监测国际标准化比值(INR),使其维持在 2～3。在无抗凝血治疗禁忌证或严重并发症的情况下,应维持长期抗凝血治疗。对于有症状的-布-加综合征患者均应进行相关检查,明确静脉阻塞情况,以评估其是否适合行经皮血管成形或支架置入术。对于经抗凝血治疗,而疾病未出现持续性缓解的患者(无论是否已行血管成形术),应考虑行经颈静脉肝内门体分流术(TIPS)。对于 TIPS 术失败或患者一般情况未改善及发生急性肝衰竭的患者,应考虑进行肝移植。

门静脉高压 Baveno V 共识推荐的布-加综合征治疗策略与 AASLD 指南相似:①如无重大禁忌证,对所有患者均建议抗凝血治疗。既往门静脉高压消化道出血并不是抗凝血的禁忌证,但在治疗前应给予预防消化道再次出血的治疗。②对经皮血管成形/支架治疗效果较好的静脉狭窄应及时做出诊断并给予相应的治疗。③对不适宜行血管成形/支架置入术及对药物治疗效果欠佳的患者,可考虑行 TIPS。④对上述治疗无效的患者,可考虑行肝移植。

（四）标准住院日为 10 天

（五）进入路径标准

1. 第一诊断必须符合布-加综合征（ICD-10：I82.002）行介入治疗（ICD-9-CM-3：88.5101伴 88.6404 伴 39.5003/39.5020/39.9007/39.9004）。

2. 如患有其他疾病，但在住院期间无需特殊处理（检查和治疗），也不影响第一诊断时，可以进入路径。

（六）术前准备（术前评估）

1. 血常规，尿常规，粪常规＋隐血。

2. 肝肾功能、电解质、感染性疾病筛查（乙型病毒性肝炎、丙型病毒性肝炎、艾滋病、梅毒等）、凝血四项、肿瘤标志物、血型。红细胞沉降率、抗链球菌溶血素 O 测定。

3. 头颅 CT 平扫、胸部 CT 平扫、心电图、腹部 B 超与肝 CT 平扫＋增强，或者肝 MRI 平扫＋增强、核医学全身骨扫描、肠镜。

4. 备皮。

5. 签署知情同意书。

6. 营养评估：根据《解放军总医院新入院患者营养风险筛查表（NRS）》为新入院患者进行营养评估，评分≥3 分者给予处置，必要时申请营养科医师会诊。

7. 心理评估：根据新入院患者情况申请心理科医师会诊。

8. 疼痛评估：根据《视觉模拟评分法（VAS）》实施疼痛评估，评分＞7 分给予处置，必要时请疼痛科医师会诊。

9. 康复评估：根据《入院患者康复筛查和评估表》在患者入院后 24 小时内进行康复筛查和评估。任何一项结果为"是"，则申请康复科医师会诊。

10. 深静脉血栓栓塞症风险评估：根据专科《深静脉血栓栓塞症评估量表》在患者入院后 24 小时内进行风险筛查和评估，风险结果为"高危"的，则申请血管外科或介入导管室医师会诊。

（七）药品选择及使用时机

1. 抗凝血药　低分子肝素、普通肝素、华法林。

2. 保肝药　异甘草酸镁、谷胱甘肽、复方甘草酸苷、多烯磷脂酰胆碱。

3. 利胆药　丁二磺酸腺苷蛋氨酸、熊去氧胆酸。

4. 利尿药　呋塞米、螺内酯。

5. 镇痛药　氨酚羟考酮片、盐酸羟考酮缓释片、盐酸吗啡注射液、盐酸布桂嗪注射液、地佐辛注射液。

6. 解热药　新癀片、吲哚美辛栓。

（八）手术

1. 手术安全核对　患者入手术间后由手术医师、麻醉医师、巡回护士和患者本人共同核对患者身份、手术部位与标识、手术方式。手术医师、麻醉医师、巡回护士三方按《手术安全核对表》逐项核对，共同签字。

2. 麻醉方式　局部麻醉。

3. 手术方式　①穿刺点选择一般经股动静脉、右侧颈内静脉穿刺。②穿刺部位消毒与麻醉。③插入导管行下腔静脉、肝静脉造影，根据造影情况制定具体术式。

4. 术中注意事项 ①术中注意患者反应、生命体征变化,如患者疼痛明显,可经导管注入少量2%利多卡因;如患者出现脉搏变缓、出汗等迷走-迷走反射,应迅速给予阿托品治疗。②术后注意观察穿刺点有无出血、腹部情况及生命体征变化。

(九)术后住院恢复,必须复查的项目

1. 监测血常规、肝肾功能、电解质、凝血功能、肝血管超声等。

2. 术后用药:应用抗凝血、护肝、水化、预防感染、抑酸、护胃等。

3. 抗凝血治疗时,需检测凝血功能,如 INR、APTT,根据检验指标调整药物剂量,3天后改用口服华法林抗凝血,仍监测 INR。

4. 主要并发症的处理:包括预防和纠正心功能不全,处理术后胸腔积液和腹水;防治肝性脑病和多器官功能衰竭等。

5. 经治医师或手术医师应即刻完成术后首次病程记录,观察术后患者病情变化。术者在术后24小时内完成手术记录,特殊情况可由第一助手完成,术者签名确认并归入病历。上级医师在术后3天内至少查房1次,根据术中和术后情况修订术后治疗计划。

6. 术后护理工作:加强巡视,严密观察生命体征,评估患者(足背)桡动脉、术侧切口、肢体皮肤颜色、温度变化情况,并采取相应的护理措施,观察切口敷料,有渗出时报告医师处理,评估患者疼痛及意识状况,皮肤、黏膜有无出血,有无消化道出血,并进行心理评估及疏导。协助患者进食及饮水,一般4小时内饮水量2000~2500ml。术侧肢体制动6~8小时,指导并协助患者床上排便、排尿。

(十)出院标准

1. 一般情况可、病情稳定,血常规、血生化、凝血功能基本正常。

2. 肝血管超声检查扩张血管基本恢复、血流通畅或支架部位血流通畅。

3. 无需住院治疗的并发症。

(十一)出院注意事项

1. 注意饮食、加强营养。

2. 继续服用华法林抗凝血,监测凝血功能,维持 INR 在1.8~2.0,根据 INR 调解华法林剂量。

3. 3个月后复查肝血管超声了解扩张血管是否血流通畅或支架部位血流通畅。

(十二)随访

介入当日计算起第4周复查,决定下一步治疗方案。

(十三)变异及原因分析

1. 病情危重。

2. 出现严重并发症。

二、布-加综合征行介入治疗临床路径表单

适用对象	第一诊断为布-加综合征（ICD-10：I82.002）行介入治疗（ICD-9-CM-3：88.5101 伴 88.6404 伴 39.5003/39.5020/39.9007/39.9004）的患者	
患者基本信息	姓名：____ 性别：____ 年龄：____ 门诊号：____ 住院号：_____ 过敏史：_____ 住院日期：___年__月__日 出院日期：___年__月__日	标准住院日：10 天

时间			住院第 1 天	住院第 2 天
主要诊疗工作		制度落实	□ 住院 2 小时内经治医师或值班医师完成接诊 □ 住院 24 小时内主管医师查房	□ 经治医师查房（早、晚 2 次） □ 主管医师查房 □ 专科会诊（必要时）
		病情评估	□ 经治医师询问病史及体格检查 □ 营养评估 □ 心理评估 □ 疼痛评估 □ 康复评估 □ 深静脉血栓栓塞症风险评估	
		病历书写	□ 住院 8 小时内完成首次病程记录 □ 住院 24 小时内完成住院记录	□ 住院 48 小时内完成主管医师查房记录
		知情同意	□ 患者及其家属签署授权委托书 □ 患者或其家属住院记录签字 □ 签署病危病重告知书（病危、病重患者）	□ 病情告知
		手术治疗		
		其他	□ 及时通知上级医师检诊	
重点医嘱	长期医嘱	护理医嘱	□ 内科疾病护理常规 □ 二级护理 □ 陪护（病危、病重患者）	□ 内科疾病护理常规 □ 二级护理 □ 陪护（病危、病重患者）
		处置医嘱	□ 测体重（有腹水） □ 测腹围（有腹水） □ 记尿量（有腹水，利尿后）	
		膳食医嘱	□ 饮食（根据病情）	
		药物医嘱	□ 既往基础用药	

（续　表）

重点医嘱	临时医嘱	检查检验	□ 血型（初次住院） □ 血常规 □ 尿常规 □ 粪常规＋隐血 □ 生化 □ 肿瘤标志物 □ 血清胆碱酯酶 □ 凝血功能 □ 血清术前八项 □ 红细胞沉降率 □ 抗链球菌溶血素 O 测定 □ 心电图 □ 消化道钡剂造影或食管镜（病情需要） □ 头颅 CT 平扫（每隔 3 个月） □ 胸部 CT 平扫 □ 肝 B 超/CT/MRI □ 核医学全身骨扫描（病情需要）	□ 继续完善检查检验
		药物医嘱	□ 既往基础用药	
		手术医嘱		
		处置医嘱	□ 测体重（有腹水） □ 测腹围（有腹水） □ 记尿量（有腹水，利尿后）	
主要护理工作		健康宣教	□ 住院宣教：介绍责任护士，病区环境、设施、规章制度、基础护理服务项目 □ 进行护理安全指导 □ 进行等级护理、活动范围指导 □ 进行饮食指导 □ 进行用药指导 □ 进行关于疾病知识的宣教	
		护理处置	□ 患者身份核对 □ 佩戴腕带 □ 建立住院病历，通知医师 □ 询问病史，填写护理记录单首页 □ 测量基本生命体征 □ 观察病情 □ 抽血 □ 输液 □ 心理与生活护理 □ 妥善固定各种管道 □ 根据评估结果采取相应的护理措施 □ 通知次日检查项目及检查注意事项	□ 测量基本生命体征 □ 观察病情 □ 抽血 □ 输液 □ 心理与生活护理 □ 指导并监督患者治疗与活动 □ 遵医嘱用药 □ 遵医嘱留取标本 □ 根据评估结果采取相应的护理措施 □ 妥善固定各种管道 □ 使用床档

（续 表）

主要护理工作	护理评估	□ 一般评估:生命体征、神志、皮肤、药物过敏史等 □ 专科评估:饮食习惯、生活方式、体重、身高、家族史 □ 风险评估:评估有无跌倒、坠床、压疮、导管滑脱、液体外渗的风险 □ 心理评估 □ 营养评估 □ 疼痛评估 □ 康复评估	□ 风险评估:评估有无跌倒、坠床、压疮、导管滑脱、液体外渗的风险
	专科护理		
	饮食指导	□ 根据医嘱通知配餐员准备膳食 □ 协助进餐	□ 协助进餐
	活动体位	□ 根据护理等级指导活动	□ 根据护理等级指导活动
	洗浴要求	□ 卫生整顿:更衣、剃须、剪短指甲	□ 协助患者晨、晚间护理
病情变异记录		□ 无 □ 有,原因: □ 患者 □ 疾病 □ 医疗 □ 护理 □ 保障 □ 管理	□ 无 □ 有,原因: □ 患者 □ 疾病 □ 医疗 □ 护理 □ 保障 □ 管理

护士签名	白班	小夜班	大夜班	白班	小夜班	大夜班

医师签名		

时间		住院第3-5天(术前1天)	住院第6天(手术日)
主要诊疗工作	病情评估	□ 危险性分层,监护强度和治疗效果评估	
	制度落实	□ 主诊医师查房 □ 组织术前讨论,根据影像检查及相关检验结果拟定介入诊治方案 □ 手术安全核查 □ 专科会诊(必要时)	□ 三级医师查房 □ 专科会诊(必要时) □ 手术安全核查
	病历书写	□ 完成主诊医师查房记录 □ 完成科主任查房记录(疑难危重) □ 完成术前讨论记录	□ 术者或第一助手于术后24小时内完成手术记录(术者签字) □ 术后首次病程记录:术后即刻完成
	知情同意	□ 术前谈话并签署手术知情同意书 □ 军队、医保患者术前签署自费协议书	
	手术治疗	□ 预约手术	□ 局部麻醉下行介入治疗
	其他	□ 经治医师检查整理病历资料 □ 检查住院押金	□ 术后病情交接 □ 术后密切观察病情变化 □ 记录观察穿刺点及周围情况

（续　表）

重点医嘱	长期医嘱	护理医嘱	☐ 内科疾病护理常规 ☐ 二级护理 ☐ 陪护（病危、病重患者）	☐ 内科疾病护理常规 ☐ 二级护理 ☐ 陪护（病危、病重患者）
		处置医嘱		☐ 吸氧（必要时） ☐ 术后心电、血压监护（必要时） ☐ 陪护
		膳食医嘱	☐ 拟行治疗者，术前禁食、水	☐ 饮食（根据病情）
		药物医嘱		☐ 保肝 ☐ 镇痛 ☐ 抗凝血 ☐ 预防感染 ☐ 镇吐 ☐ 水化 ☐ 保护胃黏膜
	临时医嘱	检查检验	☐ 继续完善检查检验	☐ 监测凝血功能
		药物医嘱		☐ 保肝 ☐ 镇痛 ☐ 抗凝血 ☐ 预防感染 ☐ 镇吐 ☐ 水化 ☐ 保护胃黏膜
		手术医嘱	☐ 预约手术	
		处置医嘱	☐ 备皮 ☐ 静脉留置针	
主要护理工作	健康宣教		☐ 术前宣教	
	护理处置		☐ 配合医师完成术前检查 ☐ 抽血（根据医嘱） ☐ 确认手术部位皮肤的准备工作 ☐ 根据手术部位，左上肢穿刺留置针 ☐ 检查术前物品准备 ☐ 完成护理记录 ☐ 遵医嘱用药	☐ 完成护理记录 ☐ 抽血（根据医嘱） ☐ 穿刺部位预防感染及出血护理 ☐ 术后心理与生活护理 ☐ 输液 ☐ 与手术室送患者医师共同评估穿刺处切口情况、皮肤、切口敷料、输液及特殊注意事项 ☐ 遵医嘱用药 ☐ 指导并监督患者术后及恢复期治疗与活动

（续　表）

主要护理工作	护理评估	□ 评估有无跌倒、坠床、压疮、导管滑脱、液体外渗的风险	□ 评估患者术侧切口、肢体皮肤颜色、温度变化情况,并采取相应的护理措施 □ 观察切口敷料,有渗出时报告医师处理 □ 评估术后患者疼痛及意识状况 □ 评估皮肤、黏膜有无出血,有无消化道出血 □ 评估有无跌倒、坠床、压疮、导管滑脱、液体外渗的风险 □ 心理评估及疏导
	专科护理		□ 术后按时松、拆除压迫止血器 □ 观察术后反应 □ 指导患者及其家属卧床期间按摩术侧下肢,促进血循环
	饮食指导	□ 协助进餐	□ 术后协助患者进食 □ 协助患者饮水,4小时内饮水量2000~2500ml
	活动体位	□ 根据护理等级指导活动	□ 指导并协助患者床上排便、排尿 □ 术侧肢体制动6~8小时
	洗浴要求	□ 备皮后协助患者清洁备皮部位,更换病员服	□ 协助患者晨、晚间护理 □ 告知患者穿刺处切口保护方法
病情变异记录		□ 无　□ 有,原因: □ 患者　□ 疾病　□ 医疗 □ 护理　□ 保障　□ 管理	□ 无　□ 有,原因: □ 患者　□ 疾病　□ 医疗 □ 护理　□ 保障　□ 管理

护士签名	白班	小夜班	大夜班	白班	小夜班	大夜班

医师签名		

时间		住院第7—9天(术后与出院前)	住院第10天(出院日)
主要诊疗工作	病情评估	□ 上级医师进行治疗效果、预后和出院评估	□ 出院宣教
	核心制度落实	□ 手术医师查房 □ 专科会诊(必要时)	
	病历书写	□ 病程记录(有上级医师指示出院)	□ 出院后24小时内完成出院记录 □ 出院后24小时内完成病案首页
	知情同意		
	手术治疗		
	其他	□ 密切观察病情变化 □ 检查住院押金 □ 通知患者及其家属出院	□ 预约门诊复诊时间 □ 完成出院小结 □ 开具出院介绍信 □ 开具诊断证明书 □ 出院后7天复查血常规、血生化、凝血功能

重点医嘱	长期医嘱	护理医嘱	□ 内科疾病护理常规 □ 二级护理 □ 陪护（病危、病重患者）	
		处置医嘱		
		膳食医嘱		
		药物医嘱	□ 继续前述治疗方案,主要进行抗感染、保肝降酶、抗凝血等处理,酌情减少水化液体用量	□ 停所有长期医嘱
	临时医嘱	检查检验	□ 监测凝血功能,术前1天复查血常规、肝功能、电解质,如指标允许,次日可以出院	
		药物医嘱		□ 出院带药:保肝、抗凝血药
		手术医嘱		
		处置医嘱	□ 预出院	□ 出院
主要护理工作	健康宣教		□ 出院准备指导	□ 出院健康指导
	护理处置		□ 恢复期心理与生活护理 □ 穿刺部位预防感染护理 □ 指导并监督患者恢复期的治疗与活动 □ 输液 □ 遵医嘱用药	□ 核对患者住院费用 □ 指导患者结账 □ 指导患者取出院带药 □ 移出患者住院信息 □ 整理床单元
	护理评估		□ 评估拆除弹性绷带后皮肤情况 □ 评估术侧手(足)部运动及动脉搏动情况 □ 评估有无跌倒、坠床、压疮、导管滑脱、液体外渗的风险 □ 心理评估 □ 疼痛评估 □ 评估患者对疾病、预防、保健方面的能力	□ 评估患者对疾病、预防、保健方面的能力
	专科护理		□ 严密观察生命体征 □ 严密观察术侧肢体感觉、运动情况,异常时立即报告医师处理	
	饮食指导		□ 协助进餐	
	活动体位		□ 根据护理等级指导活动	
	洗浴要求		□ 协助更换病员服	
病情变异记录			□ 无　□ 有,原因: □ 患者　□ 疾病　□ 医疗 □ 护理　□ 保障　□ 管理	□ 无　□ 有,原因: □ 患者　□ 疾病　□ 医疗 □ 护理　□ 保障　□ 管理

护士签名	白班	小夜班	大夜班	白班	小夜班	大夜班
医师签名						

中篇　介入超声科临床路径

肝恶性肿瘤行超声引导经皮消融治疗术临床路径

一、肝恶性肿瘤行超声引导经皮消融治疗术临床路径标准住院流程

(一)适用对象

第一诊断为肝恶性肿瘤(ICD-10:C22/C78.701),包括原发性肝癌和肝转移癌。

行超声引导经皮消融治疗术(ICD-9-CM-3:50.2403/50.2405);

超声引导肝病损射频消融术(ICD-9-CM-3:50.2403);

超声引导肝病损微波治疗术(ICD-9-CM-3:50.2405);

超声引导肝内无水乙醇注射术(ICD-9-CM-3:50.94)的患者。

(二)诊断依据

根据《临床诊疗指南——外科学分册》(中华医学会编著,人民卫生出版社)及《临床诊疗指南——肿瘤分册》(中华医学会编著,人民卫生出版社)。

1. 临床表现:早期可无任何症状和体征,常为查体时发现肝内占位性病变;中晚期可有肝区不适、疼痛、食欲缺乏、乏力、消瘦和腹胀等症状。

2. 病毒性肝炎血清学检测:原发性肝癌90%以上患者的乙型病毒性肝炎表面抗原或丙型病毒性肝炎抗体呈阳性。

3. 肿瘤标志物检测:70%左右的原发性肝癌患者可有甲胎蛋白(AFP)不同程度增高。

4. 影像学检查提示并了解肿瘤位置、大小、数量及血供情况,有无淋巴结及其他脏器转移,有无门静脉癌栓,有无胆道梗阻。

5. 根据上述检查结果进行临床分期。

6. 肝转移癌常有其他部位恶性肿瘤病史,治疗过程中影像学检查提示肝内出现新生病灶和(或)相关肿瘤标志物异常。

(三)治疗方案的选择及依据

根据《临床诊疗指南——外科学分册》(中华医学会编著,人民卫生出版社)及《临床诊疗指南——肿瘤分册》(中华医学会编著,人民卫生出版社),(《超声引导微波凝固治疗肝癌》,梁萍,董宝玮主编,人民军医出版社)。

1. 热消融治疗

(1)对于早期最大径5cm以内的单发肝癌或最大径小于3cm、个数少于3枚的多发肝癌,无肝门淋巴结及远处转移,肝功能状况较好患者,可取得根治性疗效。

(2)对于中晚期肝癌或肝转移癌,可作为全身治疗的必要补充,有效减低患者的肿瘤负荷。

2. 无水乙醇消融治疗 紧邻胃肠道、胆囊、3级以上胆管及较大血管等部位的肿瘤,需在热消融治疗的基础上,结合无水乙醇局部注射消融治疗。

（四）标准住院日为 7～10 天

（五）进入路径标准

1. 第一诊断必须符合肝恶性肿瘤（ICD-10：C22/C78.701），包括原发性肝癌和肝转移癌行超声引导经皮消融治疗术（ICD-9-CM-3：50.2403/50.2405），超声引导下肝病损射频消融术（ICD-9-CM-3：50.2403），超声引导下肝病损微波治疗术（ICD-9-CM-3：50.2405），超声引导下肝内无水乙醇注射术（ICD-9-CM-3：50.94）。

2. 术前评估确定治疗方案，符合消融治疗条件者可以进入本路径。

3. 当患者同时具有其他疾病诊断，但在住院期间无需特殊处理，也不影响第一诊断的临床路径流程实施时，可以进入路径。

4. 如同时合并的其他疾病可能影响到本路径实施时，应在消融过程中增加相关路径流程进行治疗。

（六）术前准备（术前评估）（住院第 1—3 天）

1. 术前评估　术前 24 小时内完成术前病情评估，完成必要的检查，做出术前小结、术前讨论。

（1）必需的检查项目：①血常规、血型、尿常规、粪常规＋隐血；②肝肾功能、血清胆碱酯酶、电解质、血糖、血脂、凝血功能＋D 二聚体、肿瘤标志物、血清术前八项（乙型病毒性肝炎五项、丙型病毒性肝炎、艾滋病、梅毒）、肝炎病毒复制量；③胸部 X 线正位片、心电图、肝胆胰脾＋腹腔超声、肝超声造影。

（2）根据患者具体情况可查：①血气分析、红细胞沉降率、C 反应蛋白或高敏 C 反应蛋白；②超声心动图、24 小时动态心电图；③肝储备功能；④肝胆脾 MRI 平扫＋动态增强或上腹部 CT 平扫＋增强或 PET-CT；⑤肺功能、肺 CT、胃肠镜、骨扫描等。

（3）营养评估：根据《解放军总医院新入院患者营养风险筛查表（NRS）》为新入院患者进行营养评估，评分≥3 分者给予处置，必要时申请营养科医师会诊。

（4）心理评估：根据新入院患者情况申请心理科医师会诊。

（5）疼痛评估：根据《视觉模拟评分法（VAS）》实施疼痛评估，评分＞7 分给予处置，必要时请疼痛科医师会诊。

（6）康复评估：根据《入院患者康复筛查和评估表》在患者入院后 24 小时内进行康复筛查和评估。任何一项结果为"是"，则申请康复科医师会诊。

（7）深静脉血栓栓塞症风险评估：根据专科《深静脉血栓栓塞症评估量表》在患者入院后 24 小时内进行风险筛查和评估，风险结果为"高危"的，则申请血管外科或介入导管室医师会诊。

（8）静脉麻醉风险评估：请麻醉科医师会诊进行术前麻醉风险评估，完善相关检查检验后，采取合适的术中麻醉方案。

2. 术前准备

（1）术前谈话：术者应在术前 1 天与患者及其亲属谈话，告知手术方案、相关风险、用血计划、术后转归、手术费用及患者和亲属权益，并履行书面知情同意手续。告知高值耗材的使用及费用。

（2）通知介入手术室准备手术间、手术药品、手术物品及耗材。①麻醉方式：局部麻醉＋静脉复合麻醉，对麻醉高风险的患者，可在手术室行全身麻醉下治疗。②手术耗材：穿刺引导套组、一次性微波消融针/一次性射频消融针(1～2支,根据肿瘤大小确定)、一次性乙醇疗法针(1～4支,根据肿瘤大小及部位确定)、实时温度监测针(1～2支,用于肿瘤邻近需要保护的重要结构及脏器,如:胆囊、胆管、胃肠道、重要血管等)、一次性液体隔离法注射针(1～3支,根据需要进行液体隔离的部位确定)。③术中病理:超声引导肝病灶穿刺活检。④术中超声造影或融合影像引导治疗:对于灰阶超声显示不清的病灶,需要此项特殊技术配合。⑤人工胸腔积液、人工腹水或肝内胆管置管引流下治疗:对于邻近膈顶、胃肠道或压迫胆管致肝内胆管扩张的病灶,需要此项特殊技术配合。

(3)护士做心理护理,交代注意事项。

(4)手术部位标识:术者、第一助手或经治医师在术前1天应对手术部位做体表标识,急诊手术由接诊医师或会诊外科医师标记,标记过程应有责任护士、患者及其亲属共同参与,并记入手术安排表。

(5)术前1天麻醉医师访视:制订麻醉计划、完成评估、确定麻醉方式,并记入《麻醉术前访视记录》,告知患者及其家属麻醉适应证、麻醉目的、风险、可能出现的情况及其处理原则、替代方案等,签署《麻醉知情同意书》并归入病历。

3. 日常护理工作

(1)护士对患者进行身份核对、佩戴腕带、建立住院病历,通知医师,询问病史,并填写护理记录单首页。

(2)对患者进行住院宣教:主要包括介绍责任护士、病区环境、设施、规章制度、基础护理服务项目。

(3)对患者进行住院指导:进行护理安全、等级护理、活动范围、饮食指导、用药指导,进行关于疾病知识的宣教。

(4)对患者进行各项评估:包括一般情况评估、专科评估、风险评估(有无跌倒、坠床、压疮、导管滑脱、液体外渗的风险),心理、营养及疼痛评估。

(5)测量基本生命体征,观察病情(观察是否存在切口敷料渗血渗液情况,进行疼痛评分并通知医师),遵医嘱抽血、输液、协助患者留取标本、通知营养科配餐员准备膳食并协助患者进餐,通知患者次日检查项目及检查注意事项。指导并监督患者治疗与活动,对患者进行心理与生活护理,妥善固定各种管道,根据评估结果采取相应的护理措施,如对有坠床风险患者使用床档。

(6)术前对患者做心理护理,进行皮肤准备及物品准备,交代围术期注意事项,在非手术侧留置静脉输液针。

(7)完成护理记录。

(七)药品选择及使用时机

1. 升白细胞及升血小板药　血常规提示白细胞及血小板低于正常时酌情应用。

2. 止血药　术中、术后存在出血或对出血高风险患者酌情应用。

3. 保肝药　围术期应用。

4. 麻醉药　消融术中应用(由麻醉医师根据患者情况应用)。

5. 镇痛药　术后疼痛时应用。

6. 增强免疫力药　围术期酌情应用。

7. 抑酸镇吐药　围术期酌情应用。

8. 降门静脉压药　围术期酌情应用。

9. 抗菌药　按照《抗菌药物临床应用指导原则(2015 年版)》(国卫办医发〔2015〕43 号)执行,并结合患者的病情决定抗菌药物的选择与使用时间。

10. 抗肿瘤药　根据患者肝肿瘤或原发肿瘤病理类型酌情应用。

11. 调节水、电解质平衡药　根据患者检查、检验结果酌情应用。

12. 营养支持药　禁食超过 24 小时酌情应用。

13. 解热药　术后发热患者酌情应用。

14. 其他药　伴随疾病的治疗药物等。

(八)手术日(住院第 4 天)

1. 手术安全核对:患者入手术室后由手术医师、麻醉医师、巡回护士和患者本人共同核对患者身份、手术部位与标识、手术方式。手术医师、麻醉医师、巡回护士三方按《手术安全核对表》逐项核对,共同签字。

2. 麻醉方式:局部麻醉＋静脉复合麻醉。

3. 手术方式:肝癌超声引导经皮消融术(微波、射频、无水乙醇等)和(或)肝病灶超声引导穿刺活检(需明确病理诊断或行免疫治疗时应用)。

4. 术中用药:局部麻醉及静脉麻醉药、止血药、抑酸镇吐药等。

5. 介入术后需即刻检查项目:生命体征检查、心电及血压监测、穿刺部位及肝周的超声检查。

6. 经治医师或手术医师应即刻完成术后首次病程记录,观察术后患者病情变化,对症处理。

7. 术后护理工作:加强巡视,严密观察生命体征,评估患者皮下有无肿胀、皮肤瘀点等,并采取相应的护理措施,观察手术切口敷料有无渗血,有渗血时报告医师处理,评估患者疼痛及意识状况,皮肤、黏膜有无出血,有无消化道出血,并进行心理评估及疏导。协助患者进食及饮水,协助患者床上翻身、如厕、床旁活动等。

(九)术后住院恢复(住院第 5－8 天)

1. 介入术后第 1－3 天根据病情复查的检验项目:血常规、肝肾功能、电解质、血糖、尿常规、粪隐血、凝血功能、血气分析、肿瘤标志物(AFP、CA19-9 等)等。

2. 介入术后第 2－3 天根据病情的检查项目:胸腔超声、腹腔超声、肝超声造影、肝胆脾MRI 平扫＋动态增强(或上腹部 CT 平扫＋增强)。

3. 上级医师在术后 3 天内至少查房 1 次,根据术中和术后情况修订术后治疗计划。

4. 责任护士按照专科疾病术后护理常规及术后情况实施有针对性的护理,并提供康复指导。

5. 麻醉医师术后 3 天内访视患者,如有特殊情况应详细记录,及时与手术医师或重症监护室医师沟通并迅速处理。

6. 护理工作:指导并监督患者恢复期的治疗与活动,恢复期心理与生活护理,穿刺部位预防感染护理,对患者进行二级预防教育及出院准备指导。

(十)出院标准

1. 患者生命体征平稳,基本恢复正常饮食及活动,体温基本恢复在正常范围内。

2. 穿刺点皮肤愈合好、无感染。

3. 无其他需要继续住院治疗的并发症。

4. 心理评估适合出院。

5. 医师告知患者术后注意事项及复查方法和时间,完成出院记录,出具出院通知单,通知患者或其家属办理出院相关手续。

6. 护理工作:评估患者对疾病、预防、保健方面的能力,进行出院健康指导,核对患者住院费用,指导患者出院带药及结账,移出患者住院信息,整理床单元。

(十一)变异及原因分析

1. 术前患者因存在肝功能、血常规指标明显异常,低蛋白血症,大量腹水,糖尿病,心肺疾病,肾功能不全等不能耐受手术的状况,需首先进行相关临床路径的治疗,会导致住院时间延长、费用增加。

2. 围术期的合并症和(或)并发症,需要联合进行相关临床路径的诊断和治疗,导致住院时间延长、费用增加。

3. 患者高龄或因为同时存在心肺等基础疾病,术后恢复慢,需延长术后恢复时间,导致住院时间延长、费用增加。

4. 常规超声显示不清的病灶或邻近重要结构部位的病灶,需要超声造影或影像融合等特殊技术协助治疗,导致费用增加。

5. 出现需要延长住院时间治疗的并发症。

二、肝恶性肿瘤行超声引导经皮消融治疗术临床路径表单

适用对象	第一诊断为肝恶性肿瘤(ICD-10:C22/C78.701),包括原发性肝癌和肝转移癌行超声引导经皮消融治疗术(ICD-9-CM-3:50.2403/50.2405):超声引导肝病损射频消融术(ICD-9-CM-3:50.2403),超声引导肝病损微波治疗术(ICD-9-CM-3:50.2405)的患者	
患者基本信息	姓名:____ 性别:____ 年龄:___ 门诊号:____ 住院号:_____ 过敏史:_____ 住院日期:___年___月___日 出院日期:___年___月___日	标准住院日: 7~10 天
时间	住院第 1 天	住院第 2 天
主要诊疗工作 · 制度落实	□ 住院 2 小时内经治医师或值班医师完成接诊 □ 住院 24 小时内主管医师查房	□ 经治医师查房(早、晚 2 次) □ 主管医师查房 □ 住院 48 小时内主诊医师完成检诊 □ 专科会诊(必要时)
主要诊疗工作 · 病情评估	□ 经治医师询问病史及体格检查 □ 危险性分层,监护强度和治疗效果评估 □ 营养评估 □ 心理评估 □ 疼痛评估 □ 康复评估 □ 深静脉血栓栓塞症风险评估 □ 麻醉风险评估	□ 术前评估(影响路径实施的因素评估)

(续 表)

主要诊疗工作				
	病历书写	□ 住院 8 小时内完成首次病程记录 □ 住院 24 小时内完成住院记录		□ 住院 48 小时内完成主管医师查房记录
	知情同意	□ 病情告知 □ 患者及其家属签署授权委托书 □ 患者或其家属住院记录签字 □ 签署病危病重告知书(病危、病重患者)		□ 病情告知
	手术治疗			
	其他	□ 及时通知上级医师检诊		□ 对可能影响路径实施的检查及检验指标进行复查或对症处理
重点医嘱	长期医嘱	护理医嘱	□ 按介入超声科护理常规 □ 护理等级:二级护理 □ 陪护(高龄、病危、病重患者)	□ 按介入超声科护理常规 □ 护理等级:二级护理 □ 陪护(高龄、病危、病重患者)
		处置医嘱	□ 吸氧(必要时) □ 限制活动:卧床或床旁活动(必要时) □ 心电、血压监护(中、高危患者) □ 陪护(高龄、病危、病重患者)	□ 吸氧(必要时) □ 限制活动:卧床或床旁活动(必要时) □ 心电、血压监护(中、高危患者) □ 陪护(高龄、病危、病重患者)
		膳食医嘱	□ 肝硬化口腔半流食(肝硬化非糖尿病患者) □ 糖尿病普食(糖尿病患者) □ 低盐低脂普食(高血压患者) □ 遵医嘱	□ 肝硬化口腔半流食(肝硬化非糖尿病患者) □ 糖尿病普食(糖尿病患者) □ 低盐、低脂普食(高血压患者) □ 遵医嘱
		药物医嘱	□ 升白细胞及升血小板药 □ 止血药 □ 保肝药 □ 麻醉药 □ 镇痛药 □ 增强免疫力药 □ 抑酸镇吐药 □ 降门静脉压药 □ 抗菌药 □ 抗肿瘤药(消癌平、苦参、甘露聚糖肽等) □ 调节水、电解质平衡药 □ 营养支持药 □ 解热药 □ 其他药	□ 升白细胞及升血小板药 □ 止血药 □ 保肝药 □ 麻醉药 □ 镇痛药 □ 增强免疫力药 □ 抑酸镇吐药 □ 降门静脉压药 □ 抗菌药 □ 抗肿瘤药(消癌平、苦参、甘露聚糖肽等) □ 调节水、电解质平衡药 □ 营养支持药 □ 解热药 □ 其他药

（续　表）

重点医嘱	临时医嘱	检查检验	□ 血常规 □ 血型 □ 尿、粪常规 □ 普通生化 □ 凝血功能 □ 血清术前八项 □ 肿瘤标志物 □ 肝炎病毒复制量 □ 血气分析 □ 红细胞沉降率 □ C 反应蛋白或高敏 C 反应蛋白 □ 心电图 □ X 线胸部正位片 □ 肝胆胰脾＋腹腔超声 □ 肝超声造影 □ 超声心动图 □ 24 小时动态心电图 □ 肝储备功能 □ 肝胆脾 MRI 平扫＋动态增强或上腹部 CT 平扫＋增强或 PET-CT □ 肺功能 □ 肺 CT □ 胃肠镜 □ 骨扫描	□ 血常规 □ 血型 □ 尿、粪常规 □ 普通生化 □ 凝血功能 □ 血清术前八项 □ 肿瘤标志物 □ 肝炎病毒复制量 □ 血气分析 □ 红细胞沉降率 □ C 反应蛋白或高敏 C 反应蛋白 □ 心电图 □ X 线胸部正位片 □ 肝胆胰脾＋腹腔超声 □ 肝超声造影 □ 超声心动图 □ 24 小时动态心电图 □ 肝脏储备功能 □ 肝胆脾 MRI 平扫＋动态增强或上腹部 CT 平扫＋增强或 PET-CT □ 肺功能 □ 肺 CT □ 胃肠镜 □ 骨扫描
		药物医嘱		
		手术医嘱		
		处置医嘱		
主要护理工作		健康宣教	□ 住院宣教：介绍责任护士，病区环境、设施、规章制度、基础护理服务项目 □ 进行护理安全指导 □ 进行等级护理、活动范围指导 □ 进行饮食指导 □ 进行用药指导 □ 进行关于疾病知识的宣教	
		护理处置	□ 患者身份核对 □ 佩戴腕带 □ 建立住院病历，通知医师 □ 询问病史，填写护理记录单首页 □ 测量基本生命体征 □ 观察病情 □ 抽血 □ 输液	□ 测量基本生命体征 □ 观察病情 □ 抽血 □ 输液 □ 心理与生活护理 □ 指导并监督患者治疗与活动 □ 遵医嘱用药 □ 遵医嘱留取标本

（续　表）

主要护理工作	护理处置	□ 心理与生活护理 □ 妥善固定各种管道 □ 根据评估结果采取相应的护理措施 □ 通知次日检查项目及检查注意事项	□ 根据评估结果采取相应的护理措施 □ 妥善固定各种管道 □ 使用床档
	护理评估	□ 一般评估:生命体征、神志、皮肤、药物过敏史等 □ 专科评估:饮食习惯、生活方式、体重、身高、家族史、肤温、指端末梢感觉情况 □ 风险评估:评估有无跌倒、坠床、压疮、导管滑脱、液体外渗的风险 □ 心理评估 □ 营养评估 □ 疼痛评估 □ 康复评估	□ 风险评估:评估有无跌倒、坠床、压疮、导管滑脱、液体外渗的风险
	专科护理	□ 心电监护(病情危重或不稳定) □ 吸氧(必要时) □ 观察有无消化道出血情况,进行疼痛评分并通知医师	□ 心电监护(病情危重或不稳定) □ 吸氧(必要时) □ 观察有无消化道出血情况,进行疼痛评分并通知医师
	饮食指导	□ 根据医嘱通知配餐员准备膳食 □ 协助进餐	□ 协助进餐
	活动体位	□ 根据护理等级及医嘱指导活动	□ 根据护理等级及医嘱指导活动
	洗浴要求	□ 卫生整顿:更衣、剃须、剪短指甲	□ 协助患者晨、晚间护理
病情变异记录		□ 无　□ 有,原因: □ 患者　□ 疾病　□ 医疗 □ 护理　□ 保障　□ 管理	□ 无　□ 有,原因: □ 患者　□ 疾病　□ 医疗 □ 护理　□ 保障　□ 管理

护士签名	白班	小夜班	大夜班	白班	小夜班	大夜班

医师签名						

时间		住院第3天(术前1天)	住院第4天(手术日)
主要诊疗工作	病情评估	□ 危险性分层,监护强度和治疗效果评估	
	制度落实	□ 主诊医师查房 □ 组织术前讨论 □ 手术安全核查 □ 专科会诊(必要时)	□ 三级医师查房 □ 专科会诊(必要时) □ 手术安全核查
	病历书写	□ 完成主诊医师查房记录 □ 完成科主任查房记录(疑难危重) □ 完成术前小结记录 □ 完成术前讨论记录	□ 术者或第一助手于术后24小时内完成手术记录(术者签字) □ 术后首次病程记录:术后即刻完成

（续　表）

主要诊疗工作	知情同意	□ 术前谈话并签署手术知情同意书	
	手术治疗	□ 明日局部麻醉＋静脉复合麻醉下行肝癌超声引导消融术治疗 □ 肝病灶超声引导穿刺活检	□ 局部麻醉＋静脉复合麻醉下行肝癌超声引导消融术治疗 □ 肝病灶超声引导穿刺活检
	其他	□ 记录观察穿刺点及周围情况（急诊术后患者） □ 经治医师检查整理病历资料 □ 检查住院押金	□ 术后病情交接 □ 术后密切观察病情变化 □ 记录观察穿刺点及周围皮肤皮下情况
重点医嘱	长期医嘱	护理医嘱	□ 肝癌消融治疗术前护理常规 □ 护理等级：二级护理	□ 肝癌消融治疗术后护理常规 □ 护理等级：二级护理
		处置医嘱	□ 吸氧（必要时） □ 限制活动：卧床或床旁活动 □ 心电、血压监护（必要时） □ 陪护（高龄、病危及病重患者）	□ 吸氧（必要时） □ 限制活动：卧床或床旁活动 □ 心电、血压监护（必要时） □ 陪护
		膳食医嘱	□ 肝硬化口腔半流食（肝硬化非糖尿病患者） □ 糖尿病普食（糖尿病患者） □ 低盐、低脂普食（高血压患者）	□ 肝硬化口腔半流食（肝硬化非糖尿病患者） □ 糖尿病普食（糖尿病患者） □ 低盐、低脂普食（高血压患者）
		药物医嘱	□ 升白细胞及升血小板药 □ 止血药 □ 保肝药 □ 麻醉药 □ 镇痛药 □ 增强免疫力药 □ 抑酸镇吐药 □ 降门静脉压药 □ 抗菌药 □ 抗肿瘤药（消癌平、苦参、甘露聚糖肽等） □ 调节水、电解质平衡药 □ 营养支持药 □ 解热药 □ 其他药	□ 升白细胞及升血小板药 □ 止血药 □ 保肝药 □ 麻醉药 □ 镇痛药 □ 增强免疫力药 □ 抑酸镇吐药 □ 降门静脉压药 □ 抗菌药 □ 抗肿瘤药（消癌平、苦参、甘露聚糖肽等） □ 调节水、电解质平衡药 □ 营养支持药 □ 解热药 □ 其他药

（续　表）

重点医嘱	临时医嘱	检查检验	□ 血常规 □ 尿、粪常规（必要时） □ 普通生化 □ 肿瘤标志物 □ 血气分析 □ C 反应蛋白或高敏 C 反应蛋白 □ 胸腔超声 □ 腹腔超声 □ 肝超声造影 □ 肝胆脾 MRI 平扫＋动态增强或上腹部 CT 平扫＋增强	□ 血常规 □ 尿、粪常规（必要时） □ 普通生化 □ 肿瘤标志物 □ 血气分析 □ C 反应蛋白或高敏 C 反应蛋白 □ 胸腔超声 □ 腹腔超声 □ 肝超声造影 □ 肝胆脾 MRI 平扫＋动态增强或上腹部 CT 平扫＋增强
		药物医嘱		
		手术医嘱	□ 明日局部麻醉＋静脉复合麻醉下行肝癌超声引导消融术治疗 □ 肝病灶超声引导穿刺活检	□ 局部麻醉＋静脉复合麻醉下行肝癌超声引导消融术治疗 □ 肝病灶超声引导穿刺活检
		处置医嘱	□ 备皮 □ 静脉留置针	
主要护理工作		健康宣教	□ 术前宣教	
		护理处置	□ 配合医师完成血常规、出凝血时间、肝功能、肾功能、电解质状况及感染指标、心电图、心脏超声、X 线胸片等术前检查 □ 抽血（根据医嘱） □ 确认手术部位皮肤的准备工作 □ 根据手术部位，上肢肘正中静脉穿刺留置针 □ 检查术前物品准备 □ 完成护理记录 □ 遵医嘱用药	□ 完成护理记录 □ 抽血（根据医嘱） □ 穿刺部位预防感染及出血护理 □ 术后心理与生活护理 □ 输液 □ 与手术室送患者医师共同评估穿刺处切口情况、皮肤及皮下、切口敷料、输液及特殊注意事项 □ 遵医嘱用药 □ 指导并监督患者术后及恢复期治疗与活动
		护理评估	□ 评估有无跌倒、坠床、压疮、导管滑脱、液体外渗的风险	□ 评估患者术侧切口及皮肤皮下情况，并采取相应的护理措施 □ 观察切口敷料，有渗血时报告医师处理 □ 评估术后患者疼痛及意识状况 □ 评估皮肤、黏膜有无出血，有无消化道出血 □ 评估有无跌倒、坠床、压疮、导管滑脱、液体外渗的风险 □ 心理评估及疏导

主要护理工作	专科护理	□ 心电监护（必要时） □ 吸氧 □ 进行疼痛评分并通知医师	□ 心电监护 □ 吸氧 □ 严密观察生命体征 □ 进行疼痛评分，如有异常及时通知医师 □ 观察有无伤口敷料渗血或出血情况，严密观察有无消化道出血情况，异常时立即报告医师处理
	饮食指导	□ 协助进餐	□ 协助患者进食及饮水
	活动体位	□ 根据护理等级指导活动	□ 协助或指导患者床上翻身、如厕及床旁活动
	洗浴要求	□ 备皮后协助患者清洁备皮部位，更换病员服	□ 协助患者晨、晚间护理 □ 告知患者穿刺处切口保护方法
病情变异记录		□ 无　□ 有，原因： □ 患者　□ 疾病　□ 医疗 □ 护理　□ 保障　□ 管理	□ 无　□ 有，原因： □ 患者　□ 疾病　□ 医疗 □ 护理　□ 保障　□ 管理

护士签名	白班	小夜班	大夜班	白班	小夜班	大夜班

医师签名		

时间	住院第5－8天（术后与出院前）	住院第9－10天（出院日）
主要诊疗工作　病情评估	□ 上级医师进行治疗效果、预后和出院评估	□ 出院宣教
核心制度落实	□ 手术医师查房 □ 专科会诊（必要时）	
病历书写	□ 术后连续3天病程记录	□ 病程记录（有上级医师指示出院） □ 出院后24小时内完成出院记录 □ 出院后24小时内完成病案首页
知情同意		
手术治疗		
其他	□ 密切观察病情变化 □ 检查住院押金 □ 通知患者及其家属出院 □ 二级预防教育	□ 预约门诊复诊时间 □ 完成出院小结 □ 开具出院介绍信 □ 开具诊断证明书

重点医嘱	长期医嘱	护理医嘱	□ 按介入超声科护理常规 □ 护理等级：二级护理	
		处置医嘱	□ 心电监护 □ 停陪护医嘱	
		膳食医嘱	□ 肝硬化口腔半流食（肝硬化非糖尿病患者） □ 糖尿病普食（糖尿病患者） □ 低盐、低脂普食（高血压患者） □ 遵医嘱	□ 肝硬化口腔半流食（肝硬化非糖尿病患者） □ 糖尿病普食（糖尿病患者） □ 低盐、低脂普食（高血压患者） □ 遵医嘱
		药物医嘱	□ 升白细胞及升血小板药 □ 止血药 □ 保肝药 □ 麻醉药 □ 镇痛药 □ 增强免疫力药 □ 抑酸镇吐药 □ 降门静脉压药 □ 抗菌药 □ 抗肿瘤药 □ 调节水、电解质平衡药 □ 营养支持药 □ 解热药 □ 其他药	□ 停所有长期医嘱
	临时医嘱	检查检验	□ 血常规 □ 尿、粪常规（必要时） □ 普通生化 □ 肿瘤标志物 □ 血气分析 □ C反应蛋白或高敏C反应蛋白 □ 胸腔超声 □ 腹腔超声 □ 肝超声造影 □ 肝胆脾MRI平扫＋动态增强或上腹部CT平扫＋增强	
		药物医嘱		
		手术医嘱		
		处置医嘱	□ 明日出院	□ 出院

（续　表）

主要护理工作	健康宣教	□ 二级预防教育 □ 出院准备指导	□ 出院健康指导
	护理处置	□ 恢复期心理与生活护理 □ 穿刺部位预防感染护理 □ 指导并监督患者恢复期的治疗与活动 □ 输液 □ 遵医嘱用药	□ 核对患者住院费用 □ 指导患者结账 □ 指导患者取出院带药 □ 移出患者住院信息 □ 整理床单元
	护理评估	□ 评估手术切口及皮肤皮下情况 □ 评估有无跌倒、坠床、压疮、导管滑脱、液体外渗的风险 □ 心理评估 □ 疼痛评估 □ 评估患者对疾病、预防、保健方面的能力	□ 评估患者对疾病、预防、保健方面的能力
	专科护理	□ 心电监护（必要时） □ 吸氧（必要时） □ 观察生命体征 □ 观察有无消化道出血情况,异常时立即报告医师处理	
	饮食指导	□ 协助进餐	
	活动体位	□ 根据护理等级指导活动	
	洗浴要求	□ 协助更换病员服	
病情变异记录		□ 无　□ 有,原因: □ 患者　□ 疾病　□ 医疗 □ 护理　□ 保障　□ 管理	□ 无　□ 有,原因: □ 患者　□ 疾病　□ 医疗 □ 护理　□ 保障　□ 管理

护士签名	白班	小夜班	大夜班	白班	小夜班	大夜班
医师签名						

肝囊肿行超声引导经皮穿刺抽液及硬化治疗术临床路径

一、肝囊肿行超声引导经皮穿刺抽液及硬化治疗术
临床路径标准住院流程

(一)适用对象

第一诊断为肝囊肿(ICD-10:K76.804)行超声引导经皮穿刺抽液及硬化治疗术(ICD-9-CM-3:50.9104/50.2401)的患者。

(二)诊断依据

根据《临床诊疗指南——外科学分册》(中华医学会编著,人民卫生出版社)及《介入性超声应用指南》(人民卫生出版社,2014年)。

1. 临床表现:一般无任何症状和体征,常为查体时发现肝内囊性占位性病变。部分较大囊肿可引起肿胀不适等症状。

2. 影像学检查提示并了解囊肿位置、大小、数量、周围毗邻结构等情况及有无合并感染。

(三)治疗方案的选择

根据《临床诊疗指南——外科学分册》(中华医学会编著,人民卫生出版社)及《介入性超声应用指南》(人民卫生出版社,2014年)。

超声引导经皮穿刺抽液及硬化治疗:①对于最大径5cm以上,且与胆管不相通的囊肿,可取得较好的疗效;②对于多囊肝患者,可选择其中较大者进行治疗,缓解症状。

(四)标准住院日为5~7天

(五)进入路径标准

1. 第一诊断必须符合肝囊肿(ICD-10:K76.804)行超声引导经皮穿刺抽液及硬化治疗(ICD-9-CM-3:50.9104/50.2401)。

2. 患者无乙醇过敏史,术前评估确定治疗方案,符合手术条件者可以进入本路径。

3. 当患者同时具有其他疾病诊断,但在住院期间不需要特殊处理,也不影响第一诊断的临床路径流程实施时,可以进入路径。

4. 如同时合并的其他疾病可能影响到本路径实施时,应在治疗过程中增加相关路径流程进行治疗。

(六)术前准备(术前评估)(住院第1—3天)

1. 完成首次病程及住院记录,住院记录由患者或其家属签字(住院第1天)。

2. 术前评估

(1)所必需的检查项目:①血常规、尿常规、粪常规+隐血(住院第2天);②肝肾功能、电解质、血糖、血脂、凝血功能、消化系统肿瘤标志物、感染性疾病筛查(乙型病毒性肝炎、丙型病毒

性肝炎、艾滋病、梅毒等)(住院第 2 天);③X 线胸片、心电图、肝胆胰脾+腹腔超声、必要时查肝胆脾 MRI 平扫+动态增强或上腹部 CT 平扫+增强(住院第 3 天)。

(2)营养评估:由护士根据《解放军总医院新入院患者营养风险筛查表(NRS)》为新入院患者进行营养评估,评分>3 分者告知医师,必要时申请营养科医师会诊。

(3)心理评估:由心理科医师根据病情需要实施评估。

(4)疼痛评估:由医师对于术前 24 小时、麻醉前的患者根据《视觉模拟评分法(VAS)》实施疼痛评估,评估结果及应用的特殊镇痛药物应当告知患者或其病情委托人,疼痛评估的结果应当记录在住院病历表格中。评分>7 分常规镇痛处理效果欠佳的顽固性疼痛患者应当及时请疼痛科医师会诊。

(5)康复评估:由护士根据《入院患者康复筛查和评估表》在患者入院后 24 小时内进行康复筛查和评估。任何一项结果为"是",告知医师,申请康复科医师会诊。

(6)深静脉血栓栓塞症风险评估:根据专科《深静脉血栓栓塞症评估量表》在患者入院后 24 小时内进行风险筛查和评估,风险结果为"高危"的,则申请血管外科或介入导管室医师会诊。

3. 术前准备

(1)术前谈话:术者应在术前 1 天与患者及其亲属谈话,告知手术方案、相关风险、术后转归、手术费用及患者和其亲属权益,并履行书面知情同意手续。告知高值耗材的使用及费用。

(2)通知介入手术室准备手术间、手术药品、手术物品及耗材。①麻醉方式:局部麻醉;②手术耗材:穿刺引导套组、18G 或 16G PTC 针等。

(3)术前用药:酌情应用保肝、抑酸、镇吐等药物,调节水、电解质平衡。

(4)护士做心理护理,交代注意事项。

(5)手术部位标识:术者、第一助手或经治医师在术前 1 天应对手术部位做体表标识,急诊手术由接诊医师或会诊外科医师标记,标记过程应有责任护士、患者及其亲属共同参与,并记入手术安排表。

4. 日常护理工作

(1)护士对患者进行身份核对、佩戴腕带、建立住院病历,通知医师,询问病史,并填写护理记录单首页。

(2)对患者进行住院宣教:主要包括介绍责任护士、病区环境、设施、规章制度、基础护理服务项目。

(3)对患者进行住院指导:进行护理安全、等级护理、活动范围、饮食指导、用药指导及关于疾病知识的宣教。

(4)对患者进行各项评估:包括一般情况评估、专科评估、风险评估(有无跌倒、坠床、压疮、导管滑脱、液体外渗的风险)、心理、营养及疼痛评估。

(5)测量基本生命体征,观察病情(观察是否存在切口敷料渗血、渗液情况,进行疼痛评分并通知医师),遵医嘱抽血、输液、协助患者留取标本、通知营养科配餐员准备膳食并协助患者进餐,通知患者次日检查项目及检查注意事项。指导并监督患者治疗与活动,对患者进行心理与生活护理,妥善固定各种管道,根据评估结果采取相应的护理措施,如对有坠床风险患者使用床档。

(6)术前对患者做心理护理,进行皮肤准备及物品准备,交代围术期注意事项,在非手术侧留置静脉滴注针管。

(7)完成护理记录。

（七）预防性抗菌药选择与使用时机

抗菌药使用：按照《抗菌药临床应用指导原则（2015 年版）》（国卫办医发〔2015〕43 号）执行，并结合患者的病情决定抗菌药的选择与使用时间。

（八）手术日（住院第 4 天）

1. 手术安全核对：患者入手术间后由手术医师、麻醉医师、巡回护士和患者本人共同核对患者身份、手术部位与标识、手术方式。手术医师、麻醉医师、巡回护士三方按《手术安全核对表》逐项核对，共同签字。

2. 囊液生化及常规，离心沉渣找瘤细胞；必要时行肿瘤标志物检查。

3. 麻醉方式：局部麻醉。

4. 手术方式：超声引导肝囊肿经皮穿刺抽液及硬化治疗术。

5. 术中用药：麻醉常规用药、医用无水乙醇或聚桂醇注射液、必要时应用止血药。

6. 术中病理：囊液离心沉渣找瘤细胞。

7. 经治医师或手术医师应即刻完成术后首次病程记录，观察术后患者病情变化，对症处理。

8. 术后护理工作。

（九）术后住院恢复（住院第 5—6 天）

1. 根据病情需要选择的复查检查项目　血常规、肝肾功能、电解质、血糖、腹腔超声、肝胆脾 MRI 平扫＋增强（或上腹部 CT 平扫＋增强）。

2. 术后用药　按照《抗菌药临床应用指导原则（2015 年版）》（国卫办医发〔2015〕43 号）执行，并结合患者的病情决定抗菌药的选择与使用时间。同时需根据病情需要给予保肝、抑酸、镇吐、营养支持等药物治疗。

3. 麻醉医师术后访视　术后 3 天内访视患者，如有特殊情况应详细记录，及时与手术医师或重症监护室医师沟通并迅速处理。

4. 护理工作　指导并监督患者恢复期的治疗与活动，恢复期心理与生活护理，穿刺部位预防感染护理，对患者进行二级预防教育及出院准备指导。

（十）出院标准

1. 穿刺点皮肤愈合好：穿刺点皮肤甲级愈合、无感染。

2. 患者恢复正常饮食及活动，体温基本恢复在正常范围内。

3. 没有需要住院处理的并发症。

4. 心理评估适合出院。

5. 医师告知患者术后注意事项及复查方法和时间，完成出院记录，出具出院通知单，通知患者或其家属办理出院相关手续。

6. 护理工作：评估患者对疾病、预防、保健方面的能力，进行出院健康指导，核对患者住院费用，指导患者出院带药及结账，移出患者住院信息，整理床单元。

（十一）变异及原因分析

1. 患者有乙醇过敏史，不能接受无水乙醇凝固治疗。

2. 术前患者因存在肝功能、血常规指标明显异常，糖尿病、心肺疾病、肾功能不全等不能耐受手术的状况，需首先进行相关临床路径的治疗路径，会导致住院时间延长、费用增加。

3. 围术期的合并症和（或）并发症，需要合并进行相关临床路径的诊断和治疗路径，导致住院时间延长、费用增加。

4. 患者年龄大或因为同时存在心肺等基础疾病，术后恢复慢，需延长术后恢复时间，导致住院时间延长、费用增加。

二、肝囊肿行超声引导经皮穿刺抽液及硬化治疗术临床路径表单

适用对象	第一诊断肝囊肿（ICD－10：K76.804）行超声引导经皮穿刺抽液及硬化治疗术（ICD-9-CM-350.9104/50.2401）的患者	
患者基本信息	姓名：____ 性别：____ 年龄：___ 门诊号：____ 住院号：_____ 过敏史：_____ 住院日期：____年___月___日 出院日期：____年___月___日	标准住院日：5～7天

时间			住院第1天	住院第2天
主要诊疗工作		制度落实	□ 住院2小时内经治医师或值班医师完成接诊 □ 住院24小时内主管医师查房	□ 经治医师查房（早、晚2次） □ 主管医师查房 □ 住院48小时内主诊医师完成检诊 □ 专科会诊（必要时）
		病情评估	□ 经治医师询问病史及体格检查 □ 危险性分层，监护强度和治疗效果评估 □ 营养评估 □ 心理评估 □ 疼痛评估 □ 康复评估 □ 深静脉血栓栓塞症风险评估	□ 术前评估（影响路径实施的因素评估）
		病历书写	□ 住院8小时内完成首次病程记录 □ 住院24小时内完成住院记录	□ 住院48小时内完成主管医师查房记录
		知情同意	□ 病情告知 □ 患者及其家属签署授权委托书 □ 患者或其家属住院记录签字 □ 签署病危病重告知书（病危、病重患者）	□ 病情告知
		手术治疗		
		其他	□ 及时通知上级医师检诊	□ 对可能影响路径实施的检查及检验指标进行复查或对症处理
重点医嘱	长期医嘱	护理医嘱	□ 按介入超声科护理常规 □ 护理等级：二级护理 □ 陪护（高龄、病危、病重患者）	□ 按介入超声科护理常规 □ 护理等级：二级护理 □ 陪护（高龄、病危、病重患者）
		处置医嘱	□ 吸氧（必要时） □ 限制活动：卧床或床旁活动（必要时） □ 心电、血压监护（中、高危患者） □ 陪护（高龄、病危、病重患者）	□ 吸氧（必要时） □ 限制活动：卧床或床旁活动（必要时） □ 心电、血压监护（中、高危患者） □ 陪护（高龄、病危、病重患者）

(续 表)

长期医嘱	膳食医嘱	□ 肝硬化口腔半流食(肝硬化非糖尿病患者) □ 糖尿病普食(糖尿病患者) □ 低盐、低脂普食(高血压患者) □ 遵医嘱		□ 肝硬化口腔半流食(肝硬化非糖尿病患者) □ 糖尿病普食(糖尿病患者) □ 低盐、低脂普食(高血压患者) □ 遵医嘱
	药物医嘱	□ 升白细胞及升血小板药 □ 止血药 □ 保肝药 □ 麻醉药 □ 镇痛药 □ 抑酸镇吐药 □ 抗菌药 □ 调节水、电解质平衡药 □ 营养支持药 □ 解热药 □ 其他药		□ 升白细胞及升血小板药 □ 止血药 □ 保肝药 □ 麻醉药 □ 镇痛药 □ 抑酸镇吐药 □ 抗菌药 □ 调节水、电解质平衡药 □ 营养支持药 □ 解热药 □ 其他药
重点医嘱	临时医嘱	检查检验	□ 血常规 □ 血型 □ 尿、粪常规 □ 普通生化 □ 凝血功能 □ 血清术前八项 □ 肿瘤标志物 □ 血气分析 □ 红细胞沉降率 □ C 反应蛋白或高敏 C 反应蛋白 □ 心电图 □ X 线胸部正位片 □ 肝胆胰脾＋腹腔超声 □ 肝超声造影 □ 超声心动图 □ 24 小时动态心电图 □ 肝储备功能 □ 肝胆脾 MRI 平扫＋动态增强或上腹部 CT 平扫＋增强或 PET-CT □ 肺功能 □ 肺 CT □ 骨扫描	□ 血常规 □ 血型 □ 尿、粪常规 □ 普通生化 □ 凝血功能 □ 血清术前八项 □ 肿瘤标志物 □ 血气分析 □ 红细胞沉降率 □ C 反应蛋白或高敏 C 反应蛋白 □ 心电图 □ X 线胸部正位片 □ 肝胆胰脾＋腹腔超声 □ 肝超声造影 □ 超声心动图 □ 24 小时动态心电图 □ 肝储备功能 □ 肝胆脾 MRI 平扫＋动态增强或上腹部 CT 平扫＋增强或 PET-CT □ 肺功能 □ 肺 CT □ 骨扫描
		药物医嘱		
		手术医嘱		
		处置医嘱		

（续　表）

主要护理工作	健康宣教	☐ 住院宣教:介绍责任护士,病区环境、设施、规章制度、基础护理服务项目 ☐ 进行护理安全指导 ☐ 进行等级护理、活动范围指导 ☐ 进行饮食指导 ☐ 进行用药指导 ☐ 进行关于疾病知识的宣教	
	护理处置	☐ 患者身份核对 ☐ 佩戴腕带 ☐ 建立住院病历,通知医师 ☐ 询问病史,填写护理记录单首页 ☐ 测量基本生命体征 ☐ 观察病情 ☐ 抽血 ☐ 输液 ☐ 心理与生活护理 ☐ 妥善固定各种管道 ☐ 根据评估结果采取相应的护理措施 ☐ 通知次日检查项目及检查注意事项	☐ 测量基本生命体征 ☐ 观察病情 ☐ 抽血 ☐ 输液 ☐ 心理与生活护理 ☐ 指导并监督患者治疗与活动 ☐ 遵医嘱用药 ☐ 遵医嘱留取标本 ☐ 根据评估结果采取相应的护理措施 ☐ 妥善固定各种管道 ☐ 使用床档
	护理评估	☐ 一般评估:生命体征、神志、皮肤、药物过敏史等 ☐ 专科评估:饮食习惯、生活方式、体重、身高、家族史、肤温、指端末梢感觉情况 ☐ 风险评估:评估有无跌倒、坠床、压疮、导管滑脱、液体外渗的风险 ☐ 心理评估 ☐ 营养评估 ☐ 疼痛评估 ☐ 康复评估	☐ 风险评估:评估有无跌倒、坠床、压疮、导管滑脱、液体外渗的风险
	专科护理	☐ 心电监护(病情危重或不稳定) ☐ 吸氧(必要时) ☐ 观察有无消化道出血情况,进行疼痛评分并通知医师	☐ 心电监护(病情危重或不稳定) ☐ 吸氧(必要时) ☐ 观察有无消化道出血情况,进行疼痛评分并通知医师
	饮食指导	☐ 根据医嘱通知配餐员准备膳食 ☐ 协助进餐	☐ 协助进餐
	活动体位	☐ 根据护理等级及医嘱指导活动	☐ 根据护理等级及医嘱指导活动
	洗浴要求	☐ 卫生整顿:更衣、剃须、剪短指甲	☐ 协助患者晨、晚间护理
病情变异记录		☐ 无　☐ 有,原因: ☐ 患者　☐ 疾病　☐ 医疗 ☐ 护理　☐ 保障　☐ 管理	☐ 无　☐ 有,原因: ☐ 患者　☐ 疾病　☐ 医疗 ☐ 护理　☐ 保障　☐ 管理

（续　表）

护士签名		白班	小夜班	大夜班	白班	小夜班	大夜班
医师签名							
时间		住院第 3 天（术前 1 天）			住院第 4 天（手术日）		
主要诊疗工作	病情评估	□ 危险性分层，监护强度和治疗效果评估					
	制度落实	□ 主诊医师查房 □ 组织术前讨论 □ 手术安全核查 □ 专科会诊（必要时）			□ 三级医师查房 □ 专科会诊（必要时） □ 手术安全核查		
	病历书写	□ 完成主诊医师查房记录 □ 完成科主任查房记录（疑难危重） □ 完成术前讨论记录 □ 完成术前小结记录			□ 术者或第一助手于术后 24 小时内完成手术记录（术者签字） □ 术后首次病程记录：术后即刻完成		
	知情同意	□ 术前谈话并签署手术知情同意书					
	手术治疗	□ 明日局部麻醉下行肝囊肿超声引导经皮穿刺抽液及硬化治疗术			□ 局部麻醉下行肝囊肿超声引导经皮穿刺抽液及硬化治疗术		
	其他	□ 记录观察穿刺点及周围情况（急诊术后患者） □ 经治医师检查整理病历资料 □ 检查住院押金			□ 术后病情交接 □ 术后密切观察病情变化 □ 记录观察穿刺点及周围皮肤、皮下情况		
重点医嘱	长期医嘱	护理医嘱	□ 肝囊肿治疗术前护理常规 □ 护理等级：二级护理		□ 肝囊肿治疗术后护理常规 □ 护理等级：二级护理		
		处置医嘱	□ 吸氧（必要时） □ 限制活动：卧床或床旁活动 □ 心电、血压监护（必要时） □ 陪护（高龄、病危及病重患者）		□ 吸氧（必要时） □ 限制活动：卧床或床旁活动 □ 心电、血压监护（必要时） □ 陪护		
		膳食医嘱	□ 肝硬化口腔半流食（肝硬化非糖尿病患者） □ 糖尿病普食（糖尿病患者） □ 低盐、低脂普食（高血压患者）		□ 肝硬化口腔半流食（肝硬化非糖尿病患者） □ 糖尿病普食（糖尿病患者） □ 低盐、低脂普食（高血压患者）		
		药物医嘱	□ 升白细胞及升血小板药 □ 止血药 □ 保肝药 □ 麻醉药 □ 镇痛药 □ 抑酸镇吐药 □ 抗菌药 □ 调节水、电解质平衡药 □ 营养支持药 □ 解热药 □ 其他药		□ 升白细胞及升血小板药 □ 止血药 □ 保肝药 □ 麻醉药 □ 镇痛药 □ 抑酸镇吐药 □ 抗菌药 □ 调节水、电解质平衡药 □ 营养支持药 □ 解热药 □ 其他药		

重点医嘱	临时医嘱	检查检验	□ 血常规 □ 尿、粪常规(必要时) □ 普通生化 □ 肿瘤标志物 □ 血气分析 □ C 反应蛋白或高敏 C 反应蛋白 □ 胸腔超声 □ 腹腔超声 □ 肝超声造影 □ 肝胆脾 MRI 平扫＋动态增强或上腹部 CT 平扫＋增强	□ 血常规 □ 尿、粪常规(必要时) □ 普通生化 □ 肿瘤标志物 □ 血气分析 □ C 反应蛋白或高敏 C 反应蛋白 □ 胸腔超声 □ 腹腔超声 □ 肝超声造影 □ 肝胆脾 MRI 平扫＋动态增强或上腹部 CT 平扫＋增强
		药物医嘱		
		手术医嘱	□ 明日局部麻醉行肝囊肿超声引导经皮穿刺抽液及硬化治疗术	□ 局部麻醉行肝囊肿超声引导经皮穿刺抽液及硬化治疗术
		处置医嘱	□ 备皮 □ 静脉留置针	
主要护理工作		健康宣教	□ 术前宣教	
		护理处置	□ 配合医师完成血常规、出凝血时间、肝功能、肾功能、电解质状况及感染指标、心电图、心脏超声、X 线胸片等术前检查 □ 抽血(根据医嘱) □ 确认手术部位皮肤的准备工作 □ 根据手术部位,上肢肘正中静脉穿刺留置针 □ 检查术前物品准备 □ 完成护理记录 □ 遵医嘱用药	□ 完成护理记录 □ 抽血(根据医嘱) □ 穿刺部位预防感染及出血护理 □ 术后心理与生活护理 □ 输液 □ 与手术室送患者医师共同评估穿刺处切口情况、皮肤及皮下、切口敷料、输液及特殊注意事项 □ 遵医嘱用药 □ 指导并监督患者术后及恢复期治疗与活动
		护理评估	□ 评估有无跌倒、坠床、压疮、导管滑脱、液体外渗的风险	□ 评估患者术侧切口及皮肤皮下情况,并采取相应的护理措施 □ 观察切口敷料,有渗血时报告医师处理 □ 评估术后患者疼痛及意识状况 □ 评估皮肤、黏膜有无出血,有无消化道出血 □ 评估有无跌倒、坠床、压疮、导管滑脱、液体外渗的风险 □ 心理评估及疏导

（续　表）

主要护理工作	专科护理	□ 心电监护（必要时） □ 吸氧 □ 进行疼痛评分并通知医师	□ 心电监护 □ 吸氧 □ 严密观察生命体征 □ 进行疼痛评分，如有异常及时通知医师 □ 观察有无切口敷料渗血或出血情况，严密观察有无消化道出血情况，异常时立即报告医师处理
	饮食指导	□ 协助进餐	□ 协助患者进食及饮水
	活动体位	□ 根据护理等级指导活动	□ 协助或指导患者床上翻身、如厕及床旁活动
	洗浴要求	□ 备皮后协助患者清洁备皮部位，更换病员服	□ 协助患者晨、晚间护理 □ 告知患者穿刺处切口保护方法
病情变异记录		□ 无　□ 有，原因： □ 患者　□ 疾病　□ 医疗 □ 护理　□ 保障　□ 管理	□ 无　□ 有，原因： □ 患者　□ 疾病　□ 医疗 □ 护理　□ 保障　□ 管理

护士签名	白班	小夜班	大夜班	白班	小夜班	大夜班

医师签名		

时间	住院第 5－6 天（术后与出院前）	住院第 7 天（出院日）
主要诊疗工作	病情评估	□ 上级医师进行治疗效果、预后和出院评估	□ 出院宣教

主要诊疗工作	病情评估	□ 上级医师进行治疗效果、预后和出院评估	□ 出院宣教
	核心制度落实	□ 手术医师查房 □ 专科会诊（必要时）	
	病历书写	□ 术后连续 3 天病程记录	□ 病程记录（有上级医师指示出院） □ 出院后 24 小时内完成出院记录 □ 出院后 24 小时内完成病案首页
	知情同意		
	手术治疗		
	其他	□ 密切观察病情变化 □ 检查住院押金 □ 通知患者及其家属出院 □ 二级预防教育	□ 预约门诊复诊时间 □ 完成出院小结 □ 开具出院介绍信 □ 开具诊断证明书

（续　表）

重点医嘱	长期医嘱	护理医嘱	□ 按介入超声科护理常规 □ 护理等级:二级护理	
		处置医嘱	□ 心电监护 □ 停陪护医嘱	
		膳食医嘱	□ 肝硬化口腔半流食(肝硬化非糖尿病患者) □ 糖尿病普食(糖尿病患者) □ 低盐、低脂普食(高血压患者) □ 遵医嘱	□ 肝硬化口腔半流食(肝硬化非糖尿病患者) □ 糖尿病普食(糖尿病患者) □ 低盐、低脂普食(高血压患者) □ 遵医嘱
		药物医嘱	□ 升白细胞及升血小板药 □ 止血药 □ 保肝药 □ 麻醉药 □ 镇痛药 □ 抑酸镇吐药 □ 抗菌药 □ 调节水、电解质平衡药 □ 营养支持药 □ 解热药 □ 其他药	□ 停所有长期医嘱
	临时医嘱	检查检验	□ 血常规 □ 尿、粪常规(必要时) □ 普通生化 □ 血气分析 □ C反应蛋白或高敏C反应蛋白 □ 胸腔超声 □ 腹腔超声 □ 肝超声造影 □ 肝胆脾MRI平扫＋动态增强或上腹部CT平扫＋增强	
		药物医嘱		
		手术医嘱		
		处置医嘱	□ 明日出院	□ 出院

（续　表）

主要护理工作	健康宣教	□ 二级预防教育 □ 出院准备指导	□ 出院健康指导
	护理处置	□ 恢复期心理与生活护理 □ 穿刺部位预防感染护理 □ 指导并监督患者恢复期的治疗与活动 □ 输液 □ 遵医嘱用药	□ 核对患者住院费用 □ 指导患者结账 □ 指导患者取出院带药 □ 移出患者住院信息 □ 整理床单元
	护理评估	□ 评估手术切口及皮肤、皮下情况 □ 评估有无跌倒、坠床、压疮、导管滑脱、液体外渗的风险 □ 心理评估 □ 疼痛评估 □ 评估患者对疾病、预防、保健方面的能力	□ 评估患者对疾病、预防、保健方面的能力
	专科护理	□ 心电监护（必要时） □ 吸氧（必要时） □ 观察生命体征 □ 观察有无消化道出血情况，异常时立即报告医师处理	
	饮食指导	□ 协助进餐	
	活动体位	□ 根据护理等级指导活动	
	洗浴要求	□ 协助更换病员服	
病情变异记录		□ 无　□ 有，原因： □ 患者　□ 疾病　□ 医疗 □ 护理　□ 保障　□ 管理	□ 无　□ 有，原因： □ 患者　□ 疾病　□ 医疗 □ 护理　□ 保障　□ 管理
护士签名		白班　　小夜班　　大夜班	白班　　小夜班　　大夜班
医师签名			

甲状腺结节行超声引导经皮消融治疗术临床路径

一、甲状腺结节行超声引导经皮消融术临床路径标准住院流程

(一)适用对象

第一诊断为甲状腺结节(ICD-10:E04.101/E04.903/M81400/0/C73　01),包括结节性甲状腺肿、甲状腺腺瘤、自主功能性甲状腺结节和甲状腺癌。行超声引导经皮消融治疗术(ICD-9-CM-3:06.3106)的患者。

(二)诊断依据

根据《临床诊疗指南——外科学分册》(中华医学会编著,人民卫生出版社)及《介入性超声应用指南》(人民卫生出版社 2014 年)。

1. 临床表现:早期可无任何症状和体征,常为体检时发现甲状腺结节。病灶较大时可表现为颈部包块,压迫气管时可有吞咽异物感、憋气、声音改变等症状。

2. 超声检查示甲状腺结节。

3. 放射性核素扫描检查及颈部 CT 或 MRI 检查了解病灶位置、大小、数量、周围毗邻结构等情况,了解有无胸骨后甲状腺。

4. 多数甲状腺结节无甲状腺功能异常等表现。自主功能性甲状腺结节可合并甲状腺功能亢进症状。

5. 根据上述检查检验结果进行临床诊断。

(三)治疗方案的选择及依据

根据《临床诊疗指南——外科学分册》(中华医学会编著,人民卫生出版社)及《介入性超声应用指南》(人民卫生出版社,2014 年)。

1. 热消融治疗。结节实性部分>20%,且存在以下情况之一者:①结节最大径超过 2cm;②结节明显增长(1 年内体积增大 50%以上,或至少有 2 条径线增加超过 20%且超过 2mm);③患者存在与结节明显相关的症状(如异物感、颈部不适或疼痛);④结节明显外凸影响美观并要求治疗;⑤患者思想顾虑过重影响正常生活而拒绝临床观察;⑥自主功能性结节引起甲状腺功能亢进症状;⑦甲状腺癌拒绝手术或因合并的基础疾病无法手术治疗者。

2. 无水乙醇消融治疗。甲状腺囊性结节或实性部分小于 10%的结节。

(四)标准住院日为 4 天

(五)进入路径标准

1. 第一诊断必须符合甲状腺结节(ICD-10:E04.101/E04.903/M81400/0/C73 01),包括结节性甲状腺肿、甲状腺腺瘤、自主功能性甲状腺结节和甲状腺癌,行超声引导经皮消融治疗术(ICD-9-CM-3:06.3106)。

2. 术前评估确定治疗方案,符合消融条件者可以进入本路径。

3. 当患者同时患有其他疾病诊断,但在住院期间不需要特殊处理,也不影响第一诊断的临床路径流程实施时,可以进入路径。

4. 如同时合并的其他疾病可能影响到本路径实施时,应在消融过程中增加相关路径流程进行治疗。

（六）消融前准备（消融前评估）少于 2 天

1. **消融前评估** 术前 24 小时内完成术前病情评估,完成必要的检查,做出消融前小结、消融前讨论。

(1)必需的检查项目:①血常规、凝血功能、血型、尿常规、粪常规＋隐血。②血生化、甲状腺功能七项、血清术前八项(乙型病毒性肝炎五项、丙型病毒性肝炎、艾滋病、梅毒)。③X 线胸部正位片、心电图、肝胆胰脾＋腹腔超声、甲状腺超声、甲状腺超声造影、喉镜。

(2)根据患者具体情况可查:①血气分析、红细胞沉降率、C 反应蛋白或高敏 C 反应蛋白。②超声心动图、24 小时动态心电图。③颈部 CT 或磁共振,放射性核素扫描。④肺功能、肺 CT、PET/CT 等、骨扫描等。

(3)营养评估:根据《解放军总医院新入院患者营养风险筛查表(NRS)》为新入院患者进行营养评估,评分≥3 分者给予处置,必要时申请营养科医师会诊。

(4)心理评估:根据新入院患者情况申请心理科医师会诊。

(5)疼痛评估:根据《视觉模拟评分法(VAS)》实施疼痛评估,评分＞7 分给予处置,必要时请疼痛科医师会诊。

(6)康复评估:根据《入院患者康复筛查和评估表》在患者入院后 24 小时内进行康复筛查和评估。任何一项结果为"是",则申请康复科医师会诊。

(7)深静脉血栓栓塞症风险评估:根据专科《深静脉血栓栓塞症评估量表》在患者入院后24 小时内进行风险筛查和评估,风险结果为"高危"的,则申请血管外科或介入导管室医师会诊。

2. **消融前准备**

(1)消融前谈话:术者应在消融前 1 天与患者及其亲属谈话,告知消融方案、相关风险、消融后转归、费用及患者和其亲属权益,并履行书面知情同意手续。告知高值耗材的使用及费用。

(2)通知介入手术室准备手术间、手术药品、手术物品及耗材。①麻醉方式:局部麻醉,对麻醉高风险的患者,可在手术室治疗。②手术耗材:穿刺引导套组、一次性微波消融针/一次性射频消融针(1~2 支,根据肿瘤大小确定)、一次性 18G 或 16G PTC 针或无水乙醇注射疗法针(1 支)。③术中病理:超声引导甲状腺病灶穿刺活检或细针抽吸细胞学检查。

(3)护士做心理护理,交代注意事项。

(4)手术部位标识:术者、第一助手或经治医师在术前 1 天应对手术部位做体表标识,急诊手术由接诊医师或会诊外科医师标记,标记过程应有责任护士、患者及其亲属共同参与,并记入手术安排表。

3. **日常护理工作**

(1)护士对患者进行身份核对、佩戴腕带、建立住院病历,通知医师,询问病史,并填写护理记录单首页。

（2）对患者进行住院宣教：主要包括介绍责任护士，病区环境、设施、规章制度、基础护理服务项目。

（3）对患者进行住院指导：进行护理安全、等级护理、活动范围、饮食指导、用药指导，进行关于疾病知识的宣教。

（4）对患者进行各项评估：包括一般情况评估、专科评估、风险评估（有无跌倒、坠床、压疮、导管滑脱、液体外渗的风险），心理、营养及疼痛评估。

（5）测量基本生命体征，观察病情（观察是否存在切口敷料渗血、渗液情况，进行疼痛评分并通知医师），遵医嘱抽血、输液、协助患者留取标本、通知营养科配餐员准备膳食并协助患者进餐，通知患者次日检查项目及检查注意事项。指导并监督患者治疗与活动，对患者进行心理与生活护理，妥善固定各种管道，根据评估结果采取相应的护理措施，如对有坠床风险患者使用床档。

（6）术前对患者做心理护理，进行皮肤准备及物品准备，交代围术期注意事项，在非手术侧留置静脉滴注针管。

（7）完成护理记录。

（七）药品选择及使用时机

1. 止血药　术中、术后存在出血或对出血高风险患者酌情应用。

2. 麻醉药　消融术中应用（医师根据患者情况应用）。

3. 镇痛药　术后疼痛时应用。

4. 抗菌药　按照《抗菌药临床应用指导原则（2015 年版）》（国卫办医发〔2015〕43 号）执行，并结合患者的病情决定抗菌药的选择与使用时间。

5. 解热药　术后发热，体温超过 38.5℃时应用。

6. 其他药　伴随疾病的治疗药物等。

（八）手术日为住院第 3 天

1. 手术安全核对：患者入手术间后由手术医师、巡回护士和患者本人共同核对患者身份、手术部位与标识、手术方式。手术医师、巡回护士三方按《手术安全核对表》逐项核对，共同签字。

2. 麻醉方式：局部麻醉。

3. 手术方式：甲状腺结节超声引导经皮消融术（微波、射频、无水乙醇）和（或）甲状腺病灶超声引导穿刺活检或细针抽吸细胞学检查。

4. 术中用药：局部麻醉、止血药等。

5. 介入术后即刻需检查项目：生命体征检查、心电及血压监测、穿刺部位及颈部超声检查，有无声嘶。

6. 经治医师或手术医师应即刻完成术后首次病程记录，观察术后患者病情变化，对症处理。

7. 术后护理工作：加强巡视，严密观察生命体征，评估患者皮下有无肿胀、皮肤瘀点等，并采取相应的护理措施，观察手术切口敷料有无渗血、渗液，有渗血、渗液时报告医师处理，评估患者疼痛及意识状况，皮肤、黏膜有无出血，并进行心理评估及疏导。协助患者进食及饮水，注意有无饮水呛咳。协助患者床上翻身、如厕、床旁活动等。

(九)术后住院恢复 1～2 天,必须复查的检验项目

1. 介入术后第 1 天根据病情复查的检验项目:血常规、甲状腺功能等。注意有无声嘶、饮水呛咳等症状。

2. 介入术后第 1—2 天根据病情的检查项目:甲状腺超声、甲状腺超声造影。

3. 上级医师在术后 1 天内至少查房 1 次,根据术中和术后情况修订术后治疗计划。

4. 责任护士按照专科疾病术后护理常规及术后情况实施有针对性的护理,并提供康复指导。

5. 护理工作:指导并监督患者恢复期的治疗与活动,恢复期心理与生活护理,穿刺部位预防感染护理,对患者进行二级预防教育及出院准备指导。

(十)出院标准(出院日)

1. 患者生命体征平稳,基本恢复正常饮食及活动,体温基本恢复在正常范围内。

2. 穿刺点皮肤愈合好、无感染。

3. 无需继续住院治疗的并发症。

4. 心理评估适合出院。

5. 医师告知患者术后注意事项及复查方法和时间,完成出院记录,出具出院通知单,通知患者或其家属办理出院相关手续。

6. 护理工作:评估患者对疾病、预防、保健方面的能力,进行出院健康指导,核对患者住院费用,指导患者出院带药及结账,移出患者住院信息,整理床单元。

(十一)变异及原因分析

1. 围术期的合并症和(或)并发症,需要联合进行相关临床路径的诊断和治疗,导致住院时间延长、费用增加。

2. 出现需要延长住院时间治疗的并发症。

二、甲状腺结节超声引导经皮消融治疗术临床路径表单

适用对象	第一诊断为甲状腺结节(ICD-10:E04.101/E04.903/M81400/0/C73 01),包括结节性甲状腺肿、甲状腺腺瘤、自主功能性甲状腺结节和甲状腺癌,行超声引导经皮消融治疗术(ICD-9-CM-3:06.3106)的患者	
患者基本信息	姓名:____ 性别:____ 年龄:__ 门诊号:____ 住院号:_____ 过敏史:_____ 住院日期:___年___月___日　出院日期:___年___月___日	标准住院日:4 天
时间		住院第 1 天	住院第 2 天(术前 1 天)
主要诊疗工作	制度落实	□ 住院 2 小时内经治医师或值班医师完成接诊 □ 住院 24 小时内主管医师查房	□ 经治医师查房(早、晚 2 次) □ 主管医师查房 □ 住院 48 小时内主诊医师完成检诊 □ 专科会诊(必要时) □ 手术安全核查 □ 组织术前讨论

主要诊疗工作	病情评估	□ 经治医师询问病史及体格检查 □ 危险性分层,监护强度和治疗效果评估 □ 营养评估 □ 心理评估 □ 疼痛评估 □ 康复评估 □ 深静脉血栓栓塞症风险评估		□ 术前评估(影响路径实施的因素评估) □ 危险性分层,监护强度和治疗效果评估
	病历书写	□ 住院 8 小时内完成首次病程记录 □ 住院 24 小时内完成住院记录		□ 住院 48 小时内完成主管医师查房记录 □ 完成主诊医师查房记录 □ 完成科主任查房记录(疑难危重) □ 完成术前讨论记录 □ 完成术前小结记录
	知情同意	□ 病情告知 □ 患者及其家属签署授权委托书 □ 患者或其家属住院记录签字 □ 签署病危病重告知书(病危、病重患者)		□ 病情告知 □ 术前谈话并签署手术知情同意书
	手术治疗			□ 预约手术
	其他	□ 及时通知上级医师检诊		□ 对可能影响路径实施的检查及检验指标进行复查或对症处理 □ 经治医师检查整理病历资料 □ 检查住院押金
重点医嘱	长期医嘱	护理医嘱	□ 按介入超声科护理常规 □ 护理等级:二级护理 □ 陪护(高龄、病危、病重患者)	□ 按介入超声科护理常规 □ 护理等级:二级护理 □ 陪护
		处置医嘱	□ 吸氧(必要时) □ 陪护(高龄、病危、病重患者) □ 限制活动:卧床或床旁活动 □ 心电、血压监护(中、高危患者)	□ 吸氧(必要时) □ 陪护(高龄、病危、病重患者) □ 限制活动:卧床或床旁活动 □ 心电、血压监护(中、高危患者)
		膳食医嘱	□ 普食(非糖尿病患者) □ 糖尿病普食(糖尿病患者) □ 低盐、低脂普食(高血压患者) □ 遵医嘱	□ 普食(非糖尿病患者) □ 糖尿病普食(糖尿病患者) □ 低盐、低脂普食(高血压患者) □ 遵医嘱
		药物医嘱	□ 止血药 □ 麻醉药 □ 镇痛药 □ 抗菌药 □ 解热药 □ 其他药	□ 止血药 □ 麻醉药 □ 镇痛药 □ 抗菌药 □ 解热药 □ 其他药

重点医嘱	临时医嘱	检查检验	□ 血常规 □ 血型 □ 尿、粪常规 □ 甲状腺功能 □ 凝血功能 □ 血清术前八项 □ 血清降钙素 □ 血气分析 □ 红细胞沉降率 □ C 反应蛋白或高敏 C 反应蛋白 □ 心电图 □ X 线胸部正位片 □ 甲状腺超声 □ 甲状腺超声造影 □ 超声心动图 □ 24 小时动态心电图 □ 颈部 CT 或 MRI □ 颈部放射性核素扫描 □ 肺功能 □ 肺 CT	□ 血常规 □ 血型 □ 尿、粪常规 □ 甲状腺功能 □ 凝血功能 □ 血清术前八项 □ 血清降钙素 □ 血气分析 □ 红细胞沉降率 □ C 反应蛋白或高敏 C 反应蛋白 □ 心电图 □ X 线胸部正位片 □ 甲状腺超声 □ 甲状腺超声造影 □ 超声心动图 □ 24 小时动态心电图 □ 颈部 CT 或 MRI □ 颈部放射性核素扫描 □ 肺功能 □ 肺 CT
		药物医嘱		
		手术医嘱		□ 明日局部麻醉下行甲状腺结节超声引导经皮消融治疗术 □ 甲状腺结节超声引导穿刺活检或细针抽吸细胞学检查
		处置医嘱		□ 静脉留置针
主要护理工作		健康宣教	□ 住院宣教:介绍责任护士,病区环境、设施、规章制度、基础护理服务项目 □ 进行护理安全指导 □ 进行等级护理、活动范围指导 □ 进行饮食指导 □ 进行用药指导 □ 进行关于疾病知识的宣教	□ 术前宣教
		护理处置	□ 患者身份核对 □ 佩戴腕带 □ 建立住院病历,通知医师 □ 询问病史,填写护理记录单首页 □ 测量基本生命体征 □ 观察病情 □ 抽血 □ 输液	□ 测量基本生命体征 □ 观察病情 □ 抽血 □ 输液 □ 心理与生活护理 □ 指导并监督患者治疗与活动 □ 遵医嘱用药 □ 遵医嘱留取标本

（续　表）

主要护理工作	护理处置	□ 心理与生活护理 □ 妥善固定各种管道 □ 根据评估结果采取相应的护理措施 □ 通知次日检查项目及检查注意事项	□ 根据评估结果采取相应的护理措施 □ 妥善固定各种管道 □ 使用床档 □ 确认手术部位皮肤的准备工作 □ 根据手术部位,上肢肘正中静脉穿刺好留置针 □ 检查术前物品准备 □ 完成护理记录
	护理评估	□ 一般评估:生命体征、神志、皮肤、药物过敏史等 □ 专科评估:饮食习惯、生活方式、体重、身高、家族史、肤温、指端末梢感觉情况 □ 风险评估:评估有无跌倒、坠床、压疮、导管滑脱、液体外渗的风险 □ 心理评估 □ 营养评估 □ 疼痛评估 □ 康复评估	□ 风险评估:评估有无跌倒、坠床、压疮、导管滑脱、液体外渗的风险
	专科护理	□ 心电监护(病情危重或不稳定) □ 吸氧(必要时) □ 观察有无颈部出血情况,进行疼痛评分并通知医师	□ 心电监护(病情危重或不稳定) □ 吸氧(必要时) □ 观察有无颈部出血情况,进行疼痛评分并通知医师
	饮食指导	□ 根据医嘱通知配餐员准备膳食 □ 协助进餐	□ 协助进餐
	活动体位	□ 根据护理等级及医嘱指导活动	□ 根据护理等级及医嘱指导活动
	洗浴要求	□ 卫生整顿:更衣、剃须、剪短指甲	□ 协助患者晨、晚间护理
病情变异记录		□ 无　□ 有,原因: □ 患者　□ 疾病　□ 医疗 □ 护理　□ 保障　□ 管理	□ 无　□ 有,原因: □ 患者　□ 疾病　□ 医疗 □ 护理　□ 保障　□ 管理

护士签名	白班	小夜班	大夜班	白班	小夜班	大夜班

医师签名	

时间	住院第3天(手术日)	住院第4天(出院日)
主要诊疗工作 病情评估		□ 上级医师进行治疗效果、预后和出院评估 □ 出院宣教
制度落实	□ 三级医师查房 □ 专科会诊(必要时) □ 手术安全核查	□ 三级医师查房 □ 专科会诊(必要时) □ 手术安全核查

（续　表）

主要诊疗工作	病历书写	□ 术者或第一助手于术后 24 小时内完成手术记录（术者签字） □ 术后首次病程记录：术后即刻完成	□ 手术医师查房 □ 专科会诊（必要时） □ 病程记录（有上级医师指示出院） □ 出院后 24 小时内完成出院记录 □ 出院后 24 小时内完成病案首页	
	知情同意			
	手术治疗	□ 局部麻醉下行甲状腺结节超声引导经皮消融治疗术 □ 甲状腺结节超声引导穿刺活检或细针抽吸细胞学检查		
	其他	□ 术后病情交接 □ 术后密切观察病情变化 □ 记录观察穿刺点及周围皮肤皮下情况	□ 密切观察病情变化 □ 检查住院押金 □ 通知患者及其家属出院 □ 二级预防教育 □ 预约门诊复诊时间 □ 完成出院小结 □ 开具出院介绍信 □ 开具诊断证明书	
重点医嘱	长期医嘱	护理医嘱	□ 消融治疗术后护理常规 □ 护理等级：二级护理	□ 按介入超声科护理常规 □ 护理等级：二级护理
		处置医嘱	□ 吸氧（必要时） □ 限制活动：卧床或床旁活动 □ 心电、血压监护（必要时） □ 陪护	□ 心电监护 □ 停陪护医嘱
		膳食医嘱	□ 普食（非糖尿病患者） □ 糖尿病普食（糖尿病患者） □ 低盐、低脂普食（高血压患者） □ 遵医嘱	□ 普食（非糖尿病患者） □ 糖尿病普食（糖尿病患者） □ 低盐、低脂普食（高血压患者） □ 遵医嘱
		药物医嘱	□ 止血药 □ 麻醉药 □ 镇痛药 □ 抗菌药 □ 解热药 □ 其他药	□ 止血药 □ 麻醉药 □ 镇痛药 □ 抗菌药 □ 解热药 □ 其他药 □ 停所有长期医嘱

（续　表）

重点医嘱	临时医嘱	检查检验		□ 血常规 □ 甲状腺功能 □ 甲状腺超声 □ 甲状腺超声造影 □ 颈部 CT 或 MRI □ 颈部放射性核素扫描
		药物医嘱	□ 止血药 □ 麻醉药 □ 镇痛药 □ 抗菌药 □ 解热药	□ 止血药 □ 麻醉药 □ 镇痛药 □ 抗菌药 □ 解热药
		手术医嘱	□ 局部麻醉下行甲状腺结节超声引导经皮消融治疗术 □ 甲状腺结节超声引导穿刺活检或细针抽吸细胞学检查	
		处置医嘱	□ 消融区局部冷敷 24 小时	□ 出院
主要护理工作	健康宣教			□ 出院健康指导
	护理处置		□ 完成护理记录 □ 抽血（根据医嘱） □ 穿刺部位预防感染及出血护理 □ 术后心理与生活护理 □ 输液 □ 与手术室送患者医师共同评估穿刺处切口情况、皮肤及皮下、切口敷料、输液及特殊注意事项 □ 遵医嘱用药 □ 指导并监督患者术后及恢复期治疗与活动	□ 核对患者住院费用 □ 指导患者结账 □ 指导患者取出院带药 □ 移出患者住院信息 □ 整理床单元
	护理评估		□ 评估患者术侧切口及皮肤、皮下情况，并采取相应的护理措施 □ 观察切口敷料，有渗血时报告医师处理 □ 评估术后患者疼痛及意识状况 □ 评估皮肤、黏膜有无出血，有无颈部出血 □ 评估有无跌倒、坠床、压疮、导管滑脱、液体外渗的风险 □ 心理评估及疏导	□ 评估患者对疾病、预防、保健方面的能力

主要护理工作	专科护理	□ 心电监护 □ 吸氧 □ 严密观察生命体征 □ 进行疼痛评分,如有异常及时通知医师 □ 观察有无切口敷料渗血、渗液情况,严密观察有无颈部出血情况,异常时立即报告医师处理	
	饮食指导	□ 协助患者进食及饮水	
	活动体位	□ 根据护理等级指导活动 □ 协助或指导患者床上翻身、如厕及床旁活动	
	洗浴要求	□ 协助患者晨、晚间护理 □ 告知患者穿刺处切口保护方法	
病情变异记录		□ 无　□ 有,原因: □ 患者　□ 疾病　□ 医疗 □ 护理　□ 保障　□ 管理	□ 无　□ 有,原因: □ 患者　□ 疾病　□ 医疗 □ 护理　□ 保障　□ 管理

护士签名	白班	小夜班	大夜班	白班	小夜班	大夜班

医师签名		

肾囊肿行超声引导经皮穿刺抽液及硬化治疗术临床路径

一、肾囊肿行超声引导下经皮穿刺抽液及硬化治疗术临床路径标准住院流程

(一)适用对象

第一诊断为肾囊肿(ICD-10:N28.101)行超声引导经皮穿刺抽液及硬化治疗(ICD-9-CM-3:55.9204/55.9601)的患者。

(二)诊断依据

根据《临床诊疗指南——外科学分册》(中华医学会编著,人民卫生出版社)及《介入性超声应用指南》(人民卫生出版社,2014年)。

1. 临床表现:一般无任何症状和体征,常为查体时发现肾囊性占位性病变。部分较大囊肿可引起腰痛、肿胀不适等症状。

2. 影像学检查提示并了解囊肿位置、大小、数量、周围毗邻结构等情况及有无合并感染。

(三)治疗方案的选择

根据《临床诊疗指南——外科学分册》(中华医学会编著,人民卫生出版社)及《介入性超声应用指南》(人民卫生出版社,2014年)

超声引导经皮穿刺抽液及硬化治疗:

1. 对于最大径 5cm 以上,且与肾盂不相通的囊肿,可取得较好的疗效。

2. 对于多囊肾患者,可选择其中较大者进行治疗,缓解症状。

(四)标准住院日为 5～7 天

(五)进入路径标准

1. 第一诊断必须符合肾囊肿(ICD-10:N28.101)行超声引导经皮穿刺抽液及硬化治疗术(ICD-9-CM-3:55.9204/55.9601)。

2. 患者无乙醇过敏史,术前评估确定治疗方案,符合手术条件者可以进入本路径。

3. 当患者同时患有其他疾病诊断,但在住院期间不需要特殊处理,也不影响第一诊断的临床路径流程实施时,可以进入路径。

4. 如同时合并的其他疾病可能影响到本路径实施时,应在消融过程中增加相关路径流程进行治疗。

(六)术前准备(术前评估)(住院第 1—3 天)

1. 完成首次病程及住院记录,住院记录由患者或其家属签字(住院第 1 天)。

2. 术前评估

(1)所必需的检查项目:①血常规、尿常规、粪常规＋隐血(住院第 2 天)。②肝肾功能、电

解质、血糖、血脂、凝血功能、消化系统肿瘤标志物、感染性疾病筛查(乙型病毒性肝炎、丙型病毒性肝炎、艾滋病、梅毒等)(住院第 2 天)。③X 线胸片、心电图、肝胆胰脾＋腹腔超声、必要时查肝胆脾 MRI 平扫＋动态增强或上腹部 CT 平扫＋增强(住院第 3 天)。

(2)营养评估:由护士根据《解放军总医院新入院患者营养风险筛查表(NRS)》为新入院患者进行营养评估,评分＞3 分者告知医师,必要时申请营养科医师会诊。

(3)心理评估:由心理科医师根据病情需要实施评估。

(4)疼痛评估:由医师对于术前 24 小时、麻醉前的患者根据《视觉模拟评分法(VAS)》实施疼痛评估,评估结果及应用的特殊镇痛药物应当告知患者或其病情委托人,疼痛评估的结果应当记录在住院病历表格中。评分＞7 分常规镇痛处理效果欠佳的顽固性疼痛患者应当及时请疼痛科医师会诊。

(5)康复评估:由护士根据《入院患者康复筛查和评估表》在患者入院后 24 小时内进行康复筛查和评估。任何一项结果为"是",告知医师,申请康复科医师会诊。

(6)深静脉血栓栓塞症风险评估:根据专科《深静脉血栓栓塞症评估量表》在患者入院后 24 小时内进行风险筛查和评估,风险结果为"高危"的,则申请血管外科或介入导管室医师会诊。

3. 术前准备

(1)术前谈话:术者应在术前 1 天与患者及其亲属谈话,告知手术方案、相关风险、术后转归、手术费用及患者和亲属权益,并履行书面知情同意手续。告知高值耗材的使用及费用。

(2)通知介入手术室准备手术间、手术药品、手术物品及耗材。①麻醉方式:局部麻醉。②手术耗材:穿刺引导套组、18G 或 16G PTC 针等。

(3)术前用药:酌情应用保肾、抑酸、镇吐等药物,调节水、电解质平衡。

(4)护士做心理护理,交代注意事项。

(5)手术部位标识:术者、第一助手或经治医师在术前 1 天应对手术部位做体表标识,急诊手术由接诊医师或会诊外科医师标记,标记过程应有责任护士、患者及其亲属共同参与,并记入手术安排表。

4. 日常护理工作

(1)护士对患者进行身份核对、佩戴腕带、建立住院病历,通知医师,询问病史,并填写护理记录单首页。

(2)对患者进行住院宣教:主要包括介绍责任护士,病区环境、设施、规章制度、基础护理服务项目。

(3)对患者进行住院指导:进行护理安全、等级护理、活动范围、饮食指导、用药指导,进行关于疾病知识的宣教。

(4)对患者进行各项评估:包括一般情况评估、专科评估、风险评估(有无跌倒、坠床、压疮、导管滑脱、液体外渗的风险)、心理、营养及疼痛评估。

(5)测量基本生命体征,观察病情(观察是否存在伤口敷料渗血、渗液情况,进行疼痛评分并通知医师)、遵医嘱抽血、输液、协助患者留取标本、通知营养科配餐员准备膳食并协助患者进餐,通知患者次日检查项目及检查注意事项。指导并监督患者治疗与活动,对患者进行心理与生活护理,妥善固定各种管道,根据评估结果采取相应的护理措施,如对有坠床风险患者使用床档。

（6）术前对患者做心理护理，进行皮肤准备及物品准备，交代围术期注意事项，在非手术侧留置静脉滴注针管。

（7）完成护理记录。

（七）预防性抗菌药选择与使用时机

抗菌药使用：按照《抗菌药临床应用指导原则（2015 年版）》（国卫办医发〔2015〕43 号）执行，并结合患者的病情决定抗菌药的选择与使用时间。

（八）手术日（住院第 4 天）

1. 手术安全核对：患者入手术间后由手术医师、麻醉医师、巡回护士和患者本人共同核对患者身份、手术部位与标识、手术方式。手术医师、麻醉医师、巡回护士三方按《手术安全核对表》逐项核对，共同签字。

2. 囊液生化及常规，离心沉渣找瘤细胞；蛋白凝固试验。

3. 麻醉方式：局部麻醉。

4. 手术方式：超声引导下肾囊肿经皮穿刺抽液及无水乙醇或聚桂醇凝固治疗。

5. 术中用药：麻醉常规用药、医用无水乙醇或聚桂醇注射液、必要时应用止血药。

6. 术中病理：囊液离心沉渣找瘤细胞。

7. 经治医师或手术医师应即刻完成术后首次病程记录，观察术后患者病情变化，对症处理。

8. 术后护理工作。

（九）术后住院恢复（住院第 5－6 天）

1. 根据病情需要选择的复查检查项目　血常规、肝肾功能、电解质、血糖、腹腔超声、肾 MRI 平扫＋增强（或上腹部 CT 平扫＋增强）。

2. 术后用药　按照《抗菌药临床应用指导原则（2015 年版）》（国卫办医发〔2015〕43 号）执行，并结合患者的病情决定抗菌药的选择与使用时间。同时需根据病情需要给予保肝、抑酸、镇吐、营养支持等药物治疗。

3. 麻醉医师术后访视　术后 3 天内访视患者，如有特殊情况应详细记录，及时与手术医师或重症监护室医师沟通并迅速处理。

4. 护理工作　指导并监督患者恢复期的治疗与活动，恢复期心理与生活护理，穿刺部位预防感染护理，对患者进行二级预防教育及出院准备指导。

（十）出院标准

1. 穿刺点皮肤愈合好：穿刺点皮肤甲级愈合、无感染。

2. 患者恢复正常饮食及活动，体温基本恢复在正常范围内。

3. 无需住院处理的并发症。

4. 心理评估适合出院。

5. 医师告知患者术后注意事项及复查方法和时间，完成出院记录，出具出院通知单，通知患者或其家属办理出院相关手续。

6. 护理工作：评估患者对疾病、预防、保健方面的能力，进行出院健康指导，核对患者住院费用，指导患者出院带药及结账，移出患者住院信息，整理床单元。

（十一）变异及原因分析

1. 患者有乙醇过敏史，不能接受无水乙醇凝固治疗。

2. 术前患者因存在肝功能、血常规指标明显异常,糖尿病、心肺疾病、肾功能不全等不能耐受手术的状况,需首先进行相关临床路径的治疗路径,会导致住院时间延长、费用增加。

3. 围术期的合并症和(或)并发症,需要合并进行相关临床路径的诊断和治疗,导致住院时间延长、费用增加。

4. 患者年龄大或因为同时存在心肺等基础疾病,术后恢复慢,需延长术后恢复时间,导致住院时间延长、费用增加。

二、肾囊肿行超声引导经皮穿刺抽液及硬化治疗术临床路径表单

适用对象	第一诊断为肾囊肿(ICD-10:N28.101),行超声引导经皮穿刺抽液及硬化治疗术(ICD-9-CM-355.9204/55.9601)的患者	
患者基本信息	姓名:____　性别:____　年龄:___　门诊号:____ 住院号:_____　过敏史:_____ 住院日期:___年___月___日　出院日期:___年___月___日	标准住院日:5～7天

时间		住院第 1 天	住院第 2 天
主要诊疗工作	制度落实	□ 住院 2 小时内经治医师或值班医师完成接诊 □ 住院 24 小时内主管医师查房	□ 经治医师查房(早、晚 2 次) □ 主管医师查房 □ 住院 48 小时内主诊医师完成检诊 □ 专科会诊(必要时)
	病情评估	□ 经治医师询问病史及体格检查 □ 危险性分层,监护强度和治疗效果评估 □ 营养评估 □ 心理评估 □ 疼痛评估 □ 康复评估 □ 深静脉血栓栓塞症风险评估	□ 术前评估(影响路径实施的因素评估)
	病历书写	□ 住院 8 小时内完成首次病程记录 □ 住院 24 小时内完成住院记录	□ 住院 48 小时内完成主管医师查房记录
	知情同意	□ 病情告知 □ 患者及其家属签署授权委托书 □ 患者或其家属住院记录签字 □ 签署病危病重告知书(病危、病重患者)	□ 病情告知
	手术治疗		
	其他	□ 及时通知上级医师检诊	□ 对可能影响路径实施的检查及检验指标进行复查或对症处理

重点医嘱	长期医嘱	护理医嘱	□ 按介入超声科护理常规 □ 护理等级:二级护理 □ 陪护(高龄、病危、病重患者)	□ 按介入超声科护理常规 □ 护理等级:二级护理 □ 陪护(高龄、病危、病重患者)
		处置医嘱	□ 吸氧(必要时) □ 限制活动:卧床或床旁活动(必要时) □ 心电、血压监护(中、高危患者) □ 陪护(高龄、病危、病重患者)	□ 吸氧(必要时) □ 限制活动:卧床或床旁活动(必要时) □ 心电、血压监护(中、高危患者) □ 陪护(高龄、病危、病重患者)
		膳食医嘱	□ 肝硬化口腔半流食(肝硬化非糖尿病患者) □ 糖尿病普食(糖尿病患者) □ 低盐、低脂普食(高血压患者)	□ 肝硬化口腔半流食(肝硬化非糖尿病患者) □ 糖尿病普食(糖尿病患者) □ 低盐、低脂普食(高血压患者)
		药物医嘱	□ 升白细胞及升血小板药 □ 止血药 □ 保肾药 □ 麻醉药 □ 镇痛药 □ 抑酸镇吐药 □ 抗菌药 □ 调节水、电解质平衡药 □ 营养支持药 □ 解热药 □ 其他药	□ 升白细胞及升血小板药 □ 止血药 □ 保肾药 □ 麻醉药 □ 镇痛药 □ 抑酸镇吐药 □ 抗菌药 □ 调节水、电解质平衡药 □ 营养支持药 □ 解热药 □ 其他药
	临时医嘱	检查检验	□ 血常规 □ 血型 □ 尿、粪常规 □ 普通生化 □ 凝血功能 □ 血清术前八项 □ 血气分析 □ 红细胞沉降率 □ C 反应蛋白或高敏 C 反应蛋白 □ 心电图 □ X 线胸部正位片 □ 双肾＋输尿管＋膀胱＋腹腔超声 □ 肾超声造影 □ 超声心动图 □ 24 小时动态心电图 □ 肾 MRI 平扫＋动态增强或肾 CT 平扫＋增强或 PET-CT □ 肺功能 □ 肺 CT □ 骨扫描	□ 血常规 □ 血型 □ 尿、粪常规 □ 普通生化 □ 凝血功能 □ 血清术前八项 □ 血气分析 □ 红细胞沉降率 □ C 反应蛋白或高敏 C 反应蛋白 □ 心电图 □ X 线胸部正位片 □ 双肾＋输尿管＋膀胱＋腹腔超声 □ 肾超声造影 □ 超声心动图 □ 24 小时动态心电图 □ 肾 MRI 平扫＋动态增强或肾 CT 平扫＋增强或 PET-CT □ 肺功能 □ 肺 CT □ 骨扫描
		药物医嘱		
		手术医嘱		
		处置医嘱		

（续 表）

主要护理工作	健康宣教	□ 住院宣教：介绍责任护士，病区环境、设施、规章制度、基础护理服务项目 □ 进行护理安全指导 □ 进行等级护理、活动范围指导 □ 进行饮食指导 □ 进行用药指导 □ 进行关于疾病知识的宣教	
	护理处置	□ 患者身份核对 □ 佩戴腕带 □ 建立住院病历，通知医师 □ 询问病史，填写护理记录单首页 □ 测量基本生命体征 □ 观察病情 □ 抽血 □ 输液 □ 心理与生活护理 □ 妥善固定各种管道 □ 根据评估结果采取相应的护理措施 □ 通知次日检查项目及检查注意事项	□ 测量基本生命体征 □ 观察病情 □ 抽血 □ 输液 □ 心理与生活护理 □ 指导并监督患者治疗与活动 □ 遵医嘱用药 □ 遵医嘱留取标本 □ 根据评估结果采取相应的护理措施 □ 妥善固定各种管道 □ 使用床档
	护理评估	□ 一般评估：生命体征、神志、皮肤、药物过敏史等 □ 专科评估：饮食习惯、生活方式、体重、身高、家族史、肤温、指端末梢感觉情况 □ 风险评估：评估有无跌倒、坠床、压疮、导管滑脱、液体外渗的风险 □ 心理评估 □ 营养评估 □ 疼痛评估 □ 康复评估	□ 风险评估：评估有无跌倒、坠床、压疮、导管滑脱、液体外渗的风险
	专科护理	□ 心电监护（病情危重或不稳定） □ 吸氧（必要时） □ 进行疼痛评分并通知医师	□ 心电监护（病情危重或不稳定） □ 吸氧（必要时） □ 进行疼痛评分并通知医师
	饮食指导	□ 根据医嘱通知配餐员准备膳食 □ 协助进餐	□ 协助进餐
	活动体位	□ 根据护理等级及医嘱指导活动	□ 根据护理等级及医嘱指导活动
	洗浴要求	□ 卫生整顿：更衣、剃须、剪短指甲	□ 协助患者晨、晚间护理

病情变异记录	□ 无 □ 有，原因： □ 患者 □ 疾病 □ 医疗 □ 护理 □ 保障 □ 管理		□ 无 □ 有，原因： □ 患者 □ 疾病 □ 医疗 □ 护理 □ 保障 □ 管理		
护士签名	白班	小夜班	大夜班	白班	小夜班	大夜班
医师签名						

时间			住院第 3 天（术前 1 天）	住院第 4 天（手术日）
主要诊疗工作		病情评估	□ 危险性分层,监护强度和治疗效果评估	
		制度落实	□ 主诊医师查房 □ 组织术前讨论 □ 手术安全核查 □ 专科会诊(必要时)	□ 三级医师查房 □ 专科会诊(必要时) □ 手术安全核查
		病历书写	□ 完成主诊医师查房记录 □ 完成科主任查房记录(疑难危重) □ 完成术前讨论记录 □ 完成术前小结记录	□ 术者或第一助手于术后 24 小时内完成手术记录(术者签字) □ 术后首次病程记录:术后即刻完成
		知情同意	□ 术前谈话并签署手术知情同意书	
		手术治疗	□ 明日局部麻醉下行肾囊肿超声引导经皮穿刺抽液及硬化治疗术	□ 局部麻醉下行肾囊肿超声引导经皮穿刺抽液及硬化治疗术
		其他	□ 记录观察穿刺点及周围情况(急诊术后患者) □ 经治医师检查整理病历资料 □ 检查住院押金	□ 术后病情交接 □ 术后密切观察病情变化 □ 记录观察穿刺点及周围皮肤皮下情况
重点医嘱	长期医嘱	护理医嘱	□ 肾囊肿治疗术前护理常规 □ 护理等级:二级护理	□ 肾囊肿治疗术后护理常规 □ 护理等级:二级护理
		处置医嘱	□ 吸氧(必要时) □ 限制活动:卧床或床旁活动 □ 心电、血压监护(必要时) □ 陪护(高龄、病危及病重患者)	□ 吸氧(必要时) □ 限制活动:卧床或床旁活动 □ 心电、血压监护(必要时) □ 陪护(高龄、病危及病重患者)
		膳食医嘱	□ 肝硬化口腔半流食(肝硬化非糖尿病患者) □ 糖尿病普食(糖尿病患者) □ 低盐、低脂普食(高血压患者)	□ 肝硬化口腔半流食(肝硬化非糖尿病患者) □ 糖尿病普食(糖尿病患者) □ 低盐、低脂普食(高血压患者)
		药物医嘱	□ 升白细胞及升血小板药 □ 止血药 □ 保肾药物 □ 麻醉药 □ 镇痛药 □ 抑酸镇吐药 □ 抗菌药 □ 调节水、电解质平衡药 □ 营养支持药 □ 解热药 □ 其他药	□ 升白细胞及升血小板药 □ 止血药 □ 保肾药物 □ 麻醉药 □ 镇痛药 □ 抑酸镇吐药 □ 抗菌药 □ 调节水、电解质平衡药 □ 营养支持药 □ 解热药 □ 其他药

（续　表）

重点医嘱	临时医嘱	检查检验	□ 血常规 □ 尿、粪常规（必要时） □ 普通生化 □ 血气分析 □ C 反应蛋白或高敏 C 反应蛋白 □ 胸腔超声 □ 腹腔超声 □ 肾超声造影 □ 肾 MRI 平扫＋动态增强或肾 CT 平扫＋增强	□ 血常规 □ 尿、粪常规（必要时） □ 普通生化 □ 血气分析 □ C 反应蛋白或高敏 C 反应蛋白 □ 胸腔超声 □ 腹腔超声 □ 肾超声造影 □ 肾 MRI 平扫＋动态增强或肾 CT 平扫＋增强
		药物医嘱		
		手术医嘱	□ 明日局部麻醉下行肾囊肿超声引导经皮穿刺抽液及硬化治疗术	□ 局部麻醉下行肾囊肿超声引导经皮穿刺抽液及硬化治疗术
		处置医嘱	□ 备皮 □ 静脉留置针	
主要护理工作		健康宣教	□ 术前宣教	
		护理处置	□ 配合医师完成血常规、出凝血时间、肝功能、肾功能、电解质状况及感染指标、心电图、心脏超声、X 线胸片等术前检查 □ 抽血（根据医嘱） □ 确认手术部位皮肤的准备工作 □ 根据手术部位，上肢肘正中静脉穿刺留置针 □ 检查术前物品准备 □ 完成护理记录 □ 遵医嘱用药	□ 完成护理记录 □ 抽血（根据医嘱） □ 穿刺部位预防感染及出血护理 □ 术后心理与生活护理 □ 输液 □ 与手术室送患者医师共同评估穿刺处切口情况、皮肤及皮下、切口敷料、输液及特殊注意事项 □ 遵医嘱用药 □ 指导并监督患者术后及恢复期治疗与活动
		护理评估	□ 评估有无跌倒、坠床、压疮、导管滑脱、液体外渗的风险	□ 评估患者术侧切口及皮肤、皮下情况，并采取相应的护理措施 □ 观察切口敷料，有渗血时报告医师处理 □ 评估术后患者疼痛及意识状况 □ 评估皮肤、黏膜有无出血 □ 评估有无跌倒、坠床、压疮、导管滑脱、液体外渗的风险 □ 心理评估及疏导

（续　表）

主要护理工作	专科护理	☐ 心电监护（必要时） ☐ 吸氧 ☐ 进行疼痛评分并通知医师	☐ 心电监护 ☐ 吸氧 ☐ 严密观察生命体征 ☐ 进行疼痛评分，如有异常及时通知医师 ☐ 观察有无切口敷料渗血或出血情况，异常时立即报告医师处理
	饮食指导	☐ 协助进餐	☐ 协助患者进食及饮水
	活动体位	☐ 根据护理等级指导活动	☐ 协助或指导患者床上翻身、如厕及床旁活动
	洗浴要求	☐ 备皮后协助患者清洁备皮部位，更换病员服	☐ 协助患者晨、晚间护理 ☐ 告知患者穿刺处切口保护方法
病情变异记录		☐ 无　☐ 有，原因： ☐ 患者　☐ 疾病　☐ 医疗 ☐ 护理　☐ 保障　☐ 管理	☐ 无　☐ 有，原因： ☐ 患者　☐ 疾病　☐ 医疗 ☐ 护理　☐ 保障　☐ 管理
护士签名		白班　　小夜班　　大夜班	白班　　小夜班　　大夜班
医师签名			

时间		住院第5—6天（术后与出院前）	住院第7天（出院日）
主要诊疗工作	病情评估	☐ 上级医师进行治疗效果、预后和出院评估	☐ 出院宣教
	☐ 核心制度 ☐ 落实	☐ 手术医师查房 ☐ 专科会诊（必要时）	
	病历书写	☐ 术后连续3天病程记录	☐ 病程记录（有上级医师指示出院） ☐ 出院后24小时内完成出院记录 ☐ 出院后24小时内完成病案首页
	知情同意		
	手术治疗		
	其他	☐ 密切观察病情变化 ☐ 检查住院押金 ☐ 通知患者及其家属出院 ☐ 二级预防教育	☐ 预约门诊复诊时间 ☐ 完成出院小结 ☐ 开具出院介绍信 ☐ 开具诊断证明书

（续　表）

重点医嘱	长期医嘱	护理医嘱	□ 按介入超声科护理常规 □ 护理等级:二级护理	
		处置医嘱	□ 心电监护 □ 停陪护医嘱	
		膳食医嘱	□ 肝硬化口腔半流食(肝硬化非糖尿病患者) □ 糖尿病普食(糖尿病患者) □ 低盐、低脂普食(高血压患者) □ 遵医嘱	□ 肝硬化口腔半流食(肝硬化非糖尿病患者) □ 糖尿病普食(糖尿病患者) □ 低盐、低脂普食(高血压患者) □ 遵医嘱
		药物医嘱	□ 升白细胞及升血小板药 □ 止血药 □ 保肾药 □ 麻醉药 □ 镇痛药 □ 抑酸镇吐药 □ 抗菌药 □ 调节水、电解质平衡药 □ 营养支持药 □ 解热药 □ 其他药	□ 停所有长期医嘱
	临时医嘱	检查检验	□ 血常规 □ 尿、粪常规(必要时) □ 普通生化 □ 血气分析 □ C 反应蛋白或高敏 C 反应蛋白 □ 胸腔超声 □ 腹腔超声 □ 肾超声造影 □ 肾 MRI 平扫＋动态增强或肾 CT 平扫＋增强	
		药物医嘱		
		手术医嘱		
		处置医嘱	□ 明日出院	□ 出院

主要护理工作	健康宣教	□ 二级预防教育 □ 出院准备指导	□ 出院健康指导
	护理处置	□ 恢复期心理与生活护理 □ 穿刺部位预防感染护理 □ 指导并监督患者恢复期的治疗与活动 □ 输液 □ 遵医嘱用药	□ 核对患者住院费用 □ 指导患者结账 □ 指导患者取出院带药 □ 移出患者住院信息 □ 整理床单元
	护理评估	□ 评估手术切口及皮肤、皮下情况 □ 评估有无跌倒、坠床、压疮、导管滑脱、液体外渗的风险 □ 心理评估 □ 疼痛评估 □ 评估患者对疾病、预防、保健方面的能力	□ 评估患者对疾病、预防、保健方面的能力
	专科护理	□ 心电监护(必要时) □ 吸氧(必要时) □ 观察生命体征 □ 观察有无出血情况,异常时立即报告医师处理	
	饮食指导	□ 协助进餐	
	活动体位	□ 根据护理等级指导活动	
	洗浴要求	□ 协助更换病员服	
病情变异记录		□ 无 □ 有,原因: □ 患者 □ 疾病 □ 医疗 □ 护理 □ 保障 □ 管理	□ 无 □ 有,原因: □ 患者 □ 疾病 □ 医疗 □ 护理 □ 保障 □ 管理

护士签名	白班	小夜班	大夜班	白班	小夜班	大夜班

医师签名		

肾恶性肿瘤行超声引导经皮消融治疗术临床路径

一、肾恶性肿瘤行超声引导经皮消融治疗术临床路径标准住院流程

(一)适用对象

第一诊断为肾恶性肿瘤(ICD-10:C64 01),包括肾细胞癌和肾转移癌行超声引导经皮消融治疗术(ICD-9-CM-3:55.3301)的患者。

(二)诊断依据

根据《临床诊疗指南——泌尿外科分册》(中华医学会编著,人民卫生出版社)及《介入性超声应用指南》(人民卫生出版社 2014 年)。

1. 临床表现:早期可无任何症状和体征,常为查体时发现肾占位性病变。中晚期可有腰部不适、腹部包块、疼痛、血尿等症状。

2. 影像学检查提示并了解肿瘤位置、大小、数量及血供情况,有无淋巴结及其他脏器转移,有无肾静脉、下腔静脉癌栓,有无输尿管梗阻。

3. 根据上述检查结果进行临床分期。

4. 继发性肾癌常有其他部位恶性肿瘤病史,治疗过程中影像学检查提示肾内出现新生病灶。

(三)治疗方案的选择及依据

根据《临床诊疗指南——泌尿外科分册》(中华医学会编著,人民卫生出版社)及《介入性超声应用指南》(人民卫生出版社 2014 年)。

热消融治疗:

1. 对于早期最大径 4cm 以内的单发肾癌或最大径小于 3cm、个数少于 3 个的多发肾癌,无淋巴结及远处转移,无肾静脉及下腔静脉癌栓,肾功能状况较好患者,可取得根治性疗效。

2. 对于中晚期肾癌或肾转移癌,可作为全身治疗的必要补充,有效减轻患者的肿瘤负荷。

(四)标准住院日为 7～10 天

(五)进入路径标准

1. 第一诊断必须符合肾恶性肿瘤(ICD-10:C64 01),包括肾细胞癌和肾转移癌,行超声引导经皮消融治疗术(ICD-9-CM-3:55.3301)。

2. 术前评估确定治疗方案,符合手术条件者可以进入本路径。

3. 当患者同时患有其他疾病诊断,但在住院期间不需要特殊处理,也不影响第一诊断的临床路径流程实施时,可以进入路径。

4. 如同时合并的其他疾病可能影响到本路径实施时,应在消融过程中增加相关路径流程进行治疗。

(六)术前准备(术前评估)少于 3 天

1. **术前评估** 术前 24 小时内完成术前病情评估,完成必要的检查,做出术前小结、术前讨论。

(1)必需检查项目:①血常规、血型、尿常规、粪常规＋隐血。②肝肾功能、电解质、血糖、血脂、凝血功能＋D-二聚体、肿瘤标志物、血清术前八项(乙型病毒性肝炎五项、丙型病毒性肝炎、艾滋病、梅毒)。③X 线胸部正位片、心电图、双肾＋输尿管＋膀胱超声、肾超声造影。

(2)根据患者具体情况可查:①血气分析、红细胞沉降率、C 反应蛋白或高敏 C 反应蛋白。②超声心动图、24 小时动态心电图。③肾肌酐清除率。④肾 MRI 平扫＋动态增强或腹部 CT 平扫＋增强或 PET-CT。⑤肺功能、肺 CT、胃肠镜、骨扫描等。

(3)营养评估:根据《解放军总医院新入院患者营养风险筛查表(NRS)》为新入院患者进行营养评估,评分≥3 分者给予处置,必要时申请营养科医师会诊。

(4)心理评估:根据新入院患者情况申请心理科医师会诊。

(5)疼痛评估:根据《视觉模拟评分法(VAS)》实施疼痛评估,评分＞7 分给予处置,必要时请疼痛科医师会诊。

(6)康复评估:根据《入院患者康复筛查和评估表》在患者入院后 24 小时内进行康复筛查和评估。任何一项结果为"是",则申请康复科医师会诊。

(7)深静脉血栓栓塞症风险评估:根据专科《深静脉血栓栓塞症评估量表》在患者入院后 24 小时内进行风险筛查和评估,风险结果为"高危"的,则申请血管外科或介入导管室医师会诊。

(8)静脉麻醉风险评估:请麻醉科医师会诊进行术前麻醉风险评估,完善相关检查检验后,采取合适的术中麻醉方案。

2. **术前准备**

(1)术前谈话:术者应在术前 1 天与患者及其亲属谈话,告知手术方案、相关风险、用血计划、术后转归、手术费用及患者和其亲属权益,并履行书面知情同意手续。告知高值耗材的使用及费用。

(2)通知介入手术室准备手术间、手术药品、手术物品及耗材。①麻醉方式:局部麻醉＋静脉复合麻醉,对麻醉高风险的患者,可在手术室行全身麻醉下治疗。②手术耗材:穿刺引导套组、一次性微波消融针/一次性射频消融针(1～2 支,根据肿瘤大小确定)、实时温度监测针(1～2 支,用于肿瘤邻近需要保护的重要结构及脏器,如:肾盂、胃肠道、重要血管等)、一次性液体隔离法注射针(1～3 支,根据需要进行液体隔离的部位确定)。③术中病理:超声引导肾病灶穿刺活检。④术中超声造影或融合影像引导治疗:对于灰阶超声显示不清的病灶,需要此项特殊技术配合。⑤人工腹水或肾盂内置管引流下治疗:对于邻近胃肠道或紧邻肾盂的病灶,需要此项特殊技术配合。

(3)护士做心理护理,交代注意事项。

(4)手术部位标识:术者、第一助手或经治医师在术前 1 天应对手术部位做体表标识,急诊手术由接诊医师或会诊外科医师标记,标记过程应有责任护士、患者及其亲属共同参与,并记入手术安排表。

(5)术前 1 天麻醉医师访视:制订麻醉计划、完成评估、确定麻醉方式,并记入《麻醉术前访视记录》,告知患者及其家属麻醉适应证、麻醉目的及风险、可能出现的情况及其处理原则、替代方案等,签署《麻醉知情同意书》并归入病历。

3. 日常护理工作

(1)护士对患者进行身份核对、佩戴腕带、建立住院病历,通知医师,询问病史,并填写护理记录单首页。

(2)对患者进行住院宣教:主要包括介绍责任护士,病区环境、设施、规章制度、基础护理服务项目。

(3)对患者进行住院指导:进行护理安全、等级护理、活动范围、饮食指导、用药指导,进行关于疾病知识的宣教。

(4)对患者进行各项评估:包括一般情况评估、专科评估、风险评估(有无跌倒、坠床、压疮、导管滑脱、液体外渗的风险)和心理、营养及疼痛评估。

(5)测量基本生命体征,观察病情(观察是否存在切口敷料渗血、渗液情况,进行疼痛评分并通知医师),遵医嘱抽血、输液、协助患者留取标本、通知营养科配餐员准备膳食并协助患者进餐,通知患者次日检查项目及检查注意事项。指导并监督患者治疗与活动,对患者进行心理与生活护理,妥善固定各种管道,根据评估结果采取相应的护理措施,如对有坠床风险患者使用床档。

(6)术前对患者做心理护理,进行皮肤准备及物品准备,交代围术期注意事项,在非手术侧留置静脉滴注针管。

(7)完成护理记录。

(七)药品选择及使用时机

1. 升白细胞及升血小板药 血常规白细胞及血小板低于正常时酌情应用。

2. 止血药 术中、术后存在出血或对出血高风险患者酌情应用。

3. 保肾药 围术期应用。

4. 麻醉药 消融术中应用(麻醉医师根据患者情况应用)。

5. 镇痛药 术后疼痛时应用。

6. 增强免疫力药 围术期酌情应用。

7. 抑酸镇吐药 围术期酌情应用。

8. 抗菌药 按照《抗菌药临床应用指导原则(2015年版)》(国卫办医发〔2015〕43号)执行,并结合患者的病情决定抗菌药的选择与使用时间。

9. 抗肿瘤药 根据患者肾肿瘤或原发肿瘤病理类型酌情应用。

10. 调节水、电解质平衡药 根据患者检查、检验结果酌情应用。

11. 营养支持药 禁食超过24小时酌情应用。

12. 解热药 术后发热患者酌情应用。

13. 其他药 伴随疾病的治疗药物等。

(八)手术日为住院第4天

1. 手术安全核对:患者入手术间后由手术医师、麻醉医师、巡回护士和患者本人共同核对患者身份、手术部位与标识、手术方式。手术医师、麻醉医师、巡回护士三方按《手术安全核对表》逐项核对,共同签字。

2. 麻醉方式:局部麻醉+静脉复合麻醉。

3. 手术方式:肾恶性肿瘤超声引导经皮消融(微波、射频等)术和(或)肾病灶超声引导穿刺活检(需明确病理诊断时应用)。

4. 术中用药:局部麻醉及静脉麻醉药、止血药、抑酸镇吐药等。

5. 介入术后即刻需检查项目:生命体征检查、心电及血压监测、穿刺部位及肾周的超声检查。

6. 经治医师或手术医师应即刻完成术后首次病程记录,观察术后患者病情变化,对症处理。

7. 术后护理工作:加强巡视,严密观察生命体征,评估患者皮下有无肿胀、皮肤瘀点等,并采取相应的护理措施,观察手术切口敷料有无渗血、渗液,有渗血、渗液时报告医师处理,评估患者疼痛及意识状况,皮肤、黏膜有无出血,有无消化道出血,并进行心理评估及疏导。协助患者进食及饮水,协助患者床上翻身、如厕、床旁活动等。

(九)术后住院恢复 3～5 天,必须复查的检验项目

1. 介入术后第 1～3 天根据病情复查的检验项目:血常规、肝肾功能、电解质、血糖、尿常规、粪便隐血、凝血功能、血气分析、肿瘤标志物等。

2. 介入术后第 2～3 天根据病情的检查项目:腹腔超声、肾、超声造影、肾、MRI 平扫＋动态增强(或肾 CT 平扫＋增强)。

3. 上级医师在术后 3 天内至少查房 1 次,根据术中和术后情况修订术后治疗计划。

4. 责任护士按照专科疾病术后护理常规及术后情况实施有针对性的护理,并提供康复指导。

5. 麻醉医师术后 3 天内访视患者,如有特殊情况应详细记录,及时与手术医师或重症监护室医师沟通并迅速处理。

6. 护理工作:指导并监督患者恢复期的治疗与活动,恢复期心理与生活护理,穿刺部位预防感染护理,对患者进行二级预防教育及出院准备指导。

(十)出院标准(出院日)

1. 患者生命体征平稳,基本恢复正常饮食及活动,体温基本恢复在正常范围内。

2. 穿刺点皮肤愈合好、无感染。

3. 无需继续住院治疗的并发症。

4. 心理评估适合出院。

5. 医师告知患者术后注意事项及复查方法和时间,完成出院记录,出具出院通知单,通知患者或其家属办理出院相关手续。

6. 护理工作:评估患者对疾病、预防、保健方面的能力,进行出院健康指导,核对患者住院费用,指导患者出院带药及结账,移出患者住院信息,整理床单元。

(十一)变异及原因分析

1. 术前患者因存在肝肾功能、血常规指标明显异常,低蛋白血症,大量腹水,糖尿病,心肺疾病,肾功能不全等不能耐受手术的状况,需首先进行相关临床路径的治疗,会导致住院时间延长、费用增加。

2. 围术期的合并症和(或)并发症,需要联合进行相关临床路径的诊断和治疗,导致住院时间延长、费用增加。

3. 患者高龄或因为同时存在心肺等基础疾病,术后恢复慢,需延长术后恢复时间,导致住院时间延长、费用增加。

4. 常规超声显示不清的病灶或邻近重要结构部位的病灶,需要超声造影或影像融合等特殊技术协助治疗,导致费用增加。

5. 出现需要延长住院时间的并发症。

二、肾恶性肿瘤行超声引导经皮消融治疗术临床路径表单

适用对象	第一诊断为肾恶性肿瘤(ICD-10:C64 01),包括肾细胞癌和肾转移癌,行超声引导经皮消融治疗术(ICD-9-CM-3:55.3301)的患者	
患者基本信息	姓名:___　性别:___　年龄:___　门诊号:___ 住院号:_____　过敏史:_____ 住院日期:___年___月___日　出院日期:____年___月___日	标准住院日:7~10 天

时间			住院第 1 天	住院第 2 天
主要诊疗工作		制度落实	□ 住院 2 小时内经治医师或值班医师完成接诊 □ 住院 24 小时内主管医师查房	□ 经治医师查房(早、晚 2 次) □ 主管医师查房 □ 住院 48 小时内主诊医师完成检诊 □ 专科会诊(必要时)
		病情评估	□ 经治医师询问病史及体格检查 □ 危险性分层,监护强度和治疗效果评估 □ 营养评估 □ 心理评估 □ 疼痛评估 □ 康复评估 □ 深静脉血栓栓塞症风险评估 □ 麻醉风险评估	□ 术前评估(影响路径实施的因素评估)
		病历书写	□ 住院 8 小时内完成首次病程记录 □ 住院 24 小时内完成住院记录	□ 住院 48 小时内完成主管医师查房记录
		知情同意	□ 病情告知 □ 患者及其家属签署授权委托书 □ 患者或其家属住院记录签字 □ 签署病危病重告知书(病危、病重患者)	□ 病情告知
		手术治疗		
		其他	□ 及时通知上级医师检诊	□ 对可能影响路径实施的检查及检验指标进行复查或对症处理
重点医嘱	长期医嘱	护理医嘱	□ 按介入超声科护理常规 □ 护理等级:一级或二级护理 □ 陪护(高龄、病危、病重患者)	□ 按介入超声科护理常规 □ 护理等级:一级或二级护理 □ 陪护(高龄、病危、病重患者)
		处置医嘱	□ 吸氧(必要时) □ 陪护(高龄、病危、病重患者) □ 限制活动:卧床或床旁活动 □ 心电、血压监护(中、高危患者)	□ 吸氧(必要时) □ 陪护(高龄、病危、病重患者) □ 限制活动:卧床或床旁活动 □ 心电、血压监护(中、高危患者)

（续　表）

长期医嘱	膳食医嘱	□ 普通饮食（非糖尿病患者） □ 糖尿病普食（糖尿病患者） □ 低盐、低脂普食（高血压患者） □ 遵医嘱	□ 普通饮食（非糖尿病患者） □ 糖尿病饮食（糖尿病患者） □ 低盐、低脂普食（高血压患者） □ 遵医嘱
	药物医嘱	□ 升白细胞及升血小板药 □ 止血药 □ 保肾药 □ 麻醉药 □ 镇痛药 □ 增强免疫力药 □ 抑酸镇吐药 □ 抗菌药 □ 调节水、电解质平衡药 □ 营养支持药 □ 解热药 □ 其他药	□ 升白细胞及升血小板药 □ 止血药 □ 保肾药 □ 麻醉药 □ 镇痛药 □ 增强免疫力药 □ 抑酸镇吐药 □ 抗菌药 □ 调节水、电解质平衡药 □ 营养支持药 □ 解热药 □ 其他药
重点医嘱	临时医嘱　检查检验	□ 血常规 □ 血型 □ 尿、粪常规 □ 普通生化 □ 凝血功能 □ 血清术前八项 □ 肿瘤标志物 □ 血气分析 □ 红细胞沉降率 □ C 反应蛋白或高敏 C 反应蛋白 □ 心电图 □ X 线胸部正位片 □ 双肾＋输尿管＋膀胱超声 □ 肾超声造影 □ 超声心动图 □ 24 小时动态心电图 □ 肌酐清除率 □ 肾 MRI 平扫＋动态增强或肾 CT 平扫＋增强或 PET-CT □ 肺功能 □ 肺 CT □ 胃肠镜 □ 骨扫描	□ 血常规 □ 血型 □ 尿、粪常规 □ 普通生化 □ 凝血功能 □ 血清术前八项 □ 肿瘤标志物 □ 血气分析 □ 红细胞沉降率 □ C 反应蛋白或高敏 C 反应蛋白 □ 心电图 □ X 线胸部正位片 □ 双肾＋输尿管＋膀胱超声 □ 肾超声造影 □ 超声心动图 □ 24 小时动态心电图 □ 肌酐清除率 □ 肾 MRI 平扫＋动态增强或肾 CT 平扫＋增强或 PET-CT □ 肺功能 □ 肺 CT □ 胃肠镜 □ 骨扫描
	药物医嘱		
	手术医嘱		
	处置医嘱		

主要护理工作	健康宣教	□ 住院宣教:介绍责任护士,病区环境、设施、规章制度、基础护理服务项目 □ 进行护理安全指导 □ 进行等级护理、活动范围指导 □ 进行饮食指导 □ 进行用药指导 □ 进行关于疾病知识的宣教	
	护理处置	□ 患者身份核对 □ 佩戴腕带 □ 建立住院病历,通知医师 □ 询问病史,填写护理记录单首页 □ 测量基本生命体征 □ 观察病情 □ 抽血 □ 输液 □ 心理与生活护理 □ 妥善固定各种管道 □ 根据评估结果采取相应的护理措施 □ 通知次日检查项目及检查注意事项	□ 测量基本生命体征 □ 观察病情 □ 抽血 □ 输液 □ 心理与生活护理 □ 指导并监督患者治疗与活动 □ 遵医嘱用药 □ 遵医嘱留取标本 □ 根据评估结果采取相应的护理措施 □ 妥善固定各种管道 □ 使用床档
	护理评估	□ 一般评估:生命体征、神志、皮肤、药物过敏史等 □ 专科评估:饮食习惯、生活方式、体重、身高、家族史、肤温、指端末梢感觉情况 □ 风险评估:评估有无跌倒、坠床、压疮、导管滑脱、液体外渗的风险 □ 心理评估 □ 营养评估 □ 疼痛评估 □ 康复评估	□ 风险评估:评估有无跌倒、坠床、压疮、导管滑脱、液体外渗的风险
	专科护理	□ 心电监护(病情危重或不稳定) □ 吸氧(必要时) □ 观察有无泌尿系出血情况,进行疼痛评分并通知医师	□ 心电监护(病情危重或不稳定) □ 吸氧(必要时) □ 观察有无泌尿系出血情况,进行疼痛评分并通知医师
	饮食指导	□ 根据医嘱通知配餐员准备膳食 □ 协助进餐	□ 协助进餐
	活动体位	□ 根据护理等级及医嘱指导活动	□ 根据护理等级及医嘱指导活动
	洗浴要求	□ 卫生整顿:更衣、剃须、剪短指甲	□ 协助患者晨、晚间护理
病情变异记录		□ 无　□ 有,原因: □ 患者　□ 疾病　□ 医疗 □ 护理　□ 保障　□ 管理	□ 无　□ 有,原因: □ 患者　□ 疾病　□ 医疗 □ 护理　□ 保障　□ 管理

（续　表）

护士签名	白班	小夜班	大夜班	白班	小夜班	大夜班
医师签名						
时间	住院第 3 天（术前 1 天）			住院第 4 天（手术日）		

主要诊疗工作	病情评估	□ 危险性分层，监护强度和治疗效果评估	
	制度落实	□ 主诊医师查房 □ 组织术前讨论 □ 手术安全核查 □ 专科会诊（必要时）	□ 三级医师查房 □ 专科会诊（必要时） □ 手术安全核查
	病历书写	□ 完成主诊医师查房记录 □ 完成科主任查房记录（疑难危重） □ 完成术前讨论记录 □ 完成术前小结记录	□ 术者或第一助手于术后 24 小时内完成手术记录（术者签字） □ 术后首次病程记录：术后即刻完成
	知情同意	□ 术前谈话并签署手术知情同意书	
	手术治疗	□ 明日局部麻醉＋静脉复合麻醉下行肾恶性肿瘤超声引导经皮消融术 □ 肾病灶超声引导穿刺活检	□ 局部麻醉＋静脉复合麻醉下行肾恶性肿瘤超声引导经皮消融术 □ 肾病灶超声引导穿刺活检
	其他	□ 记录观察穿刺点及周围情况（急诊术后患者） □ 经治医师检查整理病历资料 □ 检查住院押金	□ 术后病情交接 □ 术后密切观察病情变化 □ 记录观察穿刺点及周围皮肤、皮下情况

重点医嘱	长期医嘱	护理医嘱	□ 肾癌消融治疗术前护理常规 □ 护理等级：二级护理	□ 肾癌消融治疗术后护理常规 □ 护理等级：二级护理
		处置医嘱	□ 吸氧（必要时） □ 限制活动：卧床或床旁活动 □ 心电、血压监护（必要时） □ 陪护（高龄、病危及病重患者）	□ 吸氧（必要时） □ 限制活动：卧床或床旁活动 □ 心电、血压监护（必要时） □ 陪护
		膳食医嘱	□ 普通饮食（非糖尿病患者） □ 糖尿病普食（糖尿病患者） □ 低盐、低脂普食（高血压患者）	□ 普通饮食（非糖尿病患者） □ 糖尿病普食（糖尿病患者） □ 低盐、低脂普食（高血压患者）
		药物医嘱	□ 升白细胞及升血小板药 □ 止血药 □ 保肾药 □ 麻醉药 □ 镇痛药 □ 增强免疫力药 □ 抑酸镇吐药 □ 抗菌药 □ 调节水、电解质平衡药 □ 营养支持药 □ 解热药 □ 其他药	□ 升白细胞及升血小板药 □ 止血药 □ 保肾药 □ 麻醉药 □ 镇痛药 □ 增强免疫力药 □ 抑酸镇吐药 □ 抗菌药 □ 调节水、电解质平衡药 □ 营养支持药 □ 解热药 □ 其他药

重点医嘱	临时医嘱	检查检验	□ 血常规 □ 尿、粪常规(必要时) □ 普通生化 □ 肿瘤标志物 □ 血气分析 □ C反应蛋白或高敏C反应蛋白 □ 胸腔超声 □ 腹腔超声 □ 肾超声造影 □ 肾MRI平扫＋动态增强或腹部CT平扫＋增强	□ 血常规 □ 尿、粪常规(必要时) □ 普通生化 □ 肿瘤标志物 □ 血气分析 □ C反应蛋白或高敏C反应蛋白 □ 胸腔超声 □ 腹腔超声 □ 肾超声造影 □ 肾MRI平扫＋动态增强或腹部CT平扫＋增强
		药物医嘱		
		手术医嘱	□ 明日局部麻醉＋静脉复合麻醉下行肾恶性肿瘤超声引导经皮消融术 □ 肾病灶超声引导穿刺活检	□ 局部麻醉＋静脉复合麻醉下行肾恶性肿瘤超声引导经皮消融术 □ 肾病灶超声引导穿刺活检
		处置医嘱	□ 备皮 □ 静脉留置针	
主要护理工作	健康宣教		□ 术前宣教	
	护理处置		□ 配合医师完成血常规、出凝血时间、肝功能、肾功能、电解质状况及感染指标、心电图、心脏超声、X线胸片等术前检查 □ 抽血(根据医嘱) □ 确认手术部位皮肤的准备工作 □ 根据手术部位,上肢肘正中静脉穿刺好留置针 □ 检查术前物品准备 □ 完成护理记录 □ 遵医嘱用药	□ 完成护理记录 □ 抽血(根据医嘱) □ 穿刺部位预防感染及出血护理 □ 术后心理与生活护理 □ 输液 □ 与手术室送患者医师共同评估穿刺处切口情况、皮肤及皮下、切口敷料、输液及特殊注意事项 □ 遵医嘱用药 □ 指导并监督患者术后及恢复期治疗与活动
	护理评估		□ 评估有无跌倒、坠床、压疮、导管滑脱、液体外渗的风险	□ 评估患者术侧切口及皮肤情况,并采取相应的护理措施 □ 观察切口敷料,有渗血、渗液时报告医师处理 □ 评估术后患者疼痛及意识状况 □ 评估皮肤、黏膜有无出血,有无消化道出血 □ 评估有无跌倒、坠床、压疮、导管滑脱、液体外渗的风险 □ 心理评估及疏导

（续　表）

主要护理工作	专科护理	□ 心电监护（必要时） □ 吸氧 □ 进行疼痛评分并通知医师	□ 心电监护 □ 吸氧 □ 严密观察生命体征 □ 进行疼痛评分，如有异常及时通知医师 □ 观察有无切口敷料渗血或出血情况，严密观察有无消化道出血情况，异常时立即报告医师处理
	饮食指导	□ 协助进餐	□ 协助患者进食及饮水
	活动体位	□ 根据护理等级指导活动	□ 协助或指导患者床上翻身、如厕及床旁活动
	洗浴要求	□ 备皮后协助患者清洁备皮部位，更换病员服	□ 协助患者晨、晚间护理 □ 告知患者穿刺处切口保护方法
病情变异记录		□ 无　□ 有，原因： □ 患者　□ 疾病　□ 医疗 □ 护理　□ 保障　□ 管理	□ 无　□ 有，原因： □ 患者　□ 疾病　□ 医疗 □ 护理　□ 保障　□ 管理
护士签名		白班　　小夜班　　大夜班	白班　　小夜班　　大夜班
医师签名			
时间		住院第 5－8 天（术后与出院前）	住院第 9－10 天（出院日）
主要诊疗工作	病情评估	□ 上级医师进行治疗效果、预后和出院评估	□ 出院宣教
	□ 核心制度 □ 落实	□ 手术医师查房 □ 专科会诊（必要时）	
	病历书写	□ 病程记录（有上级医师指示出院） □ 术后连续 3 天病程记录	□ 病程记录（有上级医师指示出院） □ 出院后 24 小时内完成出院记录 □ 出院后 24 小时内完成病案首页
	知情同意		
	手术治疗		
	其他	□ 密切观察病情变化 □ 检查住院押金 □ 通知患者及其家属出院 □ 二级预防教育	□ 预约门诊复诊时间 □ 完成出院小结 □ 开具出院介绍信 □ 开具诊断证明书

重点医嘱	长期医嘱	护理医嘱	□ 按介入超声科护理常规 □ 护理等级：二级护理	
		处置医嘱	□ 心电监护 □ 停陪护医嘱	
		膳食医嘱	□ 普通饮食（非糖尿病患者） □ 糖尿病普食（糖尿病患者） □ 低盐、低脂普食（高血压患者） □ 遵医嘱	□ 普通饮食（非糖尿病患者） □ 糖尿病普食（糖尿病患者） □ 低盐、低脂普食（高血压患者） □ 遵医嘱
		药物医嘱	□ 升白细胞及升血小板药 □ 止血药 □ 保肾药 □ 麻醉药 □ 镇痛药 □ 增强免疫力药 □ 抑酸镇吐药 □ 抗菌药 □ 抗肿瘤药 □ 调节水、电解质平衡药 □ 营养支持药 □ 解热药 □ 其他药	□ 停所有长期医嘱
	临时医嘱	检查检验	□ 血常规 □ 尿、粪常规（必要时） □ 普通生化 □ 肿瘤标志物 □ 血气分析 □ C 反应蛋白或高敏 C 反应蛋白 □ 胸腔超声 □ 腹腔超声 □ 肾超声造影 □ 肾 MRI 平扫＋动态增强或腹部 CT 平扫＋增强	
		药物医嘱		
		手术医嘱		
		处置医嘱	□ 明日出院	□ 出院

主要护理工作	健康宣教	□ 二级预防教育 □ 出院准备指导	□ 出院健康指导
	护理处置	□ 恢复期心理与生活护理 □ 穿刺部位预防感染护理 □ 指导并监督患者恢复期的治疗与活动 □ 输液 □ 遵医嘱用药	□ 核对患者住院费用 □ 指导患者结账 □ 指导患者取出院带药 □ 移出患者住院信息 □ 整理床单元
	护理评估	□ 评估手术切口及皮肤情况 □ 评估有无跌倒、坠床、压疮、导管滑脱、液体外渗的风险 □ 心理评估 □ 疼痛评估 □ 评估患者对疾病、预防、保健方面的能力	□ 评估患者对疾病、预防、保健方面的能力
	专科护理	□ 心电监护（必要时） □ 吸氧（必要时） □ 观察生命体征 □ 观察有无泌尿系出血情况，异常时立即报告医师处理	
	饮食指导	□ 协助进餐	
	活动体位	□ 根据护理等级指导活动	
	洗浴要求	□ 协助更换病员服	
病情变异记录		□ 无　□ 有,原因: □ 患者　□ 疾病　□ 医疗 □ 护理　□ 保障　□ 管理	□ 无　□ 有,原因: □ 患者　□ 疾病　□ 医疗 □ 护理　□ 保障　□ 管理

护士签名	白班	小夜班	大夜班	白班	小夜班	大夜班
医师签名						

子宫肌瘤行超声引导经皮消融治疗术临床路径

一、子宫肌瘤行超声引导经皮消融治疗术临床路径标准住院流程

(一)适用对象

第一诊断为子宫肌瘤(ICD-10:D25),行超声引导经皮消融治疗术(ICD-9-CM-3:68.2942)的患者。

经超声及增强磁共振诊断为子宫肌瘤,FIGO 分型:1~6 型;有腹痛、月经量大、贫血或压迫症状等临床表现且影响生活质量;年龄≤50 岁,有强烈保留子宫的意愿,拒绝手术治疗及其他治疗方式。

(二)诊断依据

根据《临床诊疗指南——妇产科学分册》(中华医学会编著,人民卫生出版社)及超声引导经皮微波消融治疗子宫肌瘤临床应用的指南建议[中华医学超声杂志(电子版),2015 年]。

1. 临床表现　早期可无任何症状和体征,常为查体时发现或因子宫肌瘤导致的贫血、月经量大、尿频、尿急、便秘等相关症状进一步检查发现。

2. 影像学检查　盆腔超声及盆腔 MRI 诊断考虑为子宫肌瘤,并了解肿瘤位置、大小、数量及血供情况。

(三)治疗方案的选择及依据

根据《临床诊疗指南——妇产科学分册》(中华医学会编著,人民卫生出版社)及超声引导经皮微波消融治疗子宫肌瘤临床应用的指南建议[中华医学超声杂志(电子版),2015 年]。

1. 热消融治疗　对于单发或多发子宫肌瘤,可行超声引导下经皮微波消融治疗术,毁损肌瘤主体,缓解相关症状。

2. 无水乙醇消融治疗　紧邻肠道、子宫浆膜层等部位的肿瘤,需在热消融治疗的基础上,结合无水乙醇消融治疗;直径<2cm 肌瘤,可单独行无水乙醇消融治疗。

(四)标准住院日为 4~6 天

(五)进入路径标准

1. 第一诊断必须符合子宫肌瘤(ICD-10:D25)行超声引导经皮消融治疗术(ICD-9-CM-3:68.2942)。

2. 术前评估确定治疗方案,符合手术条件者可以进入本路径。

3. 当患者同时患有其他疾病诊断,但在住院期间无需特殊处理,也不影响第一诊断的临床路径流程实施时,可以进入路径。

4. 如同时合并的其他疾病可能影响到本路径实施时,应在消融过程中增加相关路径流程进行治疗。

5. 经超声及增强磁共振诊断为子宫肌瘤,FIGO 分型:1～6 型;有腹痛、月经量多大、贫血或压迫症状等临床表现且影响生活质量;年龄≤50 岁,有强烈保留子宫的意愿,拒绝手术治疗及其他治疗方式。

(六)术前准备(术前评估)少于 3 天

1. 术前评估　术前 24 小时内完成术前病情评估,完成必要的检查,做出术前小结、术前讨论。

(1)必需的检查项目:①血常规、血型、尿常规、粪常规＋隐血。②肝肾功能、电解质、血糖、血脂、凝血功能＋D-二聚体、肿瘤标志物(CA125)、血清术前八项(乙型病毒性肝炎五项、丙型病毒性肝炎、艾滋病、梅毒)、性腺六项。③X 线胸部正位片、心电图、妇科超声、盆腔平扫＋增强 MRI 检查。④近 1 年内 TCT 检查。

(2)根据患者具体情况可查:①血气分析、红细胞沉降率、C 反应蛋白或高敏 C 反应蛋白。②超声心动图、24 小时动态心电图。③肺功能、肺 CT 等。

(3)营养评估:根据《解放军总医院新入院患者营养风险筛查表(NRS)》为新入院患者进行营养评估,评分≥3 分者给予处置,必要时申请营养科医师会诊。

(4)心理评估:根据新入院患者情况申请心理科医师会诊。

(5)疼痛评估:根据《视觉模拟评分法(VAS)》实施疼痛评估,评分＞7 分给予处置,必要时请疼痛科医师会诊。

(6)康复评估:根据《入院患者康复筛查和评估表》在患者入院后 24 小时内进行康复筛查和评估。任何一项结果为"是",则申请康复科医师会诊。

(7)深静脉血栓栓塞症风险评估:根据专科《深静脉血栓栓塞症评估量表》在患者入院后 24 小时内进行风险筛查和评估,风险结果为"高危"的,则申请血管外科或介入导管室医师会诊。

(8)静脉麻醉风险评估:请麻醉科医师会诊进行术前麻醉风险评估,完善相关检查检验后,采取合适的术中麻醉方案。

2. 术前准备

(1)术前谈话:术者应在术前 1 天与患者及其亲属谈话,告知手术方案、相关风险、用血计划、术后转归、手术费用及患者和其亲属权益,并履行书面知情同意手续。告知高值耗材的使用及费用。

(2)通知介入手术室准备手术间、手术药品、手术物品及耗材。①麻醉方式:局部麻醉＋静脉复合麻醉,对麻醉高风险的患者,可在手术室行全身麻醉下治疗,对于腹肌紧张或腹壁厚度＞5cm 者可行硬脊膜外麻醉。②手术耗材:穿刺引导套组、一次性微波消融针(1～2 支,根据肿瘤大小确定)、一次性乙醇疗法针(1～4 支,根据肿瘤大小及部位确定)、实时温度监测针(1～2 支,用于肿瘤邻近需要保护的重要结构及脏器,如:肠道、重要血管等)、一次性液体隔离法注射针(1～3 支,根据需要进行液体隔离的部位确定)。③术中病理:超声引导子宫病灶穿刺活检(必要时)。④术后即刻超声造影:初步评估消融治疗范围。

(3)护士做心理护理,交代注意事项。

(4)手术部位标识术者、第一助手或经治医师在术前 1 天应对手术部位做体表标识,急诊手术由接诊医师或会诊外科医师标记,标记过程应有责任护士、患者及其亲属共同参与,并记入手术安排表。

（5）术前1天麻醉医师访视：制订麻醉计划、完成评估、确定麻醉方式，并记入《麻醉术前访视记录》，告知患者及其家属麻醉适应证、麻醉目的、风险、可能出现的情况及其处理原则、替代方案等，签署《麻醉知情同意书》并归入病历。

3. 日常护理工作

（1）护士对患者进行身份核对、佩戴腕带、建立入院病历，通知医师，询问病史，并填写护理记录单首页。

（2）对患者进行入院宣教：主要包括介绍责任护士，病区环境、设施、规章制度、基础护理服务项目。

（3）对患者进行住院指导：进行护理安全、等级护理、活动范围、饮食指导、用药指导，进行关于疾病知识的宣教。

（4）对患者进行各项评估：包括一般情况评估、专科评估、风险评估（有无跌倒、坠床、压疮、导管滑脱、液体外渗的风险），心理、营养及疼痛评估。

（5）测量基本生命体征，观察病情（观察是否存在切口敷料渗血、渗液情况，进行疼痛评分并通知医师），遵医嘱抽血、输液、协助患者留取标本、通知营养科配餐员准备膳食并协助患者进餐，通知患者次日检查项目及检查注意事项。指导并监督患者治疗与活动，对患者进行心理与生活护理，妥善固定各种管道，根据评估结果采取相应的护理措施，如对有坠床风险患者使用床档。

（6）术前对患者做心理护理，进行皮肤准备及物品准备，交代围术期注意事项，在非手术侧留置静脉滴注针管。

（7）完成护理记录。

（七）药品选择及使用时机

1. 抗贫血药　血常规血红蛋白及红细胞低于正常时酌情应用促红细胞生成素或静脉补充红细胞。

2. 止血药　术中、术后存在出血或对出血高风险患者酌情应用。

3. 麻醉药　消融术中应用（麻醉医师根据患者情况应用）。

4. 镇痛药　术后疼痛时应用。

5. 抑酸镇吐药　围术期酌情应用。

6. 抗菌药　按照《抗菌药临床应用指导原则（2015年版）》（国卫办医发〔2015〕43号）执行，并结合患者的病情决定抗菌药的选择与使用时间。

7. 调节水、电解质平衡药　根据患者检查、检验结果酌情应用。

8. 营养支持药　禁食超过24小时酌情应用。

9. 解热药　术后发热患者酌情应用。

10. 其他药　伴随疾病的治疗药物等。

（八）手术日为住院第3天

1. 手术安全核对：患者入手术间后由手术医师、麻醉医师、巡回护士和患者本人共同核对患者身份、手术部位与标识、手术方式。手术医师、麻醉医师、巡回护士三方按《手术安全核对表》逐项核对，共同签字。

2. 麻醉方式：局部麻醉＋静脉/硬膜外复合麻醉。

3. 手术方式：子宫肌瘤超声引导经皮消融（微波、射频无水乙醇）术和（或）子宫病灶超声引导穿刺活检(需明确病理诊断)。

4. 术中用药:局部麻醉及静脉/硬膜外麻醉药、止血药等。

5. 介入术后即刻需检查项目:生命体征检查、心电及血压监测、穿刺部位及盆腔超声检查。

6. 经治医师或手术医师应即刻完成术后首次病程记录,观察术后患者病情变化,对症处理。

7. 术后护理工作:加强巡视,严密观察生命体征,评估患者皮下有无肿胀、皮肤瘀点等,并采取相应的护理措施,观察手术切口敷料有无渗血、渗液,有渗血、渗液时报告医师处理,评估患者疼痛及意识状况,皮肤、黏膜有无出血,有无消化道出血,并进行心理评估及疏导。协助患者进食及饮水,协助患者床上翻身、如厕、床旁活动等。

(九)术后住院恢复 1~3 天,必须复查的检验项目

1. 介入术后第 1 天根据病情复查的检验项目:血常规、肝肾功能、电解质、血糖、尿常规、粪隐血、尿液的细菌培养等。

2. 介入术后第 1-2 天根据病情的检查项目:盆腔 MRI 平扫+动态增强(或盆腔 CT 平扫+增强)、子宫超声造影。

3. 上级医师在术后 3 天内至少查房 1 次,根据术中和术后情况修订术后治疗计划。

4. 责任护士按照专科疾病术后护理常规及术后情况实施有针对性的护理,并提供康复指导。

5. 麻醉医师术后 3 天内访视患者,如有特殊情况应详细记录,及时与手术医师或重症监护室医师沟通并迅速处理。

6. 护理工作:指导并监督患者恢复期的治疗与活动,恢复期心理与生活护理,穿刺部位预防感染护理,对患者进行二级预防教育及出院准备指导。

(十)出院标准(出院日)

1. 患者生命体征平稳,基本恢复正常饮食及活动,体温基本恢复在正常范围内。

2. 穿刺点皮肤愈合好、无感染。

3. 无其他需要继续住院治疗的并发症。

4. 心理评估适合出院。

5. 医师告知患者术后注意事项及复查方法和时间,完成出院记录,出具出院通知单,通知患者或其家属办理出院相关手续。

6. 护理工作:评估患者对疾病、预防、保健方面的能力,进行出院健康指导,核对患者住院费用,指导患者出院带药及结账,移出患者住院信息,整理床单元。

(十一)变异及原因分析

1. 术前患者因存在血常规指标明显异常不能耐受手术的状况,需首先进行相关临床路径的治疗,会导致住院时间延长、费用增加。

2. 围术期的合并症和(或)并发症,需要联合进行相关临床路径的诊断和治疗,导致住院时间延长、费用增加。

3. 出现严重并发症。

二、子宫肌瘤行超声引导经皮消融治疗术临床路径表单

适用对象	第一诊断为子宫肌瘤（ICD-10：D25），行超声引导经皮消融治疗术（ICD-9-CM-3：68.2942)的患者	
患者基本信息	姓名：＿＿＿　性别：＿＿＿　年龄：＿＿　门诊号：＿＿＿ 住院号：＿＿＿＿＿＿　过敏史：＿＿＿＿＿ 住院日期：＿＿＿年＿＿月＿＿日　出院日期：＿＿＿年＿＿月＿＿日	标准住院日：4～6 天

时间		住院第 1 天	住院第 2 天（术前 1 天）
主要诊疗工作	制度落实	□ 住院 2 小时内经治医师或值班医师完成接诊 □ 住院 24 小时内主管医师查房	□ 经治医师查房(早、晚 2 次) □ 主管医师查房 □ 住院 48 小时内主诊医师完成检诊 □ 专科会诊(必要时) □ 手术安全核查 □ 组织术前讨论
	病情评估	□ 经治医师询问病史及体格检查 □ 危险性分层,监护强度和治疗效果评估 □ 营养评估 □ 心理评估 □ 疼痛评估 □ 康复评估 □ 深静脉血栓栓塞症风险评估 □ 麻醉风险评估	□ 术前评估(影响路径实施的因素评估) □ 危险性分层,监护强度和治疗效果评估
	病历书写	□ 住院 8 小时内完成首次病程记录 □ 住院 24 小时内完成住院记录	□ 住院 48 小时内完成主管医师查房记录 □ 完成主诊医师查房记录 □ 完成科主任查房记录(疑难危重) □ 完成术前讨论记录 □ 完成术前小结记录
	知情同意	□ 病情告知 □ 患者及其家属签署授权委托书 □ 患者或其家属住院记录签字	□ 病情告知 □ 术前谈话并签署手术知情同意书
	手术治疗		□ 预约手术
	其他	□ 及时通知上级医师检诊	□ 对可能影响路径实施的检查及检验指标进行复查或对症处理 □ 经治医师检查整理病历资料 □ 检查住院押金

（续　表）

重点医嘱	长期医嘱	护理医嘱	□ 按介入超声科护理常规 □ 护理等级：一级或二级护理 □ 陪护	□ 按介入超声科护理常规 □ 护理等级：二级护理 □ 陪护
		处置医嘱	□ 吸氧（必要时） □ 陪护（高龄、病危、病重患者） □ 限制活动：卧床或床旁活动 □ 心电、血压监护（中、高危患者）	□ 吸氧（必要时） □ 陪护（高龄、病危、病重患者） □ 限制活动：卧床或床旁活动 □ 心电、血压监护（中、高危患者） □ 备皮
		膳食医嘱	□ 普食（非糖尿病患者） □ 糖尿病普食（糖尿病患者） □ 低盐、低脂普食（高血压患者） □ 遵医嘱	□ 普食（非糖尿病患者） □ 糖尿病普食（糖尿病患者） □ 低盐、低脂普食（高血压患者） □ 遵医嘱
		药物医嘱	□ 升红细胞药物 □ 止血药 □ 麻醉药 □ 镇痛药 □ 抑酸镇吐药 □ 抗菌药 □ 调节水、电解质平衡药 □ 营养支持药 □ 解热药 □ 其他药	□ 升红细胞药物 □ 止血药 □ 麻醉药 □ 镇痛药 □ 抑酸镇吐药 □ 抗菌药 □ 调节水、电解质平衡药 □ 营养支持药 □ 清洁肠道药物 □ 其他药
	临时医嘱	检查检验	□ 血常规 □ 血型 □ 尿、粪常规 □ 普通生化 □ 凝血功能 □ 血清术前八项 □ 肿瘤标志物 □ 性腺六项 □ C 反应蛋白或高敏 C 反应蛋白 □ 心电图 □ X 线胸部正位片 □ 妇科超声 □ 子宫超声造影 □ 超声心动图 □ 24 小时动态心电图 □ 盆腔 MRI 平扫＋动态增强或盆腔 CT 平扫＋增强 □ 肺功能 □ 肺 CT	□ 血常规 □ 血型 □ 尿、粪常规 □ 普通生化 □ 凝血功能 □ 血清术前八项 □ 肿瘤标志物 □ 性腺六项 □ C 反应蛋白或高敏 C 反应蛋白 □ 心电图 □ X 线胸部正位片 □ 妇科超声 □ 子宫超声造影 □ 超声心动图 □ 24 小时动态心电图 □ 盆腔 MRI 平扫＋动态增强或盆腔 CT 平扫＋增强 □ 肺功能 □ 肺 CT

（续　表）

重点医嘱	临时医嘱	药物医嘱		
		手术医嘱		□ 明日局部麻醉＋静脉/硬膜外复合麻醉下行子宫肌瘤超声引导经皮消融术 □ 子宫病灶超声引导穿刺活检
		处置医嘱		□ 静脉留置针
主要护理工作	健康宣教		□ 住院宣教：介绍责任护士，病区环境、设施、规章制度、基础护理服务项目 □ 进行护理安全指导 □ 进行等级护理、活动范围指导 □ 进行饮食指导 □ 进行用药指导 □ 进行关于疾病知识的宣教	□ 术前宣教
	护理处置		□ 患者身份核对 □ 佩戴腕带 □ 建立住院病历，通知医师 □ 询问病史，填写护理记录单首页 □ 测量基本生命体征 □ 观察病情 □ 抽血 □ 输液 □ 心理与生活护理 □ 妥善固定各种管道 □ 根据评估结果采取相应的护理措施 □ 通知次日检查项目及检查注意事项	□ 测量基本生命体征 □ 观察病情 □ 抽血 □ 输液 □ 心理与生活护理 □ 指导并监督患者治疗与活动 □ 遵医嘱用药 □ 遵医嘱留取标本 □ 根据评估结果采取相应的护理措施 □ 妥善固定各种管道 □ 使用床档 □ 确认手术部位皮肤的准备工作 □ 根据手术部位，上肢肘正中静脉穿刺留置针 □ 检查术前物品准备 □ 完成护理记录
	护理评估		□ 一般评估：生命体征、神志、皮肤、药物过敏史等 □ 专科评估：饮食习惯、生活方式、体重、身高、家族史、肤温、指端末梢感觉情况 □ 风险评估：评估有无跌倒、坠床、压疮、导管滑脱、液体外渗的风险 □ 心理评估 □ 营养评估 □ 疼痛评估 □ 康复评估	□ 风险评估：评估有无跌倒、坠床、压疮、导管滑脱、液体外渗的风险

（续　表）

主要护理工作	专科护理	□ 心电监护（病情危重或不稳定） □ 吸氧（必要时） □ 进行疼痛评分并通知医师	□ 心电监护（病情危重或不稳定） □ 吸氧（必要时） □ 进行疼痛评分并通知医师
	饮食指导	□ 根据医嘱通知配餐员准备膳食 □ 协助进餐	□ 协助进餐
	活动体位	□ 根据护理等级及医嘱指导活动	□ 根据护理等级及医嘱指导活动
	洗浴要求	□ 卫生整顿：更衣、剪短指甲	□ 协助患者晨、晚间护理 □ 备皮后协助患者清洁备皮部位，更换病员服
病情变异记录		□ 无　□ 有，原因： □ 患者　□ 疾病　□ 医疗 □ 护理　□ 保障　□ 管理	□ 无　□ 有，原因： □ 患者　□ 疾病　□ 医疗 □ 护理　□ 保障　□ 管理
护士签名		白班　　小夜班　　大夜班	白班　　小夜班　　大夜班
医师签名			

时间			住院第 3 天（手术日）	住院第 4—5 天（术后 1～2 天）
主要诊疗工作	病情评估			□ 上级医师进行治疗效果、预后和出院评估
	制度落实		□ 三级医师查房 □ 专科会诊（必要时） □ 手术安全核查	□ 手术医师查房 □ 专科会诊（必要时）
	病历书写		□ 术者或第一助手于术后 24 小时内完成手术记录（术者签字） □ 术后首次病程记录：术后即刻完成	□ 病程记录（有上级医师指示出院）
	知情同意			
	手术治疗		□ 局部麻醉＋静脉/硬膜外复合麻醉下行子宫肌瘤超声引导经皮消融术 □ 子宫病灶超声引导穿刺活检	
	其他		□ 术后病情交接 □ 术后密切观察病情变化 □ 记录观察穿刺点及周围皮肤、皮下情况	□ 密切观察病情变化 □ 检查住院押金 □ 通知患者及其家属出院 □ 二级预防教育
重点医嘱	长期医嘱	护理医嘱	□ 按介入超声科护理常规 □ 护理等级：二级护理	□ 按介入超声科护理常规 □ 护理等级：二级护理
		处置医嘱	□ 心电监护 □ 停陪护医嘱	□ 心电监护 □ 停陪护医嘱
		膳食医嘱	□ 普食（非糖尿病患者） □ 糖尿病普食（糖尿病患者） □ 低盐、低脂普食（高血压患者）	□ 普食（非糖尿病患者） □ 糖尿病普食（糖尿病患者） □ 低盐、低脂普食（高血压患者）

（续　表）

重点医嘱	长期医嘱	药物医嘱	□ 升红细胞药 □ 止血药 □ 麻醉药 □ 镇痛药 □ 抑酸镇吐药 □ 抗菌药 □ 调节水、电解质平衡药 □ 营养支持药 □ 解热药 □ 其他药	□ 升红细胞药物 □ 止血药 □ 麻醉药 □ 镇痛药 □ 抑酸镇吐药 □ 抗菌药 □ 调节水、电解质平衡药 □ 营养支持药 □ 解热药 □ 其他药
	临时医嘱	检查检验	□ 血常规 □ 尿、粪常规（必要时）	
		药物医嘱		
		手术医嘱	□ 局部麻醉＋静脉/硬膜外复合麻醉下行子宫肌瘤超声引导经皮消融术 □ 子宫病灶超声引导穿刺活检	
		处置医嘱		
主要护理工作		健康宣教		□ 二级预防教育 □ 出院准备指导 □ 明日出院
		护理处置	□ 完成护理记录 □ 抽血（根据医嘱） □ 穿刺部位预防感染及出血护理 □ 术后心理与生活护理 □ 输液 □ 与手术室送患者医师共同评估穿刺处切口情况、皮肤及皮下、切口敷料、输液及特殊注意事项 □ 遵医嘱用药 □ 指导并监督患者术后及恢复期治疗与活动	□ 恢复期心理与生活护理 □ 穿刺部位预防感染护理 □ 指导并监督患者恢复期的治疗与活动 □ 输液 □ 遵医嘱用药
		护理评估	□ 评估患者术侧切口及皮肤、皮下情况，并采取相应的护理措施 □ 观察切口敷料，有渗血时报告医师处理 □ 评估术后患者疼痛及意识状况 □ 评估皮肤、黏膜有无出血，评估有无跌倒、坠床、压疮、导管滑脱、液体外渗的风险 □ 心理评估及疏导	□ 评估手术切口及皮肤、皮下情况 □ 评估有无跌倒、坠床、压疮、导管滑脱、液体外渗的风险 □ 心理评估 □ 疼痛评估 □ 评估病患者对疾病、预防、保健方面的能力

主要护理工作	专科护理	□ 心电监护 □ 吸氧 □ 严密观察生命体征 □ 进行疼痛评分,如有异常及时通知医师 □ 观察有无切口敷料渗血、渗液或出血情况,异常时立即报告医师处理	□ 心电监护（必要时） □ 吸氧（必要时） □ 观察生命体征 □ 观察有无消化道出血情况,异常时立即报告医师处理
	饮食指导	□ 协助患者进食及饮水	□ 协助进餐
	活动体位	□ 协助或指导患者床上翻身、如厕及床旁活动	□ 根据护理等级指导活动
	洗浴要求	□ 协助患者晨、晚间护理 □ 告知患者穿刺处切口保护方法 □ 备皮后协助患者清洁备皮部位,更换病员服	□ 协助更换病员服
病情变异记录		□ 无　□ 有,原因: □ 患者　□ 疾病　□ 医疗 □ 护理　□ 保障　□ 管理	□ 无　□ 有,原因: □ 患者　□ 疾病　□ 医疗 □ 护理　□ 保障　□ 管理

护士签名	白班	小夜班	大夜班	白班	小夜班	大夜班

医师签名						

时间	住院第 5-6 天（出院日）

主要诊疗工作	病情评估	□ 出院宣教
	制度落实	
	病历书写	□ 病程记录（有上级医师指示出院） □ 出院后 24 小时内完成出院记录 □ 出院后 24 小时内完成病案首页
	知情同意	
	手术治疗	
	其他	□ 预约门诊复诊时间 □ 完成出院小结 □ 开具出院介绍信 □ 开具诊断证明书

（续　表）

重点医嘱	长期医嘱	护理医嘱	
		处置医嘱	
		膳食医嘱	□ 普食（非糖尿病患者） □ 糖尿病普食（糖尿病患者） □ 低盐、低脂普食（高血压患者） □ 遵医嘱
		药物医嘱	□ 停所有长期医嘱
	临时医嘱	检查检验	
		药物医嘱	
		手术医嘱	
		处置医嘱	□ 出院
主要护理工作		健康宣教	□ 出院健康指导
		护理处置	□ 核对患者住院费用 □ 指导患者结账 □ 指导患者取出院带药 □ 移出患者住院信息 □ 整理床单元
		护理评估	□ 评估患者对疾病、预防、保健方面的能力
		专科护理	
		饮食指导	
		活动体位	
		洗浴要求	
病情变异记录			□ 无　　□ 有,原因: □ 患者　□ 疾病　□ 医疗 □ 护理　□ 保障　□ 管理
护士签名		白班　　　　　　　小夜班　　　　　　　大夜班	
医师签名			

子宫腺肌病行超声引导经皮消融治疗术临床路径

一、子宫腺肌病行超声引导经皮消融治疗术临床路径标准住院流程

(一)适用对象

第一诊断为子宫腺肌病(ICD-10：N80.001)，行超声引导经皮消融治疗术(ICD-9-CM-3：68.2942)的患者。

(二)诊断依据

根据中华医学会妇产科学分会子宫内膜异位症协作组。子宫内膜异位症的诊断和治疗规范[J]。中华妇产科杂志。

1. 临床表现：早期可无任何症状和体征，常为查体时发现或因子宫腺肌病导致的贫血、月经量大、痛经、尿频、尿急、便秘等相关症状进一步检查发现。

2. 肿瘤标志物检测：部分患者可有 CA125、CA19-9 升高。

3. 影像学检查：妇科超声及盆腔 MRI 诊断考虑为子宫腺肌病，并了解病灶位置、大小、数量及血供情况。

4. 育龄期女性，年龄≤50 岁；患者经超声及增强磁共振诊断为子宫腺肌病，且伴有临床症状；子宫结合带厚度＞30mm；伴有进行性加重的临床症状，如痛经评分＞3 或血红蛋白≤90g/L、痛经或月经量过多症状持续 1 年以上；拒绝手术或其他治疗方式或无手术指征，强烈要求行经皮穿刺微波消融治疗。

(三)治疗方案的选择及依据

根据中华医学会妇产科学分会子宫内膜异位症协作组。子宫内膜异位症的诊断和治疗规范[J]。中华妇产科杂志。

1. **热消融治疗** 对于子宫腺肌病，可行超声引导经皮微波消融治疗，毁损病灶主体，缓解相关症状。

2. **无水乙醇消融治疗** 紧邻肠道、子宫浆膜层等部位的病灶，需在热消融治疗的基础上，结合无水乙醇消融治疗。

(四)标准住院日为 4～6 天

(五)进入路径标准

1. 第一诊断必须符合子宫腺肌病(ICD-10：N80.001)，行超声引导经皮消融治疗术(ICD-9-CM-3：68.2942)。

2. 术前评估确定治疗方案，符合手术条件者可以进入本路径。

3. 当患者同时患有其他疾病诊断，但在住院期间无需特殊处理，也不影响第一诊断的临床路径流程实施时，可以进入路径。

4. 如同时合并的其他疾病可能影响到本路径实施时,应在消融过程中增加相关路径流程进行治疗。

5. 育龄期女性,年龄≤50岁;患者经超声及增强磁共振诊断为子宫腺肌病,且伴有临床症状;子宫结合带厚度>30mm;伴有进行性加重的临床症状,如痛经评分>3或血红蛋白≤90g/L,痛经或月经量过多症状持续1年以上;拒绝手术或其他治疗方式,强烈要求行经皮穿刺微波消融治疗。

(六)术前准备(术前评估)少于3天

1. 术前评估 术前24小时内完成术前病情评估,完成必要的检查,做出术前小结、术前讨论。

(1)必需检查项目:①血常规、血型、尿常规、粪常规+隐血。②肝肾功能、电解质、血糖、血脂、凝血功能+D-二聚体、肿瘤标志物(CA125)、血清术前八项(乙型病毒性肝炎五项、丙型病毒性肝炎、艾滋病、梅毒)、性腺六项。③X线胸部正位片、心电图、妇科超声、盆腔平扫+增强MRI检查。④近1年内TCT检查。

(2)根据患者具体情况可查:①血气分析、红细胞沉降率、C反应蛋白或高敏C反应蛋白。②超声心动图、24小时动态心电图。③肺功能、肺CT等。

(3)营养评估:根据《解放军总医院新入院患者营养风险筛查表(NRS)》为新入院患者进行营养评估,评分≥3分者给予处置,必要时申请营养科医师会诊。

(4)心理评估:根据新入院患者情况申请心理科医师会诊。

(5)疼痛评估:根据《视觉模拟评分法(VAS)》实施疼痛评估,评分>7分给予处置,必要时请疼痛科医师会诊。

(6)康复评估:根据《入院患者康复筛查和评估表》在患者入院后24小时内进行康复筛查和评估。任何一项结果为"是",则申请康复科医师会诊。

(7)深静脉血栓栓塞症风险评估:根据专科《深静脉血栓栓塞症评估量表》在患者入院后24小时内进行风险筛查和评估,风险结果为"高危"的,则申请血管外科或介入导管室医师会诊。

(8)静脉麻醉风险评估:请麻醉科医师会诊进行术前麻醉风险评估,完善相关检查检验后,采取合适的术中麻醉方案。

2. 术前准备

(1)术前谈话:术者应在术前1天与患者及其亲属谈话,告知手术方案、相关风险、用血计划、术后转归、手术费用及患者和其亲属权益,并履行书面知情同意手续。告知高值耗材的使用及费用。

(2)通知介入手术室准备手术间、手术药品、手术物品及耗材。①麻醉方式:局部麻醉+静脉复合麻醉,对麻醉高风险的患者,可在手术室行全身麻醉下治疗。对于腹肌紧张或腹壁厚度>5cm者可行硬脊膜外麻醉。②手术耗材:穿刺引导套组、一次性微波消融针(1~2支,根据病灶大小确定)、一次性乙醇疗法针(1~4支,根据病灶大小及部位确定)、实时温度监测针(1~2支,用于病灶邻近需要保护的重要结构及脏器,如:肠道、重要血管等)、一次性液体隔离法注射针(1~3支,根据需要进行液体隔离的部位确定)。③术中病理:超声引导子宫病灶穿刺活检(必要时)。④术后即刻超声造影:初步评估消融治疗范围。

(3)护士做心理护理,交代注意事项。

(4)手术部位标识:术者、第一助手或经治医师在术前1天应对手术部位做体表标识,急诊手术由接诊医师或会诊外科医师标记,标记过程应有责任护士、患者及其亲属共同参与,并记入手术安排表。

(5)术前麻醉医师访视:制订麻醉计划、完成评估、确定麻醉方式,并记入《麻醉术前访视记录》,告知患者及其家属麻醉适应证、麻醉目的及风险、可能出现的情况及其处理原则、替代方案等,签署《麻醉知情同意书》并归入病历。

3. 日常护理工作

(1)护士对患者进行身份核对、佩戴腕带、建立入院病历,通知医师,询问病史,并填写护理记录单首页。

(2)对患者进行入院宣教:主要包括介绍责任护士,病区环境、设施、规章制度、基础护理服务项目。

(3)对患者进行住院指导:进行护理安全、等级护理、活动范围、饮食指导、用药指导,进行关于疾病知识的宣教。

(4)对患者进行各项评估:包括一般情况评估、专科评估、风险评估(有无跌倒、坠床、压疮、导管滑脱、液体外渗的风险),心理、营养及疼痛评估。

(5)测量基本生命体征,观察病情(观察是否存在切口敷料渗血、渗液情况,进行疼痛评分并通知医师),遵医嘱抽血、输液、协助患者留取标本、通知营养科配餐员准备膳食并协助患者进餐,通知患者次日检查项目及检查注意事项。指导并监督患者治疗与活动,对患者进行心理与生活护理,妥善固定各种管道,根据评估结果采取相应的护理措施,如对有坠床风险患者使用床档。

(6)术前对患者做心理护理,进行皮肤准备及物品准备,交代围术期注意事项,在非手术侧留置静脉滴注针管。

(7)完成护理记录。

(七)药品选择及使用时机

1. 抗贫血药　血常规血红蛋白及红细胞低于正常时酌情应用促红细胞生成素或静脉补充红细胞。

2. 止血药　术中、术后存在出血或对出血高风险患者酌情应用。

3. 麻醉药　消融术中应用(麻醉医师根据患者情况应用)。

4. 镇痛药　术后疼痛时应用。

5. 抑酸镇吐药　围术期酌情应用。

6. 抗菌药　按照《抗菌药临床应用指导原则(2015年版)》[国卫办医发(2015)43号]执行,并结合患者的病情决定抗菌药的选择与使用时间。

7. 调节水、电解质平衡药　根据患者检查、检验结果酌情应用。

8. 营养支持药　禁食超过24小时酌情应用。

9. 解热药　术后发热患者酌情应用。

10. 其他药　伴随疾病的治疗药物等。

(八)手术日为住院第3天

1. 手术安全核对:患者入手术间后由手术医师、麻醉医师、巡回护士和患者本人共同核对患者身份、手术部位与标识、手术方式。手术医师、麻醉医师、巡回护士三方按《手术安全核对表》逐项核对,共同签字。

2. 麻醉方式:局部麻醉+静脉/硬膜外复合麻醉。

3. 手术方式:子宫腺肌病超声引导经皮消融(微波、射频无水乙醇)术和(或)子宫病灶超声引导穿刺活检(需明确病理诊断)。必要时行液体隔离术辅助治疗。

4. 术中用药:局部麻醉及静脉/硬膜外麻醉药、止血药等。

5. 介入术后即刻需检查项目:生命体征检查、心电及血压监测、穿刺部位及盆腔超声检查。

6. 经治医师或手术医师应即刻完成术后首次病程记录,观察术后患者病情变化,对症处理。

7. 术后护理工作:加强巡视,严密观察生命体征,评估患者皮下有无肿胀、皮肤瘀点等,并采取相应的护理措施,观察手术切口敷料有无渗血、渗液,有渗血、渗液时报告医师处理,评估患者疼痛及意识状况,皮肤、黏膜有无出血,有无消化道出血,并进行心理评估及疏导。协助患者进食及饮水,协助患者床上翻身、如厕、床旁活动等。

(九)术后住院恢复 1~3 天,必须复查的检验项目

1. 介入术后第 1 天根据病情复查的检验项目:血常规、肝肾功能、电解质、血糖、尿常规、粪隐血、尿液的细菌培养等。

2. 介入术后第 1—2 天根据病情的检查项目:盆腔 MRI 平扫+动态增强(或盆腔 CT 平扫+增强)、子宫超声造影。

3. 上级医师在术后 3 天内至少查房 1 次,根据术中和术后情况修订术后治疗计划。

4. 责任护士按照专科疾病术后护理常规及术后情况实施有针对性的护理,并提供康复指导。

5. 麻醉医师术后访视患者,如有特殊情况应详细记录,及时与手术医师或重症监护室医师沟通并迅速处理。

6. 护理工作:指导并监督患者恢复期的治疗与活动,恢复期心理与生活护理,穿刺部位预防感染护理,对患者进行二级预防教育及出院准备指导。

(十)出院标准(出院日)

1. 患者生命体征平稳,基本恢复正常饮食及活动,体温基本恢复在正常范围内。

2. 穿刺点皮肤愈合好、无感染。

3. 无需继续住院治疗的并发症。

4. 心理评估适合出院。

5. 医师告知患者术后注意事项及复查方法和时间,完成出院记录,出具出院通知单,通知患者或其家属办理出院相关手续。

6. 护理工作:评估患者对疾病、预防、保健方面的能力,进行出院健康指导,核对患者住院费用,指导患者出院带药及结账,移出患者住院信息,整理床单元。

(十一)变异及原因分析

1. 术前患者因存在血常规指标明显异常不能耐受手术的状况,需首先进行相关临床路径的治疗,会导致住院时间延长、费用增加。

2. 围术期的合并症和(或)并发症,需要联合进行相关临床路径的诊断和治疗,导致住院时间延长、费用增加。

3. 出现需要延长住院时间治疗的并发症。

二、子宫腺肌病行超声引导经皮消融术临床路径表单

适用对象	第一诊断为子宫腺肌病(ICD-10:N80.001),行超声引导经皮消融治疗术(ICD-9-CM-3:68.2942)的患者	
患者基本信息	姓名:____ 性别:____ 年龄:___ 门诊号:____ 住院号:_____ 过敏史:_____ 住院日期:____年___月___日 出院日期:____年___月___日	标准住院日:4~6天

时间		住院第 1 天	住院第 2 天(术前 1 天)
主要诊疗工作	制度落实	□ 住院 2 小时内经治医师或值班医师完成接诊 □ 住院 24 小时内主管医师查房	□ 经治医师查房(早、晚 2 次) □ 主管医师查房 □ 住院 48 小时内主诊医师完成检诊 □ 专科会诊(必要时) □ 手术安全核查 □ 组织术前讨论
	病情评估	□ 经治医师询问病史及体格检查 □ 危险性分层,监护强度和治疗效果评估 □ 营养评估 □ 心理评估 □ 疼痛评估 □ 康复评估 □ 深静脉血栓栓塞症风险评估 □ 麻醉风险评估	□ 术前评估(影响路径实施的因素评估) □ 危险性分层,监护强度和治疗效果评估
	病历书写	□ 住院 8 小时内完成首次病程记录 □ 住院 24 小时内完成住院记录	□ 住院 48 小时内完成主管医师查房记录 □ 完成主诊医师查房记录 □ 完成科主任查房记录(疑难危重) □ 完成术前讨论记录 □ 完成术前小结记录
	知情同意	□ 病情告知 □ 患者及其家属签署授权委托书 □ 患者或其家属住院记录签字	□ 病情告知 □ 术前谈话并签署手术知情同意书
	手术治疗		□ 预约手术
	其他	□ 及时通知上级医师检诊	□ 对可能影响路径实施的检查及检验指标进行复查或对症处理 □ 经治医师检查整理病历资料 □ 检查住院押金

（续 表）

重点医嘱	长期医嘱	护理医嘱	□ 按介入超声科护理常规 □ 护理等级:一级或二级护理 □ 陪护	□ 按介入超声科护理常规 □ 护理等级:二级护理 □ 陪护
		处置医嘱	□ 吸氧(必要时) □ 陪护(高龄、病危、病重患者) □ 限制活动:卧床或床旁活动 □ 心电、血压监护(中、高危患者)	□ 吸氧(必要时) □ 陪护(高龄、病危、病重患者) □ 限制活动:卧床或床旁活动 □ 心电、血压监护(中、高危患者) □ 备皮
		膳食医嘱	□ 普食(非糖尿病患者) □ 糖尿病普食(糖尿病患者) □ 低盐、低脂普食(高血压患者) □ 遵医嘱	□ 普食(非糖尿病患者) □ 糖尿病普食(糖尿病患者) □ 低盐、低脂普食(高血压患者) □ 遵医嘱
		药物医嘱	□ 升红细胞药 □ 止血药 □ 麻醉药 □ 镇痛药 □ 抑酸镇吐药 □ 抗菌药 □ 调节水、电解质平衡药 □ 营养支持药 □ 解热药 □ 其他药	□ 升红细胞药 □ 止血药 □ 麻醉药 □ 镇痛药 □ 抑酸镇吐药 □ 抗菌药 □ 调节水、电解质平衡药 □ 营养支持药 □ 清洁肠道药 □ 其他药
	临时医嘱	检查检验	□ 血常规 □ 血型 □ 尿、粪常规 □ 普通生化 □ 凝血功能 □ 血清术前八项 □ 肿瘤标志物 □ 性腺六项 □ C反应蛋白或高敏C反应蛋白 □ 心电图 □ X线胸部正位片 □ 妇科超声 □ 子宫超声造影 □ 超声心动图 □ 24小时动态心电图 □ 盆腔MRI平扫+动态增强或盆腔CT平扫+增强 □ 肺功能 □ 肺CT	□ 血常规 □ 血型 □ 尿、粪常规 □ 普通生化 □ 凝血功能 □ 血清术前八项 □ 肿瘤标志物 □ 性腺六项 □ C反应蛋白或高敏C反应蛋白 □ 心电图 □ X线胸部正位片 □ 妇科超声 □ 子宫超声造影 □ 超声心动图 □ 24小时动态心电图 □ 盆腔MRI平扫+动态增强或盆腔CT平扫+增强 □ 肺功能 □ 肺CT

（续　表）

重点医嘱	临时医嘱	药物医嘱		
		手术医嘱		☐ 明日局部麻醉＋静脉/硬膜外复合麻醉下行子宫腺肌病超声引导经皮消融术 ☐ 子宫病灶超声引导穿刺活检
		处置医嘱		☐ 静脉留置针
主要护理工作		健康宣教	☐ 住院宣教:介绍责任护士,病区环境、设施、规章制度、基础护理服务项目 ☐ 进行护理安全指导 ☐ 进行等级护理、活动范围指导 ☐ 进行饮食指导 ☐ 进行用药指导 ☐ 进行关于疾病知识的宣教	☐ 术前宣教
		护理处置	☐ 患者身份核对 ☐ 佩戴腕带 ☐ 建立住院病历,通知医师 ☐ 询问病史,填写护理记录单首页 ☐ 测量基本生命体征 ☐ 观察病情 ☐ 抽血 ☐ 输液 ☐ 心理与生活护理 ☐ 妥善固定各种管道 ☐ 根据评估结果采取相应的护理措施 ☐ 通知次日检查项目及检查注意事项	☐ 测量基本生命体征 ☐ 观察病情 ☐ 抽血 ☐ 输液 ☐ 心理与生活护理 ☐ 指导并监督患者治疗与活动 ☐ 遵医嘱用药 ☐ 遵医嘱留取标本 ☐ 根据评估结果采取相应的护理措施 ☐ 妥善固定各种管道 ☐ 使用床档 ☐ 确认手术部位皮肤的准备工作 ☐ 根据手术部位,上肢肘正中静脉穿刺留置针 ☐ 检查术前物品准备 ☐ 完成护理记录
		护理评估	☐ 一般评估:生命体征、神志、皮肤、药物过敏史等 ☐ 专科评估:饮食习惯、生活方式、体重、身高、家族史、肤温、指端末梢感觉情况 ☐ 风险评估:评估有无跌倒、坠床、压疮、导管滑脱、液体外渗的风险 ☐ 心理评估 ☐ 营养评估 ☐ 疼痛评估 ☐ 康复评估	☐ 风险评估:评估有无跌倒、坠床、压疮、导管滑脱、液体外渗的风险

— 211 —

（续　表）

主要护理工作	专科护理	□ 心电监护(病情危重或不稳定) □ 吸氧(必要时) □ 进行疼痛评分并通知医师	□ 心电监护(病情危重或不稳定) □ 吸氧(必要时) □ 进行疼痛评分并通知医师
	饮食指导	□ 根据医嘱通知配餐员准备膳食 □ 协助进餐	□ 协助进餐
	活动体位	□ 根据护理等级及医嘱指导活动	□ 根据护理等级及医嘱指导活动
	洗浴要求	□ 卫生整顿:更衣、剃须、剪短指甲	□ 协助患者晨、晚间护理 □ 备皮后协助患者清洁备皮部位,更换病员服
病情变异记录		□ 无　□ 有,原因: □ 患者　□ 疾病　□ 医疗 □ 护理　□ 保障　□ 管理	□ 无　□ 有,原因: □ 患者　□ 疾病　□ 医疗 □ 护理　□ 保障　□ 管理

护士签名	白班	小夜班	大夜班	白班	小夜班	大夜班

医师签名						

时间		住院第 3 天(手术日)	住院第 4—5 天(术后 1—2 天)
主要诊疗工作	病情评估		□ 上级医师进行治疗效果、预后和出院评估
	制度落实	□ 三级医师查房 □ 专科会诊(必要时) □ 手术安全核查	□ 手术医师查房 □ 专科会诊(必要时)
	病历书写	□ 术者或第一助手于术后 24 小时内完成手术记录(术者签字) □ 术后首次病程记录:术后即刻完成	□ 病程记录(有上级医师指示出院)
	知情同意		
	手术治疗	□ 局部麻醉＋静脉/硬膜外复合麻醉下行子宫腺肌病超声引导经皮消融术 □ 子宫病灶超声引导穿刺活检	
	其他	□ 术后病情交接 □ 术后密切观察病情变化 □ 记录观察穿刺点及周围皮肤、皮下情况	□ 密切观察病情变化 □ 检查住院押金 □ 通知患者及其家属出院 □ 二级预防教育
重点医嘱	长期医嘱 护理医嘱	□ 按介入超声科护理常规 □ 护理等级:二级护理	□ 按介入超声科护理常规 □ 护理等级:二级护理
	长期医嘱 处置医嘱	□ 心电监护 □ 停陪护医嘱	□ 心电监护 □ 停陪护医嘱
	长期医嘱 膳食医嘱	□ 普食(非糖尿病患者) □ 糖尿病普食(糖尿病患者) □ 低盐、低脂普食(高血压患者)	□ 普食(非糖尿病患者) □ 糖尿病普食(糖尿病患者) □ 低盐、低脂普食(高血压患者)

重点医嘱	长期医嘱	药物医嘱	□ 升红细胞药 □ 止血药 □ 麻醉药 □ 镇痛药 □ 抑酸镇吐药 □ 抗菌药 □ 调节水、电解质平衡药 □ 营养支持药 □ 解热药 □ 其他药	□ 升红细胞药 □ 止血药 □ 麻醉药 □ 镇痛药 □ 抑酸镇吐药 □ 抗菌药 □ 调节水、电解质平衡药 □ 营养支持药 □ 解热药 □ 其他药
	临时医嘱	检查检验	□ 血常规 □ 尿、粪常规（必要时）	
		药物医嘱		
		手术医嘱	□ 局部麻醉＋静脉/硬膜外复合麻醉下行子宫腺肌病超声引导经皮消融术 □ 子宫病灶超声引导穿刺活检	
		处置医嘱		
主要护理工作	健康宣教			□ 二级预防教育 □ 出院准备指导 □ 明日出院
	护理处置		□ 完成护理记录 □ 抽血（根据医嘱） □ 穿刺部位预防感染及出血护理 □ 术后心理与生活护理 □ 输液 □ 与手术室送患者医师共同评估穿刺处切口情况、皮肤及皮下、切口敷料、输液及特殊注意事项 □ 遵医嘱用药 □ 指导并监督患者术后及恢复期治疗与活动	□ 恢复期心理与生活护理 □ 穿刺部位预防感染护理 □ 指导并监督患者恢复期的治疗与活动 □ 输液 □ 遵医嘱用药
	护理评估		□ 评估患者术侧切口及皮肤、皮下情况，并采取相应的护理措施 □ 观察切口敷料，有渗血时报告医师处理 □ 评估术后患者疼痛及意识状况 □ 评估皮肤、黏膜有无出血评估有无跌倒、坠床、压疮、导管滑脱、液体外渗的风险 □ 心理评估及疏导	□ 评估手术切口及皮肤、皮下情况 □ 评估有无跌倒、坠床、压疮、导管滑脱、液体外渗的风险 □ 心理评估 □ 疼痛评估 □ 评估病患者对疾病、预防、保健方面的能力

（续 表）

主要护理工作	专科护理	☐ 心电监护 ☐ 吸氧 ☐ 严密观察生命体征 ☐ 进行疼痛评分,如有异常及时通知医师 ☐ 观察有无切口敷料渗血、渗液或出血情况,异常时立即报告医师处理	☐ 心电监护(必要时) ☐ 吸氧(必要时) ☐ 观察生命体征 ☐ 观察有无消化道出血情况,异常时立即报告医师处理
	饮食指导	☐ 协助患者进食及饮水	☐ 协助进餐
	活动体位	☐ 协助或指导患者床上翻身、如厕及床旁活动	☐ 根据护理等级指导活动
	洗浴要求	☐ 协助患者晨、晚间护理 ☐ 告知患者穿刺处切口保护方法 ☐ 备皮后协助患者清洁备皮部位,更换病员服	☐ 协助更换病员服
病情变异记录		☐ 无 ☐ 有,原因: ☐ 患者 ☐ 疾病 ☐ 医疗 ☐ 护理 ☐ 保障 ☐ 管理	☐ 无 ☐ 有,原因: ☐ 患者 ☐ 疾病 ☐ 医疗 ☐ 护理 ☐ 保障 ☐ 管理
护士签名		白班 | 小夜班 | 大夜班	白班 | 小夜班 | 大夜班
医师签名			

时间		住院第 5-6 天(出院日)
主要诊疗工作	病情评估	☐ 出院宣教
	制度落实	
	病历书写	☐ 病程记录(有上级医师指示出院) ☐ 出院后 24 小时内完成出院记录 ☐ 出院后 24 小时内完成病案首页
	知情同意	
	手术治疗	
	其他	☐ 预约门诊复诊时间 ☐ 完成出院小结 ☐ 开具出院介绍信 ☐ 开具诊断证明书
重点医嘱	长期医嘱 护理医嘱	
	长期医嘱 处置医嘱	
	长期医嘱 膳食医嘱	☐ 普食(非糖尿病患者) ☐ 糖尿病普食(糖尿病患者) ☐ 低盐、低脂普食(高血压患者) ☐ 遵医嘱
	长期医嘱 药物医嘱	☐ 停所有长期医嘱

（续　表）

重点医嘱	临时医嘱	检查检验	
		药物医嘱	
		手术医嘱	
		处置医嘱	□ 出院
主要护理工作	健康宣教		□ 出院健康指导
	护理处置		□ 核对患者住院费用 □ 指导患者结账 □ 指导患者取出院带药 □ 移出患者住院信息 □ 整理床单元
	护理评估		□ 评估患者对疾病、预防、保健方面的能力
	专科护理		
	饮食指导		
	活动体位		
	洗浴要求		
病情变异记录			□ 无　□ 有,原因: □ 患者　□ 疾病　□ 医疗 □ 护理　□ 保障　□ 管理

护士签名	白班	小夜班	大夜班
医师签名			

下篇　放射治疗科临床路径

鼻咽癌行放射治疗临床路径

一、鼻咽癌行放射治疗临床路径标准住院流程

(一)适用对象

1. 第一诊断为鼻咽癌(ICD-10:C11 伴 Z51.019)(非 M_1 且不伴有和治疗中不出现影响放疗的并发症及合并症)行放射治疗的患者。

(二)诊断依据

根据《临床诊疗指南——肿瘤学分册》(中华医学会编著,人民卫生出版社)、《临床技术操作规范——放射肿瘤学分册》(中华医学会编著,人民军医出版社)、《肿瘤放射治疗学．第4版》(殷蔚伯,谷铣之主编,中国协和医科大学出版社)、美国 NCCN 头颈部肿瘤临床实践指南(2015)、其他可以获得的最新循证医学证据、临床研究结果和自身经验。

1. 间接鼻咽镜或显微鼻咽镜提示鼻咽黏膜毛糙或(和)有新生物。

2. 鼻咽 CT 或 MRI 提示鼻咽黏膜增厚或以鼻咽为中心的肿物(可伴有周围浸润)。

3. 病理提示:角化型鳞状细胞癌;非角化型癌;基底细胞样鳞状细胞癌(WHO 分类)。

4. 可有单侧或双侧颈部淋巴结肿大。

(三)放射治疗方案的选择依据

根据《临床诊疗指南——肿瘤学分册》(中华医学会编著,人民卫生出版社)、《临床技术操作规范——放射肿瘤学分册》(中华医学会编著,人民军医出版社)、《肿瘤放射治疗学．第4版》(殷蔚伯,谷铣之主编,中国协和医科大学出版社)、美国 NCCN 头颈部肿瘤临床实践指南(2015)、其他可以获得的最新循证医学证据、临床研究结果。

1. 调强放射治疗(IMRT)(推荐)。

2. 三维适形放射治疗(3 天-CRT)。

3. 常规放射治疗。

以上 3 种方式的选择根据患者的要求及设备条件,在设备条件允许的情况下,从方案的优越性看,IMRT 优于 3 天-CRT,3 天-CRT 优于常规放射治疗,但前者较后者费用高,须向患者说明,由患者选择。

(四)标准住院日 50~52 天

(五)进入路径标准

1. 第一诊断必须符合鼻咽癌(ICD-10:C11 伴 Z51.019)(非 M_1 且不伴有和治疗中不出现影响放疗的并发症及合并症)的诊断标准。

2. 专科指征:需要行诱导化疗、放化疗后复发或远处转移 M_1 的患者不适宜入径。

3. 放疗禁忌证:既往有头颈部放射治疗史或拒绝放疗的患者不适宜入径。

(六)放疗前准备(放疗前评估)住院第 1—3 天

1. 检查检验评估

(1)完成必需的检查检验项目。①血常规、尿常规、粪常规、凝血功能、肝肾功能、电解质等;②鼻咽增强 MRI、胸部 CT、双侧颈部及锁骨上 B 超、腹部 B 超或腹部增强 CT、全身骨扫描 ECT、心电图。

(2)根据患者情况可选择的检查检验项目。①肿瘤相关生化检查:肿瘤标志物,肿瘤相关抗原,肿瘤免疫相关检查等;②EBV-DNA;③PET-CT。

2. 营养评估 根据《解放军总医院新入院患者营养风险筛查表(NRS)》为新入院患者进行营养评估,评分≥3 分者给予处置,必要时申请营养科医师会诊。

3. 心理评估 根据新入院患者情况申请心理科医师会诊。

4. 疼痛评估 根据《视觉模拟评分法(VAS)》实施疼痛评估,评分>7 分给予处置,必要时请疼痛科医师会诊。

5. 康复评估 根据《入院患者康复筛查和评估表》在患者入院后 24 小时内进行康复筛查和评估。任何一项结果为"是",则申请康复科医师会诊。

6. 深静脉血栓栓塞症风险评估 根据专科《深静脉血栓栓塞症评估量表》在患者入院后 24 小时内进行风险筛查和评估。风险结果为"高危"的,则申请血管外科或介入导管室医师会诊。

7. 口腔评估 检查有无牙及牙周疾病,进行口腔疾病的处理,包括清除牙垢、修补龋齿、去除金属牙套、拔除残根或无法保留的牙齿,同时治疗根尖炎、牙龈炎等。

8. 积极改善患者的一般状况 纠正贫血、控制血糖,平衡电解质、对增强放疗效果减轻反应有帮助。

(七)放疗模拟定位、治疗计划确定第 4—7 天

放疗定位、治疗计划的实施及工作流程:热塑体膜固定体位→头颈部 CT 扫描定位→传送 CT 定位图像至治疗计划系统→医师勾画肿瘤靶区(必须参照鼻咽增强 MRI 或增强 CT、颈部增强 CT 或增强 MRI、双颈、双锁骨上淋巴结超声、PET-CT、鼻咽镜检查结果等勾画靶区)→主诊医师确定靶区并开具处方剂量→物理师设计治疗计划→物理主任核对并确认治疗计划→主诊医师确认治疗计划→物理师验证治疗计划→照射计划的实施。

(八)药品选择及使用时机

1. 放疗皮肤或黏膜不良反应对症处理药物 放疗期间酌情应用。

2. 升白细胞或血小板药 血常规提示白细胞或血小板低于正常时酌情应用。

3. 放射治疗增敏剂、正常组织保护剂 放疗期间酌情应用。

4. 免疫调节药 放疗期间酌情应用。

5. 肠内或肠外营养药 放疗期间因不良反应只能进流食或进食困难,并经营养科评估存在营养风险时应用。

6. 同步放化疗应用化疗药,推荐化疗方案 单药顺铂每周 1 次或每 3 周重复方案。

7. 其他药 伴随疾病的治疗药物等。

(九)放疗后住院恢复 1~2 天,必须复查的项目

1. 血常规、生化检查指标。

2. 责任护士按照专科疾病护理常规及放疗后情况实施有针对性的护理,并提供康复指导。

3. 护理工作:评估放疗后照射野内皮肤及口腔黏膜情况,指导并监督患者恢复期的治疗与活动,恢复期心理与生活护理,照射野内皮肤及口腔黏膜预防感染护理,对患者进行二级预防教育及出院准备指导。

(十)出院标准

1. 按计划完成放疗,病情稳定,体温正常,生命体征平稳。

2. 无需住院处理的并发症及合并症。

(十一)变异及原因分析

1. 放疗中出现鼻咽大出血须五官科或介入科协助止血,延长住院时间增加住院费用。

2. 伴有其他基础疾病或并发症,需进一步诊断及治疗或转至其他相应科室诊治,延长住院时间,增加住院费用。

3. 放疗中肿瘤病情变化须调整治疗方案(如放疗中发现远处转移)。

4. 辅诊科室原因导致的变异:如检查、检验、手术、病理等检查[不及时、结果错报、操作部位和(或)方式错误、标本不合格]、报告(不及时、结果错报、标本不合格)等原因延长住院天数、增加费用等。

5. 管理原因导致的变异:如系统暂不支持、系统瘫痪、需要修订流程、需要修订制度等。

二、鼻咽癌行放射治疗临床路径表单

适用对象	第一诊断为鼻咽癌(ICD-10:C11 伴 Z51.019)(非 M1 且不伴有和治疗中不出现影响放疗的并发症及合并症)行放射治疗的患者	
患者基本信息	姓名:____ 性别:____ 年龄:___ 门诊号:____ 住院号:_____ 过敏史:_____ 住院日期:___年___月___日 出院日期:___年___月___日	标准住院日: 50～52 天

时间		住院第 1 天	住院第 2～3 天(放疗前准备)
主要诊疗工作	制度落实	□ 住院 2 小时内经治医师或值班医师完成接诊 □ 住院 24 小时内主管医师查房 □ 专科会诊(必要时)	□ 经治医师查房(早、晚 2 次) □ 主管医师查房 □ 住院 48 小时内主诊医师完成检诊 □ 专科会诊(必要时)
	病情评估	□ 经治医师询问病史与体格检查 □ 心理评估 □ 营养评估 □ 疼痛评估 □ 康复评估 □ 深静脉血栓栓塞症风险评估	□ 根据送检项目报告,及时向上级医师汇报,并给予相应的处理 □ 根据放疗前检查结果,进行放疗前讨论,明确病理诊断,肿瘤分期,决定放疗方式,制订治疗方案 □ 病情特殊或疑难病例施行科室讨论
	病历书写	□ 住院 8 小时内完成首次病程记录 □ 住院 24 小时内完成住院记录	□ 住院 48 小时内完成主管医师查房记录 □ 主诊医师查房记录
	知情同意	□ 病情告知 □ 患者及其家属签署授权委托书 □ 患者或其家属住院记录签字	□ 告知放疗的目的、技术方法、不良反应及注意事项,签署放疗知情同意书
	其他	□ 及时通知上级医师检诊 □ 经治医师检查整理病历资料	□ 完善放疗前准备 □ 完成病情记录

（续　表）

重点医嘱	长期医嘱	护理医嘱	□ 按放疗专科护理常规 □ 护理等级:二级护理	□ 按放疗专科护理常规 □ 护理等级:二级护理
		处置医嘱		
		膳食医嘱	□ 普食 □ 糖尿病饮食 □ 低盐、低脂饮食 □ 低盐、低脂糖尿病饮食	□ 普食 □ 糖尿病饮食 □ 低盐、低脂饮食 □ 低盐、低脂糖尿病饮食
		药物医嘱	□ 对症支持治疗药物(必要时)	□ 对症支持治疗药物(必要时)
	临时医嘱	检查检验	□ 血常规 □ 血型 □ 尿、粪常规 □ 普通生化 □ 凝血功能 □ 血清术前八项 □ 心电图 □ 胸部 CT、腹部 CT、颈部 CT □ 双颈及双锁骨上 B 超、腹部 B 超 □ 鼻咽 MRI 或 CT □ 全身骨扫描 ECT	
		药物医嘱	□ 对症支持治疗药物(必要时)	□ 对症支持治疗药物(必要时)
		处置医嘱	□ 静脉抽血	
主要护理工作		健康宣教	□ 住院宣教:介绍责任护士,病区环境、设施、规章制度、基础护理服务项目 □ 进行护理安全指导 □ 进行等级护理、活动范围指导 □ 进行饮食指导 □ 进行用药指导 □ 进行关于疾病知识的宣教 □ 检查、检验项目的目的和意义	□ 放疗前宣教
		护理处置	□ 患者身份核对 □ 佩戴腕带 □ 建立住院病历,通知医师 □ 询问病史,填写护理记录单首页 □ 测量基本生命体征 □ 观察病情 □ 抽血 □ 输液(必要时) □ 心理与生活护理 □ 妥善固定各种管道(必要时) □ 根据评估结果采取相应的护理措施 □ 通知次日检查项目及检查注意事项	□ 心理护理及基础护理 □ 完成放疗前准备 □ 遵医嘱给药并观察药物反应 □ 检验检查、辅助检查完成情况 □ 完成护理记录 □ 输液(必要时) □ 妥善固定各种管道(必要时)

(续 表)

主要护理工作	护理评估	□ 一般评估:生命体征、神志、皮肤、药物过敏史等 □ 专科评估:饮食习惯、生活方式、体重、身高、家族史、涕中带血、鼻塞、耳鸣、头痛等情况 □ 风险评估:评估有无跌倒、坠床、压疮、深静脉血栓的风险 □ 心理评估 □ 营养评估 □ 疼痛评估 □ 康复评估	□ 风险评估:评估有无跌倒、坠床、压疮、深静脉血栓的风险 □ 液体外渗风险评估(必要时) □ 管道滑脱风险评估(必要时) □ 营养评估 □ 疼痛评估 □ 康复评估
	专科护理	□ 观察涕中带血、鼻出血情况,进行出血风险评估并通知医师	□ 观察涕中带血、鼻出血情况,进行出血风险评估并通知医师
	饮食指导	□ 根据医嘱通知配餐员准备膳食 □ 协助进餐	□ 协助进餐 □ 观察或记录患者进食量
	活动体位	□ 根据护理等级指导活动	□ 根据护理等级指导活动
	洗浴要求	□ 卫生整顿:更衣、剃须、剪短指甲	□ 协助患者晨、晚间护理
病情变异记录		□ 无 □ 有,原因: □ 患者 □ 疾病 □ 医疗 □ 护理 □ 保障 □ 管理	□ 无 □ 有,原因: □ 患者 □ 疾病 □ 医疗 □ 护理 □ 保障 □ 管理

护士签名	白班	小夜班	大夜班	白班	小夜班	大夜班

医师签名						

时间	住院第4—7天 (放疗定位、计划制订及验证)		住院第8—14天 (放疗第1周)		

主要诊疗工作	制度落实	□ 经治医师查房(早、晚2次) □ 主管医师查房 □ 主诊医师查房 □ 科室主任查房	□ 经治医师查房(早、晚2次) □ 主管医师查房 □ 主诊医师查房 □ 科室主任查房
	病情评估	□ 根据送检项目报告,及时向上级医师汇报,并给予相应的处理	□ 根据送检项目报告,及时向上级医师汇报,并给予相应的处理 □ 观察鼻咽及颈部淋巴结变化情况并做好记录 □ 观察评估患者放疗期间的不良反应并给予对症处理 □ 观察照射野内皮肤情况,指导患者做好放疗期间皮肤保护 □ 观察患者口腔黏膜情况,指导患者保持良好的口腔卫生,预防口腔黏膜感染

（续 表）

主要诊疗工作	病历书写		□ 病情稳定患者每 3 日一个病程记录 □ 病重患者每 2 日一个病程记录 □ 主诊医师每周一个查房记录	□ 病情稳定患者每 3 日一个病程记录 □ 病重患者每 2 日一个病程记录 □ 主诊医师每周一个查房记录
	知情同意		□ 病情告知 □ 患者及其家属签署授权委托书 □ 患者或其家属住院记录签字	□ 告知放疗的目的、技术方法、不良反应及注意事项,签署放疗知情同意书
	其他		□ 及时通知上级医师检诊 □ 经治医师检查整理病历资料	□ 跟踪患者计划的执行情况 □ 指导并协助患者进行张口训练等功能锻炼 □ 治疗位置验证 □ 完成病程记录
重点医嘱	长期医嘱	护理医嘱	□ 按放疗专科护理常规 □ 护理等级:二级护理	□ 按放疗专科护理常规 □ 护理等级:二级护理
		处置医嘱		
		膳食医嘱	□ 普食 □ 糖尿病饮食 □ 低盐、低脂饮食 □ 低盐、低脂糖尿病饮食	□ 普食 □ 糖尿病饮食 □ 低盐、低脂饮食 □ 低盐、低脂糖尿病饮食
		药物医嘱	□ 对症支持治疗药物(必要时)	□ 对症支持治疗药物(必要时) □ 放疗保护剂或增敏剂(酌情)
	临时医嘱	检查检验	□ 血常规 □ 血型 □ 尿、粪常规 □ 普通生化 □ 凝血功能 □ 血清术前八项 □ 心电图 □ 胸部 CT、腹部 CT、颈部 CT □ 双颈及双锁骨上 B 超、腹部 B 超 □ 鼻咽 MRI 或 CT □ 全身骨扫描 ECT	□ 血常规
		药物医嘱	□ 对症支持治疗药物(必要时)	□ 对症支持治疗药物(必要时) □ 顺铂同期化疗(推荐) □ 尼妥珠单抗(可选)
		处置医嘱	□ 静脉抽血	□ 静脉抽血

<table>
<tr><td rowspan="8">主要护理工作</td><td>健康宣教</td><td>□ 放疗前宣教
□ 定位前、中、后注意事项宣教</td><td>□ 放疗期间注意事项宣教</td></tr>
<tr><td>护理处置</td><td>□ 心理护理及基础护理
□ 完成放疗前准备
□ 遵医嘱给药并观察药物反应
□ 检验检查、辅助检查完成情况
□ 完成护理记录</td><td>□ 心理护理及基础护理
□ 遵医嘱给药并观察药物反应
□ 检验检查、辅助检查完成情况
□ 完成护理记录</td></tr>
<tr><td>护理评估</td><td>□ 风险评估：评估有无跌倒、坠床、压疮、深静脉血栓的风险
□ 口腔黏膜及牙齿评估</td><td>□ 风险评估：评估有无跌倒、坠床、压疮、深静脉血栓的风险
□ 放射野皮肤、口腔黏膜完整性评估</td></tr>
<tr><td>专科护理</td><td>□ 观察涕中带血、鼻出血情况,进行出血风险评估并通知医师</td><td>□ 观察涕中带血、鼻出血情况,进行出血风险评估并通知医师
□ 观察照射野内皮肤情况,指导患者做好放疗期间皮肤保护
□ 观察患者口腔黏膜情况,指导患者保持良好的口腔卫生,做好口腔护理,预防口腔黏膜感染</td></tr>
<tr><td>饮食指导</td><td>□ 协助进餐</td><td>□ 协助进餐
□ 指导患者放疗期间饮食</td></tr>
<tr><td>活动体位</td><td>□ 根据护理等级指导活动</td><td>□ 根据护理等级指导活动
□ 指导并协助患者进行张口训练等功能锻炼</td></tr>
<tr><td>洗浴要求</td><td>□ 协助患者晨、晚间护理</td><td>□ 协助患者晨、晚间护理</td></tr>
<tr><td colspan="3"></td></tr>
</table>

病情变异记录	□ 无　□ 有,原因： □ 患者　□ 疾病　□ 医疗 □ 护理　□ 保障　□ 管理	□ 无　□ 有,原因： □ 患者　□ 疾病　□ 医疗 □ 护理　□ 保障　□ 管理

护士签名	白班	小夜班	大夜班	白班	小夜班	大夜班

医师签名		

时间	住院第 15—21 天(放疗第 2 周)	住院第 22—28 天(放疗第 3 周)

<table>
<tr><td rowspan="2">主要诊疗工作</td><td>制度落实</td><td>□ 经治医师查房(早、晚 2 次)
□ 主管医师查房
□ 主诊医师查房
□ 科室主任查房</td><td>□ 经治医师查房(早、晚 2 次)
□ 主管医师查房
□ 主诊医师查房
□ 科室主任查房</td></tr>
<tr><td>病情评估</td><td>□ 根据送检项目报告,及时向上级医师汇报,并给予相应的处理
□ 观察鼻咽及颈部淋巴结变化情况并做好记录
□ 观察评估患者放疗期间的不良反应并给予对症处理</td><td>□ 根据送检项目报告,及时向上级医师汇报,并给予相应的处理
□ 观察鼻咽及颈部淋巴结变化情况并做好记录
□ 观察评估患者放疗期间的不良反应并给予对症处理</td></tr>
</table>

（续　表）

主要诊疗工作	病情评估	□ 观察照射野内皮肤情况,指导患者做好放疗期间皮肤保护 □ 观察患者口腔黏膜情况,指导患者保持良好的口腔卫生,预防口腔黏膜感染	□ 观察照射野内皮肤情况,指导患者做好放疗期间皮肤保护 □ 观察患者口腔黏膜情况,指导患者保持良好的口腔卫生,预防口腔黏膜感染
	病历书写	□ 病情稳定患者每 3 日一个病程记录 □ 病重患者每 2 日一个病程记录 □ 主诊医师每周一个查房记录	□ 病情稳定患者每 3 日一个病程记录 □ 病重患者每 2 日一个病程记录 □ 主诊医师每周一个查房记录
	知情同意	□ 病情告知	□ 病情告知
	其他	□ 跟踪患者计划的执行情况 □ 指导并协助患者进行张口训练等功能锻炼 □ 完成病程记录	□ 跟踪患者计划的执行情况 □ 指导并协助患者进行张口训练等功能锻炼 □ 完成病程记录
重点医嘱	长期医嘱 护理医嘱	□ 按放疗专科护理常规 □ 护理等级:二级护理	□ 按放疗专科护理常规 □ 护理等级:二级护理
	处置医嘱		
	膳食医嘱	□ 普食 □ 半流食 □ 流食 □ 糖尿病饮食 □ 低盐、低脂饮食 □ 低盐、低脂糖尿病饮食	□ 普食 □ 半流食 □ 流食 □ 糖尿病饮食 □ 低盐、低脂饮食 □ 低盐、低脂糖尿病饮食
	临时医嘱 药物医嘱	□ 对症支持治疗药物(必要时) □ 放疗保护剂或增敏剂(酌情) □ 升白细胞或血小板药物(必要时) □ 肠内或肠外营养药物(必要时)	□ 对症支持治疗药物(必要时) □ 放疗保护剂或增敏剂(酌情) □ 升白细胞或血小板药物(必要时) □ 肠内或肠外营养药物(必要时)
	检查检验	□ 血常规 □ 普通生化	□ 血常规
	药物医嘱	□ 对症支持治疗药物(必要时)	□ 对症支持治疗药物(必要时) □ 顺铂同期化疗(推荐) □ 尼妥珠单抗(可选)
	处置医嘱	□ 静脉抽血	□ 静脉抽血
主要护理工作	健康宣教	□ 放疗期间注意事项宣教	□ 放疗期间注意事项宣教
	护理处置	□ 心理护理及基础护理 □ 遵医嘱给药并观察药物反应 □ 检验检查、辅助检查完成情况 □ 完成护理记录	□ 心理护理及基础护理 □ 遵医嘱给药并观察药物反应 □ 检验检查、辅助检查完成情况 □ 完成护理记录
	护理评估	□ 风险评估:评估有无跌倒、坠床、压疮、深静脉血栓的风险 □ 评估放射野皮肤黏膜反应 □ 评估有无张口困难	□ 风险评估:评估有无跌倒、坠床、压疮、深静脉血栓的风险 □ 评估放射野皮肤黏膜反应 □ 评估有无张口困难

（续　表）

主要护理工作	专科护理	☐ 观察涕中带血、鼻出血情况,进行出血风险评估并通知医师 ☐ 观察照射野内皮肤情况,指导患者做好放疗期间皮肤保护 ☐ 观察患者口腔黏膜情况,指导患者保持良好的口腔卫生,做好口腔护理,预防口腔黏膜感染	☐ 观察涕中带血、鼻出血情况,进行出血风险评估并通知医师 ☐ 观察照射野内皮肤情况,指导患者做好放疗期间皮肤保护 ☐ 观察患者口腔黏膜情况,指导患者保持良好的口腔卫生,做好口腔护理,预防口腔黏膜感染
	饮食指导	☐ 协助进餐 ☐ 指导患者放疗期间饮食	☐ 协助进餐 ☐ 指导患者放疗期间饮食
	活动体位	☐ 根据护理等级指导活动 ☐ 指导并协助患者进行张口训练等功能锻炼	☐ 根据护理等级指导活动 ☐ 指导并协助患者进行张口训练等功能锻炼
	洗浴要求	☐ 协助患者晨、晚间护理	☐ 协助患者晨、晚间护理
病情变异记录		☐ 无　☐ 有,原因: ☐ 患者　☐ 疾病　☐ 医疗 ☐ 护理　☐ 保障　☐ 管理	☐ 无　☐ 有,原因: ☐ 患者　☐ 疾病　☐ 医疗 ☐ 护理　☐ 保障　☐ 管理

护士签名	白班	小夜班	大夜班	白班	小夜班	大夜班

医师签名		

时间	住院第29－35天(放疗第4周)	住院第36－42天(放疗第5周)

主要诊疗工作	制度落实	☐ 经治医师查房(早、晚2次) ☐ 主管医师查房 ☐ 主诊医师查房 ☐ 科室主任查房	☐ 经治医师查房(早、晚2次) ☐ 主管医师查房 ☐ 主诊医师查房 ☐ 科室主任查房
	病情评估	☐ 根据送检项目报告,及时向上级医师汇报,并给予相应的处理 ☐ 观察鼻咽及颈部淋巴结变化情况并做好记录 ☐ 观察评估患者放疗期间的不良反应并给予对症处理 ☐ 观察照射野内皮肤情况,指导患者做好放疗期间皮肤保护 ☐ 观察患者口腔黏膜情况,指导患者保持良好的口腔卫生,预防口腔黏膜感染	☐ 根据送检项目报告,及时向上级医师汇报,并给予相应的处理 ☐ 观察鼻咽及颈部淋巴结变化情况并做好记录 ☐ 观察评估患者放疗期间的不良反应并给予对症处理 ☐ 观察照射野内皮肤情况,指导患者做好放疗期间皮肤保护 ☐ 观察患者口腔黏膜情况,指导患者保持良好的口腔卫生,预防口腔黏膜感染
	病历书写	☐ 病情稳定患者每3日一个病程记录 ☐ 病重患者每2日一个病程记录 ☐ 主诊医师每周一个查房记录	☐ 病情稳定患者每3日一个病程记录 ☐ 病重患者每2日一个病程记录 ☐ 主诊医师每周一个查房记录
	知情同意	☐ 病情告知	☐ 病情告知

（续　表）

主要诊疗工作	其他		□ 跟踪患者计划的执行情况 □ 指导并协助患者进行张口训练等功能锻炼 □ 完成病程记录	□ 跟踪患者计划的执行情况 □ 指导并协助患者进行张口训练等功能锻炼 □ 完成病程记录
重点医嘱	长期医嘱	护理医嘱	□ 按放疗专科护理常规 □ 护理等级:二级护理	□ 按放疗专科护理常规 □ 护理等级:二级护理
		处置医嘱		
		膳食医嘱	□ 普食 □ 半流食 □ 流食 □ 糖尿病饮食 □ 低盐、低脂饮食 □ 低盐、低脂糖尿病饮食	□ 普食 □ 半流食 □ 流食 □ 糖尿病饮食 □ 低盐、低脂饮食 □ 低盐、低脂糖尿病饮食
		药物医嘱	□ 对症支持治疗药物(必要时) □ 放疗保护剂或增敏剂(酌情) □ 升白细胞或血小板药物(必要时) □ 肠内或肠外营养药物(必要时)	□ 对症支持治疗药物(必要时) □ 放疗保护剂或增敏剂(酌情) □ 升白细胞或血小板药物(必要时) □ 肠内或肠外营养药物(必要时)
	临时医嘱	检查检验	□ 血常规 □ 普通生化 □ 鼻咽及颈部 MRI 或 CT(必要时)	□ 血常规
		药物医嘱	□ 对症支持治疗药物(必要时) □ 顺铂同期化疗(推荐) □ 尼妥珠单抗(可选)	□ 对症支持治疗药物(必要时) □ 顺铂同期化疗(推荐) □ 尼妥珠单抗(可选)
		处置医嘱	□ 静脉抽血	□ 静脉抽血
主要护理工作	健康宣教		□ 放疗期间注意事项宣教	□ 放疗期间注意事项宣教
	护理处置		□ 心理护理及基础护理 □ 遵医嘱给药并观察药物反应 □ 检验检查、辅助检查完成情况 □ 完成护理记录	□ 心理护理及基础护理 □ 遵医嘱给药并观察药物反应 □ 检验检查、辅助检查完成情况 □ 完成护理记录
	护理评估		□ 风险评估:评估有无跌倒、坠床、压疮、深静脉血栓的风险 □ 评估放射野皮肤黏膜反应	□ 风险评估:评估有无跌倒、坠床、压疮、深静脉血栓的风险 □ 评估放射野皮肤黏膜反应
	专科护理		□ 观察涕中带血、鼻出血情况,进行出血风险评估并通知医师 □ 观察照射野内皮肤情况,指导患者做好放疗期间皮肤保护 □ 观察患者口腔黏膜情况,指导患者保持良好的口腔卫生,做好口腔护理,预防口腔黏膜感染	□ 观察涕中带血、鼻出血情况,进行出血风险评估并通知医师 □ 观察照射野内皮肤情况,指导患者做好放疗期间皮肤保护 □ 观察患者口腔黏膜情况,指导患者保持良好的口腔卫生,做好口腔护理,预防口腔黏膜感染

（续　表）

主要护理工作	饮食指导	□ 协助进餐 □ 指导患者放疗期间饮食	□ 协助进餐 □ 指导患者放疗期间饮食
	活动体位	□ 根据护理等级指导活动 □ 指导并协助患者进行张口训练等功能锻炼	□ 根据护理等级指导活动 □ 指导并协助患者进行张口训练等功能锻炼
	洗浴要求	□ 协助患者晨、晚间护理	□ 协助患者晨、晚间护理
病情变异记录		□ 无　□ 有,原因: □ 患者　□ 疾病　□ 医疗 □ 护理　□ 保障　□ 管理	□ 无　□ 有,原因: □ 患者　□ 疾病　□ 医疗 □ 护理　□ 保障　□ 管理

护士签名	白班	小夜班	大夜班	白班	小夜班	大夜班

医师签名						

时间		住院第43—49天(放疗第6周)	住院第50—52天(放疗后与出院评估)
主要诊疗工作	制度落实	□ 经治医师查房(早、晚2次) □ 主管医师查房 □ 主诊医师查房 □ 科室主任查房	□ 经治医师查房(早、晚2次) □ 主管医师查房 □ 主诊医师查房 □ 科室主任查房
	病情评估	□ 根据送检项目报告,及时向上级医师汇报,并给予相应的处理 □ 观察鼻咽及颈部淋巴结变化情况并做好记录 □ 观察评估患者放疗期间的不良反应并给予对症处理 □ 观察照射野内皮肤情况,指导患者做好放疗期间皮肤保护 □ 观察患者口腔黏膜情况,指导患者保持良好的口腔卫生,预防口腔黏膜感染	□ 根据送检项目报告,及时向上级医师汇报,并给予相应的处理 □ 五官科检查(必要时) □ 记录放疗总结 □ 上级医师进行治疗效果、预后和出院评估 □ 出院宣教
	病历书写	□ 病情稳定患者每3日一个病程记录 □ 病重患者每2日一个病程记录 □ 主诊医师每周一个查房记录	□ 病情稳定患者每3日一个病程记录 □ 特殊治疗、操作单独书写 □ 出院当天病程记录(有上级医师指示出院) □ 出院后24小时内完成出院记录 □ 出院后24小时内完成病案首页
	知情同意	□ 病情告知	□ 告知患者及其家属出院后注意事项(指导出院后功能锻炼,复诊的时间、地点,发生紧急情况时的处理等)
	其他	□ 跟踪患者计划的执行情况 □ 指导并协助患者进行张口训练等功能锻炼 □ 完成病程记录	□ 通知出院 □ 开具出院介绍信 □ 开具诊断证明书 □ 出院带药并指导患者放疗后康复锻炼 □ 预约门诊复诊时间

（续　表）

重点医嘱	长期医嘱	护理医嘱	☐ 按放疗专科护理常规 ☐ 护理等级：二级护理	☐ 按放疗专科护理常规 ☐ 护理等级：二级护理
		处置医嘱		
		膳食医嘱	☐ 普食 ☐ 半流食 ☐ 流食 ☐ 糖尿病饮食 ☐ 低盐、低脂饮食 ☐ 低盐、低脂糖尿病饮食	☐ 普食 ☐ 半流食 ☐ 流食 ☐ 糖尿病饮食 ☐ 低盐、低脂饮食 ☐ 低盐、低脂糖尿病饮食
		药物医嘱	☐ 对症支持治疗药物（必要时） ☐ 放疗保护剂或增敏剂（酌情） ☐ 升白细胞或血小板药物（必要时） ☐ 肠内或肠外营养药物（必要时）	☐ 对症支持治疗药物（必要时） ☐ 放疗保护剂或增敏剂（酌情） ☐ 升白细胞或血小板药物（必要时） ☐ 肠内或肠外营养药物（必要时）
	临时医嘱	检查检验	☐ 血常规 ☐ 普通生化	☐ 血常规
		药物医嘱	☐ 对症支持治疗药物（必要时） ☐ 顺铂同期化疗（推荐） ☐ 尼妥珠单抗（可选）	☐ 对症支持治疗药物（必要时） ☐ 顺铂同期化疗（推荐） ☐ 尼妥珠单抗（可选）
		处置医嘱	☐ 静脉抽血	☐ 静脉抽血
主要护理工作	健康宣教		☐ 放疗期间注意事项宣教	☐ 放疗后注意事项宣教 ☐ 出院宣教（康复训练方法，用药指导，换药时间及注意事项，复查时间等）
	护理处置		☐ 心理护理及基础护理 ☐ 遵医嘱给药并观察药物反应 ☐ 检验检查、辅助检查完成情况 ☐ 完成护理记录	☐ 观察患者情况 ☐ 核对患者医嘱费用 ☐ 协助患者办理出院手续 ☐ 指导并监督患者康复训练 ☐ 整理床单元
	护理评估		☐ 风险评估：评估有无跌倒、坠床、压疮、深静脉血栓的风险 ☐ 评估放射野皮肤黏膜反应	☐ 风险评估：评估有无跌倒、坠床、压疮、深静脉血栓的风险 ☐ 评估患者预防放疗相关并发症、风险问题等相关知识
	专科护理		☐ 观察涕中带血、鼻出血情况，进行出血风险评估并通知医师 ☐ 观察照射野内皮肤情况，指导患者做好放疗期间皮肤保护 ☐ 观察患者口腔黏膜情况，指导患者保持良好的口腔卫生，做好口腔护理，预防口腔黏膜感染	☐ 观察涕中带血、鼻出血情况，进行出血风险评估并通知医师 ☐ 观察照射野内皮肤情况，指导患者做好放疗期间皮肤保护 ☐ 观察患者口腔黏膜情况，指导患者保持良好的口腔卫生，做好口腔护理，预防口腔黏膜感染
	饮食指导		☐ 协助进餐 ☐ 指导患者放疗期间饮食	☐ 协助进餐 ☐ 指导患者放疗后饮食

（续　表）

主要护理工作	活动体位	□ 根据护理等级指导活动 □ 指导并协助患者进行张口训练等功能锻炼	□ 根据护理等级指导活动 □ 指导并协助患者进行张口训练等功能锻炼
	洗浴要求	□ 协助患者晨、晚间护理	□ 协助患者晨、晚间护理
病情变异记录		□ 无　□ 有,原因: □ 患者　□ 疾病　□ 医疗 □ 护理　□ 保障　□ 管理	□ 无　□ 有,原因: □ 患者　□ 疾病　□ 医疗 □ 护理　□ 保障　□ 管理

护士签名	白班	小夜班	大夜班	白班	小夜班	大夜班

医师签名		

食管癌行放射治疗临床路径

一、食管癌行放射治疗临床路径标准住院流程

(一)适用对象

第一诊断为食管癌(ICD-10:C15 伴 Z51.019/Z51.020)。

1. 不可手术或患者拒绝手术(非 M1 且不伴有和治疗中不出现影响放疗的并发症及合并症);

2. 食管癌根治术后,临床分期为:Ⅱa 期、Ⅱb 期和Ⅲ期行放射治疗的患者。

(二)诊断依据

根据《临床诊疗指南——肿瘤学分册》(中华医学会编著,人民卫生出版社)、《临床技术操作规范——放射肿瘤学分册》(中华医学会编著,人民军医出版社)、《肿瘤放射治疗学·第4版》(殷蔚伯,谷铣之主编,中国协和医科大学出版社)、美国 NCCN 食管癌临床实践指南(2015)、其他可以获得的最新循证医学证据、临床研究结果和自身经验。

1. 临床表现:吞咽食物哽咽感;胸骨后不适或胸闷;进行性吞咽困难;声嘶;颈部或锁骨上肿物;压迫症状等。

2. 上消化道钡剂造影提示食管管腔狭窄、充盈缺损、管腔黏膜紊乱等。

3. 胸部 CT 提示食管管腔狭窄、管壁增厚、纵隔或肺门肿大淋巴结等。

4. 胃镜提示管腔狭窄、溃疡、管腔内新生肿物等。

5. 病理提示鳞癌、腺癌及其他恶性肿瘤。

(三)放射治疗方案的选择依据

根据《临床诊疗指南——肿瘤学分册》(中华医学会编著,人民卫生出版社)、《临床技术操作规范——放射肿瘤学分册》(中华医学会编著,人民军医出版社)、《肿瘤放射治疗学·第4版》(殷蔚伯,谷铣之主编,中国协和医科大学出版社)、美国 NCCN 食管癌临床实践指南(2015)、其他可以获得的最新循证医学证据、临床研究结果和自身经验。

1. 根据现有的临床资料确定治疗方案 包括放疗时机,治疗目的(根治性放疗、术后放疗或姑息性放疗),选择适当的治疗方式(单纯放疗或同步放化疗等)。放疗技术包括常规放疗、三维适形放疗、调强放疗等。

2. 单纯根治性放疗适应证 ①适用于早期食管癌,拒绝手术者,或由于内科疾病不宜手术者。②颈段及上胸段食管癌:由于邻近器官的限制及手术创面大,更适于放射治疗,且疗效与手术治疗相当。③中胸段食管癌肿瘤明显外侵,与降主动脉的间隙完全消失,不宜手术。④全身状况中等,至少可进流质,无远处转移,无穿孔出血征象,无内科禁忌证。

3. 术后放疗适应证 ①术后临床分期为:Ⅱa 期、Ⅱb 期和Ⅲ期。②全身状况中等,至少

可进流质,无远处转移,无内科禁忌证。

4. 禁忌证 ①食管穿孔(食管气管瘘或可能发生食管动脉瘘);②一般状况差,术后合并严重并发症,恶病质;③已有明显症状且多处远处转移者。

(四)标准住院日为 50～52 天

(五)进入路径标准

1. 第一诊断必须符合食管癌(食管癌(ICD-10:C15 伴 Z51.019/Z51.020)的诊断标准。术后放疗患者经外科手术后病情恢复符合术后放疗适应证者。

2. 当患者同时患有其他疾病诊断,但在住院期间无需特殊处理,也不影响第一诊断的临床路径流程实施时,可以进入路径。

(六)放疗前准备(放疗前评估)第 1—3 天

1. 检查检验评估

(1)完善放疗前必需的检查项目:①血常规、尿常规、粪常规;②凝血功能、肝肾功能、电解质、血糖、血脂等;③胸部增强 CT、食管钡剂造影、双侧颈部及锁骨上 B 超、腹部 B 超(检查肝、脾胰、肾、肾上腺、腹膜后)或腹部增强 CT、心电图。

(2)根据患者病情选择的检查项目:①肿瘤相关生化检查:肿瘤标志物,肿瘤相关抗原,肿瘤免疫相关检查等;②颅脑 CT 或 MRI;③ECT 全身骨扫描;④PET-CT;⑤食管腔内超声。

2. 营养评估 根据《解放军总医院新入院患者营养风险筛查表(NRS)》为新入院患者进行营养评估,评分≥3 分者给予处置,必要时申请营养科医师会诊。

3. 心理评估 根据新入院患者情况申请心理科医师会诊。

4. 疼痛评估 根据《视觉模拟评分法(VAS)》实施疼痛评估,评分>7 分给予处置,必要时请疼痛科医师会诊。

5. 康复评估 根据《入院患者康复筛查和评估表》在患者入院后 24 小时内进行康复筛查和评估。任何一项结果为"是",则申请康复科医师会诊。

6. 深静脉血栓栓塞症风险评估 根据专科《深静脉血栓栓塞症评估量表》在患者入院后 24 小时内进行风险筛查和评估。风险结果为"高危"的,则申请血管外科或介入导管室医师会诊。

7. 积极改善患者的一般状况 纠正贫血、控制血糖、平衡电解质,对增强放疗效果减轻反应有帮助。

(七)放疗模拟定位、治疗计划确定第 4—7 天

放疗定位、治疗计划的实施及工作流程:热塑体膜固定体位→胸部 CT 扫描定位→传送 CT 定位图像至治疗计划系统→医师勾画肿瘤靶区(必须参照食管钡剂造影、胸部 CT、PET-CT、食管腔内超声等勾画靶区)→主管医师确定靶区并开具处方剂量→物理师设计治疗计划→物理主任核对并确认治疗计划→主诊医师确认治疗计划→物理师验证治疗计划→照射计划的实施。

(八)药品选择及使用时机

1. 放疗皮肤或黏膜不良反应对症处理药物 放疗期间酌情应用。

2. 升白细胞或血小板药物 血常规提示白细胞或血小板低于正常时酌情应用。

3. 放射治疗增敏剂、正常组织保护剂 放疗期间酌情应用。

4. 免疫调节药物 放疗期间酌情应用。

5. 肠内或肠外营养药物　放疗期间因不良反应只能进流食或进食困难,并经营养科评估存在营养风险时应用。

6. 同步放化疗应用化疗药　根据患者病情及身体状况酌情应用。

7. 其他药　伴随疾病的治疗药物等。

(九)出院标准

1. 患者完成放疗计划,病情稳定,体温正常,生命体征平稳。

2. 无需住院处理的放疗并发症及合并症。

(十)变异及原因分析

1. 放疗中或放疗后有食管穿孔、食管狭窄需(其他科室)做相关处理、合并感染、放射性肺炎等并发症,严重者需要抗生素、激素、肠内或肠外营养等对症支持治疗,导致住院时间延长、费用增加。

2. 伴有其他基础疾病或并发症,需进一步诊断及治疗或转至其他相应科室诊治,延长住院时间,增加住院费用。

3. 放疗中肿瘤病情变化须调整治疗方案(如放疗中发现远处转移)。

4. 辅诊科室原因导致的变异:如检查、检验、手术、病理等检查[不及时、结果错报、操作部位和(或)方式错误、标本不合格]、报告(不及时、结果错报、标本不合格)等原因延长住院天数、增加费用等。

5. 管理原因导致的变异:如系统暂不支持、系统瘫痪、需要修订流程、需要修订制度等。

二、食管癌行放射治疗临床路径表单

适用对象	第一诊断为食管癌(ICD-10:C15 伴 Z51.019/Z51.020)不可手术或患者拒绝手术(非M1且不伴有和治疗中不出现影响放疗的并发症及合并症),食管癌根治术后,临床分期为:Ⅱa期、Ⅱb期和Ⅲ期行放射治疗的患者	
患者基本信息	姓名:____　性别:____　年龄:___　门诊号:____ 住院号:_____　过敏史:_____ 住院日期:___年___月___日　出院日期:___年___月___日	标准住院日: 50～52 天
时间	住院第1天	住院第2天(放疗前准备)
主要诊疗工作 / 制度落实	□ 住院2小时内经治医师或值班医师完成接诊 □ 住院24小时内主管医师查房 □ 专科会诊(必要时)	□ 经治医师查房(早、晚2次) □ 主管医师查房 □ 住院48小时内主诊医师完成检诊 □ 专科会诊(必要时)
主要诊疗工作 / 病情评估	□ 经治医师询问病史与体格检查 □ 心理评估 □ 营养评估 □ 疼痛评估 □ 康复评估 □ 深静脉血栓栓塞症风险评分	□ 根据送检项目报告,及时向上级医师汇报,并给予相应的处理 □ 根据放疗前检查结果,进行放疗前讨论,明确病理诊断,肿瘤分期,决定放疗方式,制订治疗方案 □ 病情特殊或疑难病例实行科室讨论

主要诊疗工作	病历书写		☐ 住院 8 小时内完成首次病程记录 ☐ 住院 24 小时内完成住院记录	☐ 住院 48 小时内完成主管医师查房记录 ☐ 主诊医师查房记录
	知情同意		☐ 病情告知 ☐ 患者及其家属签署授权委托书 ☐ 患者或其家属住院记录签字	☐ 告知放疗的目的、技术方法、不良反应及注意事项,签署放疗知情同意书
	其他		☐ 及时通知上级医师检诊 ☐ 经治医师检查整理病历资料	☐ 完善放疗前准备 ☐ 完成病程记录
重点医嘱	长期医嘱	护理医嘱	☐ 按放疗专科护理常规 ☐ 护理等级:二级护理	☐ 按放疗专科护理常规 ☐ 护理等级:二级护理
		处置医嘱		
		膳食医嘱	☐ 普食 ☐ 糖尿病饮食 ☐ 低盐、低脂饮食 ☐ 低盐、低脂糖尿病饮食 ☐ 软饭 ☐ 半流食 ☐ 流食	☐ 普食 ☐ 糖尿病饮食 ☐ 低盐、低脂饮食 ☐ 低盐、低脂糖尿病饮食 ☐ 软饭 ☐ 半流食 ☐ 流食
		药物医嘱	☐ 对症支持治疗药物(必要时)	☐ 对症支持治疗药物(必要时)
	临时医嘱	检查检验	☐ 血常规 ☐ 血型 ☐ 尿、粪常规 ☐ 普通生化 ☐ 凝血功能 ☐ 血清术前八项 ☐ 心电图 ☐ 上消化道钡剂造影 ☐ 双颈及双锁骨上 B 超、腹部 B 超 ☐ 胸部 CT、腹部 CT、颈部 CT ☐ 颅脑 MRI 或 CT ☐ 全身骨扫描 ECT	
		药物医嘱	☐ 对症支持治疗药物(必要时)	☐ 对症支持治疗药物(必要时)
		处置医嘱	☐ 静脉抽血	

（续　表）

主要护理工作	健康宣教	□ 住院宣教:介绍责任护士,病区环境、设施、规章制度、基础护理服务项目 □ 进行护理安全指导 □ 进行等级护理、活动范围指导 □ 进行饮食指导 □ 进行用药指导 □ 进行关于疾病知识的宣教 □ 检查、检验项目的目的和意义		□ 放疗前宣教		
	护理处置	□ 患者身份核对 □ 佩戴腕带 □ 建立住院病历,通知医师 □ 询问病史,填写护理记录单首页 □ 测量基本生命体征 □ 观察病情 □ 抽血 □ 输液 □ 心理与生活护理 □ 妥善固定各种管道 □ 根据评估结果采取相应的护理措施 □ 通知次日检查项目及检查注意事项		□ 心理护理及基础护理 □ 完成放疗前准备 □ 遵医嘱给药并观察药物反应 □ 检验检查、辅助检查完成情况 □ 完成护理记录 □ 抽血(必要性) □ 输液(必要性) □ 妥善固定各种管道(必要性) □ 通知次日检查项目及检查注意事项		
	护理评估	□ 一般评估:生命体征、神志、皮肤、药物过敏史等 □ 专科评估:饮食习惯、生活方式、体重、身高、家族史、进食哽噎、吞咽困难等情况 □ 风险评估:评估有无跌倒、坠床、压疮、深静脉血栓的风险 □ 心理评估 □ 营养评估 □ 疼痛评估 □ 康复评估		□ 风险评估:评估有无跌倒、坠床、压疮、深静脉血栓的风险 □ 静脉液体外渗评估(必要性) □ 管道滑脱风险评估(必要性) □ 营养评估		
	专科护理	□ 观察有无咽痛、吞咽困难、饮水呛咳等情况,进行食管瘘风险评估并通知医师		□ 观察有无咽痛、吞咽困难、饮水呛咳等情况,进行食管瘘风险评估并通知医师		
	饮食指导	□ 根据医嘱通知配餐员准备膳食 □ 协助进餐		□ 协助进餐 □ 观察患者进食情况必要时记录		
	活动体位	□ 根据护理等级指导活动		□ 根据护理等级指导活动		
	洗浴要求	□ 卫生整顿:更衣、剃须、剪短指甲		□ 协助患者晨、晚间护理		
病情变异记录		□ 无　□ 有,原因: □ 患者　□ 疾病　□ 医疗 □ 护理　□ 保障　□ 管理		□ 无　□ 有,原因: □ 患者　□ 疾病　□ 医疗 □ 护理　□ 保障　□ 管理		
护士签名		白班	小夜班	大夜班	白班	小夜班	大夜班

（续　表）

		住院第4-7天 （放疗定位、计划制订及验证）	住院第8-14天 （放疗第1周）
医师签名			
时间		住院第4-7天 （放疗定位、计划制订及验证）	住院第8-14天 （放疗第1周）
主要诊疗工作	制度落实	□ 经治医师查房（早、晚2次） □ 主管医师查房 □ 主诊医师查房 □ 科室主任查房	□ 经治医师查房（早、晚2次） □ 主管医师查房 □ 主诊医师查房 □ 科室主任查房
	病情评估	□ 根据送检项目报告，及时向上级医师汇报，并给予相应的处理	□ 根据送检项目报告，及时向上级医师汇报，并给予相应的处理 □ 观察评估患者放疗期间的不良反应并给予对症处理 □ 观察照射野内皮肤情况，指导患者做好放疗期间皮肤保护
	病历书写	□ 病情稳定患者每3日一个病程记录 □ 病重患者每2日一个病程记录 □ 主诊医师每周一个查房记录	□ 病情稳定患者每3日一个病程记录 □ 病重患者每2日一个病程记录 □ 主诊医师每周一个查房记录
	知情同意	□ 病情告知 □ 患者及其家属签署授权委托书 □ 患者或其家属住院记录签字	□ 告知放疗的目的、技术方法、毒性反应及注意事项，签署放疗知情同意书
	其他	□ 及时通知上级医师检诊 □ 经治医师检查整理病历资料	□ 跟踪患者计划的执行情况 □ 治疗位置验证 □ 完成病程记录
重点医嘱	长期医嘱 护理医嘱	□ 按放疗专科护理常规 □ 护理等级：二级护理	□ 按放疗专科护理常规 □ 护理等级：二级护理
	处置医嘱		
	膳食医嘱	□ 普食 □ 糖尿病饮食 □ 低盐、低脂饮食 □ 低盐、低脂糖尿病饮食 □ 软食 □ 半流食 □ 流食	□ 普食 □ 糖尿病饮食 □ 低盐、低脂饮食 □ 低盐、低脂糖尿病饮食 □ 软食 □ 半流食 □ 流食
	药物医嘱	□ 对症支持治疗药物（必要时）	□ 对症支持治疗药物（必要时） □ 放疗保护剂或增敏剂（酌情）
	临时医嘱 检查检验	□ 血常规 □ 普通生化	□ 血常规
	药物医嘱	□ 对症支持治疗药物（必要时）	□ 对症支持治疗药物（必要时）
	处置医嘱	□ 静脉抽血	□ 静脉抽血

(续　表)

主要护理工作	健康宣教	□ 放疗前宣教	□ 放疗期间注意事项宣教
	护理处置	□ 心理护理及基础护理 □ 完成放疗前准备 □ 遵医嘱给药并观察药物反应 □ 检验检查、辅助检查完成情况 □ 完成护理记录	□ 心理护理及基础护理 □ 遵医嘱给药并观察药物反应 □ 检验检查、辅助检查完成情况 □ 完成护理记录
	护理评估	□ 风险评估:评估有无跌倒、坠床、压疮、深静脉血栓的风险 □ 营养评估	□ 风险评估:评估有无跌倒、坠床、压疮、深静脉血栓的风险 □ 营养评估
	专科护理	□ 观察有无咽痛、吞咽困难、饮水呛咳等情况,进行食管瘘风险评估并通知医师	□ 观察有无咽痛、吞咽困难、饮水呛咳等情况,进行食管瘘及放射性食管炎风险评估并通知医师 □ 观察照射野内皮肤情况,指导患者做好放疗期间皮肤保护
	饮食指导	□ 协助进餐	□ 协助进餐 □ 指导患者放疗期间饮食
	活动体位	□ 根据护理等级指导活动	□ 根据护理等级指导活动
	洗浴要求	□ 协助患者晨、晚间护理	□ 协助患者晨、晚间护理
病情变异记录		□ 无　□ 有,原因: □ 患者　□ 疾病　□ 医疗 □ 护理　□ 保障　□ 管理	□ 无　□ 有,原因: □ 患者　□ 疾病　□ 医疗 □ 护理　□ 保障　□ 管理
护士签名		白班　　小夜班　　大夜班	白班　　小夜班　　大夜班
医师签名			
时间		住院第15-21天(放疗第2周)	住院第22-28天(放疗第3周)
主要诊疗工作	制度落实	□ 经治医师查房(早、晚2次) □ 主管医师查房 □ 主诊医师查房 □ 科室主任查房	□ 经治医师查房(早、晚2次) □ 主管医师查房 □ 主诊医师查房 □ 科室主任查房
	病情评估	□ 根据送检项目报告,及时向上级医师汇报,并给予相应的处理 □ 观察评估患者放疗期间的不良反应并给予对症处理 □ 观察照射野内皮肤情况,指导患者做好放疗期间皮肤保护	□ 根据送检项目报告,及时向上级医师汇报,并给予相应的处理 □ 观察评估患者放疗期间的不良反应并给予对症处理 □ 观察照射野内皮肤情况,指导患者做好放疗期间皮肤保护
	病历书写	□ 病情稳定患者每3日一个病程记录 □ 病重患者每2日一个病程记录 □ 主诊医师每周一个查房记录	□ 病情稳定患者每3日一个病程记录 □ 病重患者每2日一个病程记录 □ 主诊医师每周一个查房记录
	知情同意	□ 病情告知	□ 病情告知
	其他	□ 跟踪患者计划的执行情况 □ 完成病程记录	□ 跟踪患者计划的执行情况 □ 完成病程记录

重点医嘱	长期医嘱	护理医嘱	□ 按放疗专科护理常规 □ 护理等级:二级护理	□ 按放疗专科护理常规 □ 护理等级:二级护理
		处置医嘱		
		膳食医嘱	□ 普食 □ 糖尿病饮食 □ 低盐、低脂饮食 □ 低盐、低脂糖尿病饮食 □ 软食 □ 半流食 □ 流食	□ 普食 □ 糖尿病饮食 □ 低盐、低脂饮食 □ 低盐、低脂糖尿病饮食 □ 软食 □ 半流食 □ 流食
		药物医嘱	□ 对症支持治疗药物(必要时) □ 放疗保护剂或增敏剂(酌情) □ 升白细胞或血小板药物(必要时) □ 肠内或肠外营养药物(必要时)	□ 对症支持治疗药物(必要时) □ 放疗保护剂或增敏剂(酌情) □ 升白细胞或血小板药物(必要时) □ 肠内或肠外营养药物(必要时)
	临时医嘱	检查检验	□ 血常规 □ 普通生化	□ 血常规
		药物医嘱	□ 对症支持治疗药物(必要时)	□ 对症支持治疗药物(必要时)
		处置医嘱	□ 静脉抽血	□ 静脉抽血
主要护理工作		健康宣教	□ 放疗期间注意事项宣教	□ 放疗期间注意事项宣教
		护理处置	□ 心理护理及基础护理 □ 遵医嘱给药并观察药物反应 □ 检验检查、辅助检查完成情况 □ 完成护理记录	□ 心理护理及基础护理 □ 遵医嘱给药并观察药物反应 □ 检验检查、辅助检查完成情况 □ 完成护理记录
		护理评估	□ 风险评估:评估有无跌倒、坠床、压疮、深静脉血栓的风险 □ 营养评估	□ 风险评估:评估有无跌倒、坠床、压疮、深静脉血栓的风险 □ 营养评估
		专科护理	□ 观察有无咽痛、吞咽困难、饮水呛咳等情况,进行食管瘘及放射性食管炎风险评估并通知医师 □ 观察照射野内皮肤情况,指导患者做好放疗期间皮肤保护 □ 观察患者咽喉部黏膜情况,指导患者保持良好的口腔卫生,做好口腔护理,预防咽喉部黏膜感染	□ 观察有无咽痛、吞咽困难、饮水呛咳等情况,进行食管瘘及放射性食管炎风险评估并通知医师 □ 观察照射野内皮肤情况,指导患者做好放疗期间皮肤保护 □ 观察患者咽喉部黏膜情况,指导患者保持良好的口腔卫生,做好口腔护理,预防咽喉部黏膜感染
		饮食指导	□ 协助进餐 □ 指导患者放疗期间饮食	□ 协助进餐 □ 指导患者放疗期间饮食
		活动体位	□ 根据护理等级指导活动 □ 指导并协助患者进行张口训练等功能锻炼	□ 根据护理等级指导活动 □ 指导并协助患者进行张口训练等功能锻炼
		洗浴要求	□ 协助患者晨、晚间护理	□ 协助患者晨、晚间护理

（续 表）

病情变异记录		□ 无　□ 有,原因: □ 患者　□ 疾病　□ 医疗 □ 护理　□ 保障　□ 管理			□ 无　□ 有,原因: □ 患者　□ 疾病　□ 医疗 □ 护理　□ 保障　□ 管理		
护士签名		白班	小夜班	大夜班	白班	小夜班	大夜班
医师签名							
时间		住院第 29—35 天 (放疗第 4 周)			住院第 36—42 天 (放疗第 5 周)		
主要诊疗工作	制度落实	□ 经治医师查房(早、晚 2 次) □ 主管医师查房 □ 主诊医师查房 □ 科室主任查房			□ 经治医师查房(早、晚 2 次) □ 主管医师查房 □ 主诊医师查房 □ 科室主任查房		
	病情评估	□ 根据送检项目报告,及时向上级医师汇报,并给予相应的处理 □ 观察评估患者放疗期间的不良反应并给予对症处理 □ 观察照射野内皮肤情况,指导患者做好放疗期间皮肤保护 □ 观察患者咽喉部黏膜情况,指导患者保持良好的口腔卫生,预防咽喉部黏膜感染			□ 根据送检项目报告,及时向上级医师汇报,并给予相应的处理 □ 观察评估患者放疗期间的不良反应并给予对症处理 □ 观察照射野内皮肤情况,指导患者做好放疗期间皮肤保护 □ 观察患者咽喉部黏膜情况,指导患者保持良好的口腔卫生,预防咽喉部黏膜感染		
	病历书写	□ 病情稳定患者每 3 日一个病程记录 □ 病重患者每 2 日一个病程记录 □ 主诊医师每周一个查房记录			□ 病情稳定患者每 3 日一个病程记录 □ 病重患者每 2 日一个病程记录 □ 主诊医师每周一个查房记录		
	知情同意	□ 病情告知			□ 病情告知		
	其他	□ 跟踪患者计划的执行情况 □ 完成病程记录			□ 跟踪患者计划的执行情况 □ 完成病程记录		
重点医嘱	护理医嘱	□ 按放疗专科护理常规 □ 护理等级:二级护理			□ 按放疗专科护理常规 □ 护理等级:二级护理		
	处置医嘱						
	膳食医嘱	□ 普食 □ 糖尿病饮食 □ 低盐、低脂饮食 □ 低盐、低脂糖尿病饮食 □ 软食 □ 半流食 □ 流食			□ 普食 □ 糖尿病饮食 □ 低盐、低脂饮食 □ 低盐、低脂糖尿病饮食 □ 软食 □ 半流食 □ 流食		
	药物医嘱	□ 对症支持治疗药物(必要时) □ 放疗保护剂或增敏剂(酌情) □ 升白细胞或血小板药物(必要时) □ 肠内或肠外营养药物(必要时)			□ 对症支持治疗药物(必要时) □ 放疗保护剂或增敏剂(酌情) □ 升白细胞或血小板药物(必要时) □ 肠内或肠外营养药物(必要时)		

（续　表）

重点医嘱	临时医嘱	检查检验	□ 血常规 □ 普通生化 □ 胸部增强 CT（必要时）	□ 血常规
		药物医嘱	□ 对症支持治疗药物（必要时）	□ 对症支持治疗药物（必要时）
		处置医嘱	□ 静脉抽血	□ 静脉抽血
主要护理工作		健康宣教	□ 放疗期间注意事项宣教	□ 放疗期间注意事项宣教
		护理处置	□ 心理护理及基础护理 □ 遵医嘱给药并观察药物反应 □ 检验检查、辅助检查完成情况 □ 完成护理记录	□ 心理护理及基础护理 □ 遵医嘱给药并观察药物反应 □ 检验检查、辅助检查完成情况 □ 完成护理记录
		护理评估	□ 风险评估：评估有无跌倒、坠床、压疮、深静脉血栓的风险 □ 营养评估	□ 风险评估：评估有无跌倒、坠床、压疮、深静脉血栓的风险 □ 营养评估
		专科护理	□ 观察有无咽痛、吞咽困难、饮水呛咳等情况，进行食管瘘及放射性食管炎风险评估并通知医师 □ 观察照射野内皮肤情况，指导患者做好放疗期间皮肤保护 □ 观察患者咽喉部黏膜情况，指导患者保持良好的口腔卫生，做好口腔护理，预防咽喉部黏膜感染 □ 营养支持护理（必要时）	□ 观察有无咽痛、吞咽困难、饮水呛咳等情况，进行食管瘘及放射性食管炎风险评估并通知医师 □ 观察照射野内皮肤情况，指导患者做好放疗期间皮肤保护 □ 观察患者咽喉部黏膜情况，指导患者保持良好的口腔卫生，做好口腔护理，预防咽喉部黏膜感染 □ 营养支持护理（必要时）
		饮食指导	□ 协助进餐 □ 指导患者放疗期间饮食	□ 协助进餐 □ 指导患者放疗期间饮食
		活动体位	□ 根据护理等级指导活动	□ 根据护理等级指导活动
		洗浴要求	□ 协助患者晨、晚间护理	□ 协助患者晨、晚间护理
病情变异记录			□ 无　□ 有，原因： □ 患者　□ 疾病　□ 医疗 □ 护理　□ 保障　□ 管理	□ 无　□ 有，原因： □ 患者　□ 疾病　□ 医疗 □ 护理　□ 保障　□ 管理

护士签名		白班	小夜班	大夜班	白班	小夜班	大夜班

医师签名				

时间		住院第 43－49 天 （放疗第 6 周）	住院第 50－52 天 （放疗后与出院评估）
主要诊疗工作	制度落实	□ 经治医师查房（早、晚 2 次） □ 主管医师查房 □ 主诊医师查房 □ 科室主任查房	□ 经治医师查房（早、晚 2 次） □ 主管医师查房 □ 主诊医师查房 □ 科室主任查房

（续　表）

主要诊疗工作	病情评估	□ 根据送检项目报告，及时向上级医师汇报，并给予相应的处理 □ 观察评估患者放疗期间的不良反应并给予对症处理 □ 观察照射野内皮肤情况，指导患者做好放疗期间皮肤保护	□ 根据送检项目报告，及时向上级医师汇报，并给予相应的处理 □ 记录放疗总结 □ 上级医师进行治疗效果、预后和出院评估 □ 出院宣教
	病历书写	□ 病情稳定患者每3日一个病程记录 □ 病重患者每2日一个病程记录 □ 主诊医师每周一个查房记录	□ 病情稳定患者每3日一个病程记录 □ 特殊治疗、操作单独书写 □ 出院当天病程纪录（有上级医师指示出院） □ 出院后24小时内完成出院记录 □ 出院后24小时内完成病案首页
	知情同意	□ 病情告知	□ 告知患者及其家属出院后注意事项（指导出院后复诊的时间、地点，发生紧急情况时的处理等）
	其他	□ 跟踪患者计划的执行情况 □ 完成病程记录	□ 通知出院 □ 开具出院介绍信 □ 开具诊断证明书 □ 出院带药并指导患者放疗后康复锻炼 □ 预约门诊复诊时间
重点医嘱	长期医嘱 护理医嘱	□ 按放疗专科护理常规 □ 护理等级：二级护理	□ 按放疗专科护理常规 □ 护理等级：二级护理
	长期医嘱 处置医嘱		
	长期医嘱 膳食医嘱	□ 普食 □ 糖尿病饮食 □ 低盐、低脂饮食 □ 低盐、低脂糖尿病饮食 □ 软食 □ 半流食 □ 流食	□ 普食 □ 糖尿病饮食 □ 低盐、低脂饮食 □ 低盐、低脂糖尿病饮食 □ 软食 □ 半流食 □ 流食
	长期医嘱 药物医嘱	□ 对症支持治疗药物（必要时） □ 放疗保护剂或增敏剂（酌情） □ 升白细胞或血小板药物（必要时） □ 肠内或肠外营养药物（必要时）	□ 对症支持治疗药物（必要时） □ 放疗保护剂或增敏剂（酌情） □ 升白细胞或血小板药物（必要时） □ 肠内或肠外营养药物（必要时）
	临时医嘱 检查检验	□ 血常规 □ 普通生化	□ 血常规
	临时医嘱 药物医嘱	□ 对症支持治疗药物（必要时）	□ 对症支持治疗药物（必要时）
	临时医嘱 处置医嘱	□ 静脉抽血	□ 静脉抽血

主要护理工作	健康宣教	□ 放疗期间注意事项宣教	□ 放疗后注意事项宣教 □ 出院宣教(康复训练方法,用药指导,换药时间及注意事项,复查时间等)
	护理处置	□ 心理护理及基础护理 □ 遵医嘱给药并观察药物反应 □ 检验检查、辅助检查完成情况 □ 完成护理记录	□ 观察患者情况 □ 核对患者医嘱费用 □ 协助患者办理出院手续 □ 指导并监督患者康复训练 □ 整理床单元
	护理评估	□ 风险评估:评估有无跌倒、坠床、压疮、深静脉血栓的风险 □ 营养评估 □ 液体外渗风险评估(必要时) □ 管道滑脱风险评估(必要时)	□ 风险评估:评估有无跌倒、坠床、压疮、深静脉血栓的风险 □ 营养评估 □ 液体外渗风险评估(必要时) □ 管道滑脱风险评估(必要时)
	专科护理	□ 观察有无咽痛、吞咽困难、饮水呛咳等情况,进行食管瘘及放射性食管炎风险评估并通知医师 □ 观察照射野内皮肤情况,指导患者做好放疗期间皮肤保护 □ 观察患者咽喉部黏膜情况,指导患者保持良好的口腔卫生,做好口腔护理,预防咽喉部黏膜感染 □ 营养支持护理(必要时)	□ 观察有无咽痛、吞咽困难、饮水呛咳等情况,进行食管瘘及放射性食管炎风险评估并通知医师 □ 观察照射野内皮肤情况,指导患者做好放疗期间皮肤保护 □ 观察患者咽喉部黏膜情况,指导患者保持良好的口腔卫生,做好口腔护理,预防咽喉部黏膜感染 □ 营养支持护理(必要时)
	饮食指导	□ 协助进餐 □ 指导患者放疗期间饮食	□ 协助进餐 □ 指导患者放疗后饮食
	活动体位	□ 根据护理等级指导活动	□ 根据护理等级指导活动
	洗浴要求	□ 协助患者晨、晚间护理	□ 协助患者晨、晚间护理
病情变异记录		□ 无　□ 有,原因: □ 患者　□ 疾病　□ 医疗 □ 护理　□ 保障　□ 管理	□ 无　□ 有,原因: □ 患者　□ 疾病　□ 医疗 □ 护理　□ 保障　□ 管理

护士签名	白班	小夜班	大夜班	白班	小夜班	大夜班

医师签名		

脑胶质瘤行放射治疗临床路径

一、脑胶质瘤行放射治疗临床路径标准住院流程

(一)适用对象

第一诊断为脑胶质瘤(ICD-10:M94400/3 或 M94420/3 或 M93800/3 或 M93820/3 或 M94500/3 或 M94510/3 伴 Z51.019)行放射治疗的患者。

(二)诊断依据

根据《临床诊疗指南——肿瘤学分册》(中华医学会编著,人民卫生出版社)、《临床技术操作规范——放射肿瘤学分册》(中华医学会编著,人民军医出版社)、《肿瘤放射治疗学.第4版》(殷蔚伯,谷铣之主编,中国协和医科大学出版社)、美国 NCCN 中枢神经系统肿瘤临床实践指南(2015)、其他可以获得的最新循证医学证据、临床研究结果和自身经验。

1. 临床表现:依术前病变所在部位及性质不同而表现各异;肿瘤体积增大或周围水肿引起慢性颅内压增高表现,主要为头痛、恶心、呕吐等;肿瘤位于大脑半球,位于功能区或其附近,可早期出现神经系统定位体征:①精神症状;②癫痫发作;③锥体束损伤;④感觉异常;⑤失语和视野改变,以上临床表现经术后有改善。

2. 了解手术情况,根据术中所见明确肿瘤部位、大小、血供情况、肿瘤切除范围,肿瘤残留部位与邻近重要组织结构的关系等。

3. 据术后病理结果及手术前后影像检查资料,结合临床手术确定肿瘤分期及病理分级。

4. 辅助检查:主要依术后 CT、MRI,了解手术切除范围以进一步术前评估,根据患者病情可行磁共振波谱(MRS)、功能磁共振(fMRI)、正电子发射计算机断层显像(PET)、弥散张量成像(DTI)、弥散成像(DWI)、脑磁图(MEG)、脑电图、电生理等检查。

(三)放射治疗方案的选择依据

根据《临床诊疗指南——肿瘤学分册》(中华医学会编著,人民卫生出版社)、《临床技术操作规范——放射肿瘤学分册》(中华医学会编著,人民军医出版社)、《肿瘤放射治疗学.第4版》(殷蔚伯,谷铣之主编,中国协和医科大学出版社)、美国 NCCN 中枢神经系统肿瘤临床实践指南(2015)、其他可以获得的最新循证医学证据、临床研究结果和自身经验。

1. 根据现有的临床资料确定治疗方案 包括放疗时机,治疗目的(根治性放疗或姑息性放疗),选择适当的治疗方式(单纯放疗或同步放化疗等)。

2. 适应证

(1)手术未能彻底切除的肿瘤。

(2)手术切除但恶性程度较高者(WHO 分类Ⅲ级以上者),均应行放射治疗;低级别胶质瘤(WHO 分类Ⅱ级以下者),若患者年龄>40 岁和(或)存在 1p/19q 杂合性缺失等危险因素

者,建议行放疗。

(3)瘤位置深在或位于重要功能区域不适宜手术切除者。

(4)单纯活检术后。

(5)胶质瘤术后复发不宜再次手术者。

3. 禁忌证

(1)接受足量照射后短期内局部复发者。

(2)伴有严重颅内压增高,且未采取减压措施者。

(3)低级别胶质瘤(WHO 分类Ⅱ级以下者),若年龄≤40 岁,且不存在 1p/19q 杂合性缺失等危险因素者,不建议积极放疗。

(4)严重心、肝、肾功能不全;一般情况差、恶病质;术后合并严重并发症,如感染、出血、脑神经或脑功能损伤等。

(四)标准住院日 50～52d

(五)进入路径标准

1. 第一诊断必须符合脑胶质瘤 (ICD-10:M94400/3 或 M94420/3 或 M93800/3 或 M93820/3 或 M94500/3 或 M94510/3 伴 Z51.019)的诊断标准。

2. 当患者同时患有其他疾病诊断,但在住院期间不需特殊处理,也不影响第一诊断的临床路径流程实施时,可以进入路径。

(六)放疗前准备(放疗前评估)住院第 1－3 天

1. 检查检验评估

(1)完成必需的检查检验项目:①血常规、尿常规、粪常规、凝血功能、肝肾功能、电解质等;②心电图、胸部 CT、腹部 B 超(检查肝、脾、胰、肾、肾上腺、腹膜后)。③颅脑或手术后病变部位 MRI、CT。术后 MR 或 CT 检查是必需的,手术前、后肿瘤的位置会发生移位,对照术前、后 MR/CT 等影像学资料完善术后评估,来确定临床治疗靶区(CTV)。

(2)根据患者病情选择的检查项目:①肿瘤相关生化检查包括肿瘤标志物,肿瘤相关抗原,肿瘤免疫相关检查等。②颅脑 MRI 灌注扫描或颅脑 MRI 波谱扫描。③腰穿刺。④PET-CT。

2. 营养评估 根据《解放军总医院新入院患者营养风险筛查表(NRS)》为新入院患者进行营养评估,评分≥3 分者给予处置,必要时申请营养科医师会诊。

3. 心理评估 根据新入院患者情况申请心理科医师会诊。

4. 疼痛评估 根据《视觉模拟评分法(VAS)》实施疼痛评估,评分>7 分给予处置,必要时请疼痛科医师会诊。

5. 康复评估 根据《入院患者康复筛查和评估表》在患者入院后 24 小时内进行康复筛查和评估。任何一项结果为"是",则申请康复科医师会诊。

6. 深静脉血栓栓塞症风险评估 根据专科《深静脉血栓栓塞症评估量表》在患者入院后 24 小时内进行风险筛查和评估。风险结果为"高危"的,则申请血管外科或介入导管室医师会诊。

7. 积极改善患者的一般状况 纠正贫血、控制血糖、平衡电解质,对增强放疗效果减轻反应有帮助。

（七）放疗模拟定位、治疗计划确定第 4—7 天

放疗定位、治疗计划的实施及工作流程：热塑体膜固定体位→头部 CT 扫描定位→传送 CT 定位图像至治疗计划系统→医师勾画肿瘤靶区（必须参照术前及术后的颅脑增强 MRI 或 CT，PET-CT 等勾画靶区）→主管医师确定靶区并开具处方剂量→物理师设计治疗计划→物理主任核对并确认治疗计划→主诊医师确认治疗计划→物理师验证治疗计划→照射计划的实施。

（八）放疗期间选择用药及检查

1．脱水降颅内压药物　如甘露醇、甘油果糖、地塞米松、呋塞米等，根据病情酌情选用。

2．升白细胞或血小板药物　血常规提示白细胞或血小板低于正常时酌情应用。

3．放射治疗增敏剂、正常组织保护剂　放疗期间酌情应用。

4．免疫调节药物　放疗期间酌情应用。

5．肠内或肠外营养药物　放疗期间因不良反应只能进流食或进食困难，并经营养科评估存在营养风险时应用。

6．同步放化疗应用化疗药　建议在病理（"分子病理"）检查结果的指导下进行个体化化疗，推荐用药：替莫唑胺（TMZ）。

7．其他　伴随疾病的药物治疗等。

（九）出院标准

1．患者完成放疗计划，病情稳定，体温正常，生命体征平稳。

2．无需住院处理的放疗并发症和（或）合并症。

（十）变异及原因分析

1．放疗中或放疗后有手术部位或其他部位、颅内出血、脑疝需（其他科室）相关处理，有合并感染、放射性脑水肿等并发症，严重者需要脱水、利尿、激素消肿支持治疗，导致住院时间延长、费用增加。

2．伴有其他基础疾病或并发症，需进一步诊断及治疗或转至其他相应科室诊治，延长住院时间、增加住院费用。

3．放疗中肿瘤病情变化须调整治疗方案（如放疗中发现远处转移）。

4．辅诊科室原因导致的变异：如检查、检验、手术、病理等检查［不及时、结果错报、操作部位和（或）方式错误、标本不合格］、报告（不及时、结果错报、标本不合格）等原因延长住院天数、增加费用等。

5．管理原因导致的变异：如系统暂不支持、系统瘫痪、需要修订流程、需要修订制度等。

二、脑胶质瘤行放射治疗临床路径表单

适用对象	第一诊断为脑胶质瘤(ICD-10:M94400/3 或 M94420/3 或 M93800/3 或 M93820/3 或 M94500/3 或 M94510/3 伴 Z51.019)行放射治疗的患者	
患者基本信息	姓名:____ 性别:____ 年龄:___ 门诊号:____ 住院号:_____ 过敏史:_____ 住院日期:____年___月___日 出院日期:___年___月___日	标准住院日: 50～52 天

时间			住院第 1 天	住院第 2—3 天(放疗前准备)
主要诊疗工作		制度落实	□ 住院 2 小时内经治医师或值班医师完成接诊 □ 住院 24 小时内主管医师查房 □ 专科会诊(必要时)	□ 经治医师查房(早、晚 2 次) □ 主管医师查房 □ 住院 48 小时内主诊医师完成检诊 □ 专科会诊(必要时)
		病情评估	□ 经治医师询问病史与体格检查 □ 心理评估 □ 营养评估 □ 疼痛评估 □ 康复评估 □ 深静脉血栓栓塞症风险评分	□ 根据送检项目报告,及时向上级医师汇报,并给予相应的处理 □ 根据放疗前检查结果,进行放疗前讨论,明确病理诊断,肿瘤分期,决定放疗方式,制订治疗方案 □ 病情特殊或疑难病例实行科室讨论
		病历书写	□ 住院 8 小时内完成首次病程记录 □ 住院 24 小时内完成住院记录	□ 住院 48 小时内完成主管医师查房记录 □ 主诊医师查房记录
		知情同意	□ 病情告知 □ 患者及其家属签署授权委托书 □ 患者或其家属住院记录签字	□ 告知放疗的目的、技术方法、不良反应及注意事项,签署放疗知情同意书
		其他	□ 及时通知上级医师检诊 □ 经治医师检查整理病历资料	□ 完善放疗前准备 □ 完成病情记录
重点医嘱	长期医嘱	护理医嘱	□ 按放疗专科护理常规 □ 护理等级:二级护理	□ 按放疗专科护理常规 □ 护理等级:二级护理
		处置医嘱		
		膳食医嘱	□ 普食 □ 糖尿病饮食 □ 低盐、低脂饮食 □ 低盐、低脂糖尿病饮食	□ 普食 □ 糖尿病饮食 □ 低盐、低脂饮食 □ 低盐、低脂糖尿病饮食
		药物医嘱	□ 对症支持治疗药物(必要时)	□ 对症支持治疗药物(必要时)

重点医嘱	临时医嘱	检查检验	□ 血常规 □ 血型 □ 尿、粪常规 □ 普通生化 □ 凝血功能 □ 血清术前八项 □ 心电图 □ X线胸片、头颅 MRI 或 CT □ 必要时查心、肺功能	
		药物医嘱	□ 对症支持治疗药物（必要时）	□ 对症支持治疗药物（必要时）
		处置医嘱	□ 静脉抽血	
主要护理工作		健康宣教	□ 住院宣教：介绍责任护士，病区环境、设施、规章制度、基础护理服务项目 □ 进行护理安全指导 □ 进行等级护理、活动范围指导 □ 进行饮食指导 □ 进行用药指导 □ 进行关于疾病知识的宣教 □ 检查、检验项目的目的和意义	□ 放疗前宣教
		护理处置	□ 患者身份核对 □ 佩戴腕带 □ 建立住院病历，通知医师 □ 询问病史，填写护理记录单首页 □ 测量基本生命体征 □ 观察病情 □ 抽血 □ 输液 □ 心理与生活护理 □ 妥善固定各种管道 □ 根据评估结果采取相应的护理措施 □ 通知次日检查项目及检查注意事项	□ 心理护理及基础护理 □ 完成放疗前准备 □ 遵医嘱给药并观察药物反应 □ 检验检查、辅助检查完成情况 □ 完成护理记录 □ 输液（必要时） □ 妥善固定各种管道（必要时）
		护理评估	□ 一般评估：生命体征、神志、皮肤、药物过敏史等 □ 专科评估：饮食习惯、生活方式、体重、身高、家族史、涕中带血、鼻塞、耳鸣、头痛等情况 □ 风险评估：评估有无跌倒、坠床、压疮、深静脉血栓的风险 □ 心理评估 □ 营养评估 □ 疼痛评估 □ 康复评估	□ 风险评估：评估有无跌倒、坠床、压疮、深静脉血栓的风险 □ 液体外渗风险评估（必要时） □ 管道滑脱风险评估（必要时）

（续　表）

主要护理工作	专科护理	☐ 观察头晕、头痛、恶心、精神等情况，进行高颅内压风险评估并通知医师	☐ 观察头晕、头痛、恶心、精神等情况，进行高颅压风险评估并通知医师
	饮食指导	☐ 根据医嘱通知配餐员准备膳食 ☐ 协助进餐	☐ 协助进餐
	活动体位	☐ 根据护理等级指导活动	☐ 根据护理等级指导活动
	洗浴要求	☐ 卫生整顿；更衣、剃须、剪短指甲	☐ 协助患者晨、晚间护理
病情变异记录		☐ 无　☐ 有，原因： ☐ 患者　☐ 疾病　☐ 医疗 ☐ 护理　☐ 保障　☐ 管理	☐ 无　☐ 有，原因： ☐ 患者　☐ 疾病　☐ 医疗 ☐ 护理　☐ 保障　☐ 管理

护士签名	白班	小夜班	大夜班	白班	小夜班	大夜班

医师签名		

时间	住院第 4—7 天 （放疗定位、计划制订及验证）	住院第 8—14 天 （放疗第 1 周）
主要诊疗工作 — 制度落实	☐ 经治医师查房（早、晚 2 次） ☐ 主管医师查房 ☐ 主诊医师查房 ☐ 科室主任查房	☐ 经治医师查房（早、晚 2 次） ☐ 主管医师查房 ☐ 主诊医师查房 ☐ 科室主任查房
病情评估	☐ 根据送检项目报告，及时向上级医师汇报，并给予相应的处理	☐ 根据送检项目报告，及时向上级医师汇报，并给予相应的处理 ☐ 观察评估患者放疗期间的不良反应并给予对症处理 ☐ 观察照射野内皮肤情况，指导患者做好放疗期间皮肤保护
病历书写	☐ 病情稳定患者每 3 日一个病程记录 ☐ 病重患者每 2 日一个病程记录 ☐ 主诊医师每周一个查房记录	☐ 病情稳定患者每 3 日一个病程记录 ☐ 病重患者每 2 日一个病程记录 ☐ 主诊医师每周一个查房记录
知情同意	☐ 病情告知 ☐ 患者及其家属签署授权委托书 ☐ 患者或其家属住院记录签字	☐ 告知放疗的目的、技术方法、不良反应及注意事项，签署放疗知情同意书
其他	☐ 及时通知上级医师检诊 ☐ 经治医师检查整理病历资料	☐ 跟踪患者计划的执行情况 ☐ 治疗位置验证 ☐ 完成病程记录
重点医嘱 — 长期医嘱 — 护理医嘱	☐ 按放疗专科护理常规 ☐ 护理等级：二级护理	☐ 按放疗专科护理常规 ☐ 护理等级：二级护理
处置医嘱	☐ 静脉抽血（必要时）	☐ 静脉抽血（必要时）
膳食医嘱	☐ 普食 ☐ 糖尿病饮食 ☐ 低盐、低脂饮食 ☐ 低盐、低脂糖尿病饮食	☐ 普食 ☐ 糖尿病饮食 ☐ 低盐、低脂饮食 ☐ 低盐、低脂糖尿病饮食
药物医嘱	☐ 对症支持治疗药物（必要时）	☐ 对症支持治疗药物（必要时） ☐ 同步化疗药物：替莫唑胺（推荐）

（续　表）

重点医嘱	临时医嘱	检查检验	□ 血常规 □ 普通生化	□ 血常规
		药物医嘱	□ 对症支持治疗药物（必要时）	□ 对症支持治疗药物（必要时）
		处置医嘱	□ 静脉抽血	□ 静脉抽血
主要护理工作		健康宣教	□ 放疗前宣教	□ 放疗期间注意事项宣教
		护理处置	□ 心理护理及基础护理 □ 完成放疗前准备 □ 遵医嘱给药并观察药物反应 □ 检验检查、辅助检查完成情况 □ 完成护理记录	□ 心理护理及基础护理 □ 遵医嘱给药并观察药物反应 □ 检验检查、辅助检查完成情况 □ 完成护理记录
		护理评估	□ 风险评估：评估有无跌倒、坠床、压疮、深静脉血栓的风险 □ 意识障碍水平评估 □ 颅内压增高风险评估 □ 液体外渗风险评估（必要时） □ 管道滑脱风险评估（必要时） □ 放射野皮肤反应评估	□ 风险评估：评估有无跌倒、坠床、压疮、深静脉血栓的风险 □ 意识障碍水平评估 □ 颅内压增高风险评估 □ 液体外渗风险评估（必要时） □ 管道滑脱风险评估（必要时） □ 放射野皮肤反应评估
		专科护理	□ 观察头晕、头痛、恶心及精神等情况，进行高颅压风险评估并通知医师	□ 观察头晕、头痛、恶心及精神等情况，进行颅内压增高风险评估并通知医师 □ 观察照射野内皮肤情况，指导患者做好放疗期间皮肤保护
		饮食指导	□ 协助进餐	□ 协助进餐 □ 指导患者放疗期间饮食
		活动体位	□ 根据护理等级指导活动	□ 根据护理等级指导活动
		洗浴要求	□ 协助患者晨、晚间护理	□ 协助患者晨、晚间护理
病情变异记录			□ 无　□ 有，原因： □ 患者　□ 疾病　□ 医疗 □ 护理　□ 保障　□ 管理	□ 无　□ 有，原因： □ 患者　□ 疾病　□ 医疗 □ 护理　□ 保障　□ 管理

护士签名	白班	小夜班	大夜班	白班	小夜班	大夜班

医师签名				

时间	住院第 15—21 天（放疗第 2 周）	住院第 22—28 天（放疗第 3 周）
主要诊疗工作	制度落实	□ 经治医师查房（早、晚 2 次） □ 主管医师查房 □ 主诊医师查房 □ 科室主任查房	□ 经治医师查房（早、晚 2 次） □ 主管医师查房 □ 主诊医师查房 □ 科室主任查房

（续　表）

主要诊疗工作	病情评估	□ 根据送检项目报告,及时向上级医师汇报,并给予相应的处理 □ 观察评估患者放疗期间的不良反应并给予对症处理 □ 观察照射野内皮肤情况,指导患者做好放疗期间皮肤保护	□ 根据送检项目报告,及时向上级医师汇报,并予相应处理 □ 观察评估患者放疗期间的不良反应并给予对症处理 □ 观察照射野内皮肤情况,指导患者做好放疗期间皮肤保护
	病历书写	□ 病情稳定者每3日一个病程记录 □ 病重患者每2日一个病程记录 □ 主诊医师每周一个查房记录	□ 病情稳定者每3日一个病程记录 □ 病重患者每2日一个病程记录 □ 主诊医师每周一个查房记录
	知情同意	□ 病情告知	□ 病情告知
	其他	□ 跟踪患者计划的执行情况 □ 完成病程记录	□ 跟踪患者计划的执行情况 □ 完成病程记录
重点医嘱	长期医嘱 护理医嘱	□ 按放疗专科护理常规 □ 护理等级:二级护理	□ 按放疗专科护理常规 □ 护理等级:二级护理
	处置医嘱		
	膳食医嘱	□ 普食 □ 糖尿病饮食 □ 低盐、低脂饮食 □ 低盐、低脂糖尿病饮食	□ 普食 □ 糖尿病饮食 □ 低盐、低脂饮食 □ 低盐、低脂糖尿病饮食
	药物医嘱	□ 对症支持治疗药物(必要时) □ 肠内或肠外营养药物(必要时) □ 同步化疗药物:替莫唑胺(推荐)	□ 对症支持治疗药物(必要时) □ 肠内或肠外营养药物(必要时) □ 同步化疗药物:替莫唑胺(推荐)
	临时医嘱 检查检验	□ 血常规 □ 普通生化	□ 血常规
	药物医嘱	□ 对症支持治疗药物(必要时)	□ 对症支持治疗药物(必要时)
	处置医嘱	□ 静脉抽血	□ 静脉抽血
主要护理工作	健康宣教	□ 放疗期间注意事项宣教	□ 放疗期间注意事项宣教
	护理处置	□ 心理护理及基础护理 □ 遵医嘱给药并观察药物反应 □ 检验检查、辅助检查完成情况 □ 完成护理记录	□ 心理护理及基础护理 □ 遵医嘱给药并观察药物反应 □ 检验检查、辅助检查完成情况 □ 完成护理记录
	护理评估	□ 风险评估:评估有无跌倒、坠床、压疮、深静脉血栓的风险 □ 意识障碍水平评估 □ 颅内压增高风险评估 □ 液体外渗风险评估(必要时) □ 管道滑脱风险评估(必要时) □ 放射野皮肤反应评估	□ 风险评估:评估有无跌倒、坠床、压疮、深静脉血栓的风险 □ 意识障碍水平评估 □ 颅内压增高风险评估 □ 液体外渗风险评估(必要时) □ 管道滑脱风险评估(必要时) □ 放射野皮肤反应评估

（续　表）

主要护理工作	专科护理	□ 观察头晕、头痛、恶心及精神等情况，进行颅内压增高急症护理及通知医师 □ 观察照射野内皮肤情况，指导患者做好放疗期间皮肤保护	□ 观察头晕、头痛、恶心及精神等情况，进行颅内压增高急症护理及通知医师 □ 观察照射野内皮肤情况，指导患者做好放疗期间皮肤保护
	饮食指导	□ 协助进餐 □ 指导患者放疗期间饮食	□ 协助进餐 □ 指导患者放疗期间饮食
	活动体位	□ 根据护理等级指导活动 □ 指导并协助患者进行张口训练等功能锻炼	□ 根据护理等级指导活动 □ 指导并协助患者进行张口训练等功能锻炼
	洗浴要求	□ 协助患者晨、晚间护理	□ 协助患者晨、晚间护理
病情变异记录		□ 无　□ 有，原因： □ 患者　□ 疾病　□ 医疗 □ 护理　□ 保障　□ 管理	□ 无　□ 有，原因： □ 患者　□ 疾病　□ 医疗 □ 护理　□ 保障　□ 管理

护士签名	白班	小夜班	大夜班	白班	小夜班	大夜班

医师签名		

时间	住院第 29－35 天 （放疗第 4 周）	住院第 36－42 天 （放疗第 5 周）
主要诊疗工作　制度落实	□ 经治医师查房(早、晚 2 次) □ 主管医师查房 □ 主诊医师查房 □ 科室主任查房	□ 经治医师查房(早、晚 2 次) □ 主管医师查房 □ 主诊医师查房 □ 科室主任查房
病情评估	□ 根据送检项目报告，及时向上级医师汇报，并给予相应的处理 □ 观察评估患者放疗期间的不良反应并给予对症处理 □ 观察照射野内皮肤情况，指导患者做好放疗期间皮肤保护	□ 根据送检项目报告，及时向上级医师汇报，并给予相应的处理 □ 观察评估患者放疗期间的不良反应并给予对症处理 □ 观察照射野内皮肤情况，指导患者做好放疗期间皮肤保护
病历书写	□ 病情稳定患者每 3 日一个病程记录 □ 病重患者每 2 日一个病程记录 □ 主诊医师每周一个查房记录	□ 病情稳定患者每 3 日一个病程记录 □ 病重患者每 2 日一个病程记录 □ 主诊医师每周一个查房记录
知情同意	□ 病情告知	□ 病情告知
其他	□ 跟踪患者计划的执行情况 □ 完成病程记录	□ 跟踪患者计划的执行情况 □ 完成病程记录

重点医嘱	长期医嘱	护理医嘱	□ 按放疗专科护理常规 □ 护理等级:二级护理	□ 按放疗专科护理常规 □ 护理等级:二级护理
		处置医嘱	□ 静脉抽血(必要时)	□ 静脉抽血(必要时)
		膳食医嘱	□ 普食 □ 糖尿病饮食 □ 低盐、低脂饮食 □ 低盐、低脂糖尿病饮食	□ 普食 □ 糖尿病饮食 □ 低盐、低脂饮食 □ 低盐、低脂糖尿病饮食
		药物医嘱	□ 对症支持治疗药物(必要时) □ 肠内或肠外营养药物(必要时) □ 同步化疗药物:替莫唑胺(推荐)	□ 对症支持治疗药物(必要时) □ 肠内或肠外营养药物(必要时) □ 同步化疗药物:替莫唑胺(推荐)
	临时医嘱	检查检验	□ 血常规 □ 普通生化 □ 头颅 MRI 或 CT(必要时)	□ 血常规
		药物医嘱	□ 对症支持治疗药物(必要时)	□ 对症支持治疗药物(必要时)
		处置医嘱	□ 静脉抽血	□ 静脉抽血
主要护理工作		健康宣教	□ 放疗期间注意事项宣教	□ 放疗期间注意事项宣教
		护理处置	□ 心理护理及基础护理 □ 遵医嘱给药并观察药物反应 □ 检验检查、辅助检查完成情况 □ 完成护理记录	□ 心理护理及基础护理 □ 遵医嘱给药并观察药物反应 □ 检验检查、辅助检查完成情况 □ 完成护理记录
		护理评估	□ 风险评估:评估有无跌倒、坠床、压疮、深静脉血栓的风险 □ 意识障碍水平评估 □ 颅内压增高风险评估 □ 液体外渗风险评估(必要时) □ 管道滑脱风险评估(必要时) □ 放射野皮肤反应评估	□ 风险评估:评估有无跌倒、坠床、压疮、深静脉血栓的风险 □ 意识障碍水平评估 □ 颅内压增高风险评估 □ 液体外渗风险评估(必要时) □ 管道滑脱风险评估(必要时) □ 放射野皮肤反应评估
		专科护理	□ 观察头晕、头痛、恶心及精神等情况,进行颅内压增高风险评估并通知医师 □ 观察照射野内皮肤情况,指导患者做好放疗期间皮肤保护	□ 观察头晕、头痛、恶心及精神等情况,进行颅内压增高风险评估并通知医师 □ 观察照射野内皮肤情况,指导患者做好放疗期间皮肤保护
		饮食指导	□ 协助进餐 □ 指导患者放疗期间饮食	□ 协助进餐 □ 指导患者放疗期间饮食
		活动体位	□ 根据护理等级指导活动	□ 根据护理等级指导活动
		洗浴要求	□ 协助患者晨、晚间护理	□ 协助患者晨、晚间护理
病情变异记录			□ 无　□ 有,原因: □ 患者　□ 疾病　□ 医疗 □ 护理　□ 保障　□ 管理	□ 无　□ 有,原因: □ 患者　□ 疾病　□ 医疗 □ 护理　□ 保障　□ 管理

（续　表）

护士签名		白班	小夜班	大夜班	白班	小夜班	大夜班
医师签名							
时间		住院第 43－49 天 （放疗第 6 周）			住院第 50－52 天 （放疗后与出院评估）		
主要诊疗工作	制度落实	□ 经治医师查房（早、晚 2 次） □ 主管医师查房 □ 主诊医师查房 □ 科室主任查房			□ 经治医师查房（早、晚 2 次） □ 主管医师查房 □ 主诊医师查房 □ 科室主任查房		
	病情评估	□ 根据送检项目报告，及时向上级医师汇报，并给予相应的处理 □ 观察评估患者放疗期间的不良反应并给予对症处理 □ 观察照射野内皮肤情况，指导患者做好放疗期间皮肤保护			□ 根据送检项目报告，及时向上级医师汇报，并给予相应的处理 □ 五官科检查（必要时） □ 记录放疗总结 □ 上级医师进行治疗效果、预后和出院评估 □ 出院宣教		
	病历书写	□ 病情稳定患者每 3 日一个病程记录 □ 病重患者每 2 日一个病程记录 □ 主诊医师每周一个查房记录			□ 病情稳定患者每 3 日一个病程记录 □ 特殊治疗、操作单独书写 □ 出院当天病程记录（有上级医师指示出院） □ 出院后 24 小时内完成出院记录 □ 出院后 24 小时内完成病案首页		
	知情同意	□ 病情告知			□ 告知患者及其家属出院后注意事项（指导出院后功能锻炼、复诊的时间和地点，发生紧急情况时的处理等）		
	其他	□ 跟踪患者计划的执行情况 □ 完成病程记录			□ 通知出院 □ 开具出院介绍信 □ 开具诊断证明书 □ 出院带药并指导患者放疗后康复锻炼 □ 预约门诊复诊时间		
重点医嘱	长期医嘱　护理医嘱	□ 按放疗专科护理常规 □ 护理等级：二级护理			□ 按放疗专科护理常规 □ 护理等级：二级护理		
	长期医嘱　处置医嘱						
	长期医嘱　膳食医嘱	□ 普食 □ 糖尿病饮食 □ 低盐、低脂饮食 □ 低盐、低脂糖尿病饮食			□ 普食 □ 糖尿病饮食 □ 低盐、低脂饮食 □ 低盐、低脂糖尿病饮食		
	长期医嘱　药物医嘱	□ 对症支持治疗药物（必要时） □ 肠内或肠外营养药物（必要时） □ 同步化疗药物：替莫唑胺（推荐）			□ 对症支持治疗药物（必要时） □ 肠内或肠外营养药物（必要时）		

（续　表）

重点医嘱	临时医嘱	检查检验	□ 血常规 □ 普通生化	□ 血常规
		药物医嘱	□ 对症支持治疗药物（必要时）	□ 对症支持治疗药物（必要时）
		处置医嘱	□ 静脉抽血	□ 静脉抽血
主要护理工作		健康宣教	□ 放疗期间注意事项宣教	□ 放疗后注意事项宣教 □ 出院宣教（康复训练方法，用药指导，换药时间及注意事项，复查时间等）
		护理处置	□ 心理护理及基础护理 □ 遵医嘱给药并观察药物反应 □ 检验检查、辅助检查完成情况 □ 完成护理记录	□ 观察患者情况 □ 核对患者医嘱费用 □ 协助患者办理出院手续 □ 指导并监督患者康复训练 □ 整理床单元
		护理评估	□ 风险评估：评估有无跌倒、坠床、压疮、深静脉血栓的风险 □ 意识障碍水平评估 □ 颅内压增高风险评估 □ 液体外渗风险评估（必要时） □ 管道滑脱风险评估（必要时） □ 放射野皮肤反应评估	□ 风险评估：评估有无跌倒、坠床、压疮、深静脉血栓的风险 □ 意识障碍水平评估 □ 颅内压增高风险评估 □ 液体外渗风险评估（必要时） □ 管道滑脱风险评估（必要时） □ 放射野皮肤反应评估
		专科护理	□ 观察头晕、头痛、恶心及精神等情况，进行颅内压增高风险评估并通知医师 □ 观察照射野内皮肤情况，指导患者做好放疗期间皮肤保护	□ 观察头晕、头痛、恶心及精神等情况，进行颅内压增高风险评估并通知医师 □ 观察照射野内皮肤情况，指导患者做好放疗期间皮肤保护
		饮食指导	□ 协助进餐 □ 指导患者放疗期间饮食	□ 协助进餐 □ 指导患者放疗后饮食
		活动体位	□ 根据护理等级指导活动	□ 根据护理等级指导活动
		洗浴要求	□ 协助患者晨、晚间护理	□ 协助患者晨、晚间护理
病情变异记录			□ 无　□ 有，原因： □ 患者　□ 疾病　□ 医疗 □ 护理　□ 保障　□ 管理	□ 无　□ 有，原因： □ 患者　□ 疾病　□ 医疗 □ 护理　□ 保障　□ 管理
护士签名		白班	小夜班	大夜班	白班	小夜班	大夜班
医师签名							

小细胞肺癌行放射治疗临床路径

一、小细胞肺癌行放射治疗临床路径标准住院流程

(一)适用对象

第一诊断为小细胞肺癌(ICD-10:C34,M81400/3 伴 Z51.019)(局限期)行放射治疗的患者。

(二)诊断依据

根据《临床诊疗指南——肿瘤学分册》(中华医学会编著,人民卫生出版社)、《临床技术操作规范——放射肿瘤学分册》(中华医学会编著,人民军医出版社)、《肿瘤放射治疗学．第 4 版》(殷蔚伯,谷铣之主编,中国协和医科大学出版社)、美国 NCCN 小细胞肺癌临床实践指南(2015)、其他可以获得的最新循证医学证据、临床研究结果和自身经验。

1. 临床表现:咳嗽、咯血、胸闷憋气;声嘶;颈部或锁骨上肿物;压迫症状等。

2. 辅助检查:主要依据为肺部 CT、气管镜检查、CT 引导下穿刺、双颈部及锁骨上 B 超、PET-CT、颅脑 MR、血常规、血生化、肿瘤标志物等。

3. 病理提示小细胞肺癌。

(三)选择治疗方案的依据

根据《临床诊疗指南——肿瘤学分册》(中华医学会编著,人民卫生出版社)、《临床技术操作规范——放射肿瘤学分册》(中华医学会编著,人民军医出版社)、《肿瘤放射治疗学．第 4 版》(殷蔚伯,谷铣之主编,中国协和医科大学出版社)、美国 NCCN 小细胞肺癌临床实践指南(2015)、其他可以获得的最新循证医学证据、临床研究结果。

1. 调强放射治疗(IMRT)。

2. 三维适形放射治疗(3 天-CRT)。

3. 常规放射治疗。

以上 3 种方式的选择根据患者的要求及设备条件,在设备条件允许的情况下,从方案的优越性看,IMRT 优于 3 天-CRT,3 天-CRT 优于常规放射治疗,但前者较后者费用高,须向患者说明,由患者选择。

(四)标准住院日为 50～52 天

(五)进入路径标准

1. 第一诊断必须符合小细胞肺癌(ICD-10:C34,M81400/3 伴 Z51.019)(局限期且不伴有和治疗中不出现影响放疗的并发症及合并症)的诊断标准。

2. 专科指征:放化疗后复发、远处转移 M_1 及肺功能较差的患者不适宜入径。

3. 放疗禁忌证:既往有肺部放射治疗史、大咯血、气管食管瘘、肺部感染、间质性肺炎、肺

功能较差或拒绝放疗的患者不适宜入径。

(六)放疗前准备(放疗前评估)住院第 1—3 天

1. 检查检验评估

(1)完成必需的检查检验项目:①血常规、尿常规、粪常规、凝血功能、肝肾功能、电解质、肿瘤标志物等;②心电图、胸部增强 CT、腹部 B 超或腹部增强 CT、双侧颈部及锁骨上 B 超、头部增强 MRI、全身骨扫描 ECT。

(2)根据患者情况可选择的检查检验项目:①肿瘤相关生化检查包括肿瘤相关抗原,肿瘤免疫相关检查等;②PET-CT;③气管镜检查;④肺功能。

2. 营养评估   根据《解放军总医院新入院患者营养风险筛查表(NRS)》为新入院患者进行营养评估,评分≥3 分者给予处置,必要时申请营养科医师会诊。

3. 心理评估   根据新入院患者情况申请心理科医师会诊。

4. 疼痛评估   根据《视觉模拟评分法(VAS)》实施疼痛评估,评分>7 分给予处置,必要时请疼痛科医师会诊。

5. 康复评估   根据《入院患者康复筛查和评估表》在患者入院后 24 小时内进行康复筛查和评估。任何一项结果为"是",则申请康复科医师会诊。

6. 深静脉血栓栓塞症风险评估   根据专科《深静脉血栓栓塞症评估量表》在患者入院后 24 小时内进行风险筛查和评估。风险结果为"高危"的,则申请血管外科或介入导管室医师会诊。

7. 积极改善患者的一般状况   纠正贫血、控制血糖、平衡电解质,对增强放疗效果减轻反应有帮助。

(七)放疗模拟定位、治疗计划确定第 4—7 天

放疗定位、治疗计划的实施及工作流程:热塑体膜固定体位→胸部 CT 扫描定位→传送 CT 定位图像至治疗计划系统→医师勾画肿瘤靶区(必须参照胸部 CT、PET-CT 等勾画靶区)→主诊医师确定靶区并开具处方剂量→物理师设计治疗计划→物理主任核对并确认治疗计划→主诊医师确认治疗计划→物理师验证治疗计划→照射计划的实施。

(八)药品选择及使用时机

1. 放疗皮肤或食管黏膜不良反应对症处理药物   放疗期间酌情应用。

2. 升白细胞或血小板药物   血常规提示白细胞或血小板低于正常时酌情应用。

3. 放射治疗增敏剂、正常组织保护剂   放疗期间酌情应用。

4. 免疫调节药物   放疗期间酌情应用。

5. 肠内或肠外营养药物   放疗期间因不良反应只能进流食或进食困难,并经营养科评估存在营养风险时应用。

6. 同步放化疗应用化疗药   根据患者的病情或身体状况酌情应用。

7. 其他药   伴随疾病的治疗药物等。

(九)出院标准

1. 患者完成放疗计划,病情稳定,生命体征平稳。

2. 无需住院处理的放疗并发症和(或)合并症。

(十)变异及原因分析

1. 放疗中或放疗后有大咯血需(其他科室)相关处理,有合并感染、放射性肺炎等并发症,严重者需要抗生素、激素、肠内或肠外营养等支持对症治疗,导致住院时间延长、费用增加。

2. 放疗后伴发其他内、外科疾病需进一步诊治,导致住院时间延长。

3. 放疗后续行巩固化疗导致住院时间延长、费用增加。

4. 放疗中肿瘤病情变化须调整治疗方案(如放疗中发现远处转移)。

5. 辅诊科室原因导致的变异:如检查、检验、手术、病理等检查[不及时、结果错报、操作部位和(或)方式错误、标本不合格]、报告(不及时、结果错报、标本不合格)等原因延长住院天数、增加费用等。

6. 管理原因导致的变异:如系统暂不支持、系统瘫痪、需要修订流程、需要修订制度等。

二、小细胞肺癌行放射治疗临床路径表单

适用对象	第一诊断为小细胞肺癌(ICD-10:C34,M81400/3 伴 Z51.019)(局限期)行放射治疗的患者	
患者基本信息	姓名:____ 性别:____ 年龄:____ 门诊号:____ 住院号:_____ 过敏史:_____ 住院日期:____年___月___日 出院日期:____年___月___日	标准住院日: 50~52 天

时间		住院第 1 天	住院第 2~3 天(放疗前准备)
主要诊疗工作	制度落实	□ 住院 2 小时内经治医师或值班医师完成接诊 □ 住院 24 小时内主管医师查房 □ 专科会诊(必要时)	□ 经治医师查房(早、晚 2 次) □ 主管医师查房 □ 住院 48 小时内主诊医师完成检诊 □ 专科会诊(必要时)
	病情评估	□ 经治医师询问病史与体格检查 □ 心理评估 □ 营养评估 □ 疼痛评估 □ 康复评估 □ 深静脉血栓栓塞症风险评分	□ 根据送检项目报告,及时向上级医师汇报,并给予相应的处理 □ 根据放疗前检查结果,进行放疗前讨论,明确病理诊断,肿瘤分期,决定放疗方式,制订治疗方案 □ 病情特殊或疑难病例实行科室讨论
	病历书写	□ 住院 8 小时内完成首次病程记录 □ 住院 24 小时内完成住院记录	□ 住院 48 小时内完成主管医师查房记录 □ 主诊医师查房记录
	知情同意	□ 病情告知 □ 患者及其家属签署授权委托书 □ 患者或其家属住院记录签字	□ 告知放疗的目的、技术方法、不良反应及注意事项,签署放疗知情同意书
	其他	□ 及时通知上级医师检诊 □ 经治医师检查整理病历资料	□ 完善放疗前准备 □ 完成病情记录
重点医嘱	长期医嘱 护理医嘱	□ 按放疗科疾病护理常规 □ 护理等级:二级护理	□ 按放疗科疾病护理常规 □ 护理等级:二级护理
	处置医嘱	□ 静脉抽血	□ 静脉抽血(必要时)
	膳食医嘱	□ 普食 □ 糖尿病饮食 □ 低盐、低脂饮食 □ 低盐、低脂糖尿病饮食	□ 普食 □ 糖尿病饮食 □ 低盐、低脂饮食 □ 低盐、低脂糖尿病饮食
	药物医嘱	□ 对症支持治疗药物(必要时)	□ 对症支持治疗药物(必要时)

重点医嘱	临时医嘱	检查检验	□ 血常规 □ 血型 □ 尿、粪常规 □ 普通生化 □ 凝血功能 □ 血清术前八项 □ 心电图 □ 胸部 CT、双颈及双锁骨上 B 超、腹部 B 超 □ 头部 MRI □ 全身骨扫描 ECT	
		药物医嘱	□ 对症支持治疗药物（必要时）	□ 对症支持治疗药物（必要时）
		处置医嘱	□ 静脉抽血	
主要护理工作		健康宣教	□ 住院宣教：介绍责任护士，病区环境、设施、规章制度、基础护理服务项目 □ 进行护理安全指导 □ 进行等级护理、活动范围指导 □ 进行饮食指导 □ 进行用药指导 □ 进行关于疾病知识的宣教 □ 检查、检验项目的目的和意义	□ 放疗前宣教
		护理处置	□ 患者身份核对 □ 佩戴腕带 □ 建立住院病历，通知医师 □ 询问病史，填写护理记录单首页 □ 测量基本生命体征 □ 观察病情 □ 抽血（必要时） □ 输液（必要时） □ 心理与生活护理 □ 妥善固定各种管道 □ 根据评估结果采取相应的护理措施 □ 通知次日检查项目及检查注意事项	□ 心理护理及基础护理 □ 完成放疗前准备 □ 遵医嘱给药并观察药物反应 □ 检验检查、辅助检查完成情况 □ 完成护理记录
		护理评估	□ 一般评估：生命体征、神志、皮肤、药物过敏史等 □ 专科评估：饮食习惯、生活方式、体重、身高、家族史、咳嗽、咳痰、痰中带血、胸闷、气促等情况 □ 风险评估：评估有无跌倒、坠床、压疮、深静脉血栓的风险 □ 心理评估 □ 营养评估 □ 疼痛评估 □ 康复评估	□ 风险评估：评估有无跌倒、坠床、压疮、深静脉血栓的风险

（续 表）

主要护理工作	专科护理	☐ 观察咳嗽、咳痰、痰中带血情况,进行出血风险评估并通知医师	☐ 观察咳嗽、咳痰、痰中带血情况,进行出血风险评估并通知医师
	饮食指导	☐ 根据医嘱通知配餐员准备膳食 ☐ 协助进餐	☐ 协助进餐
	活动体位	☐ 根据护理等级指导活动	☐ 根据护理等级指导活动
	洗浴要求	☐ 卫生整顿:更衣、剃须、剪短指甲	☐ 协助患者晨、晚间护理
病情变异记录		☐ 无 ☐ 有,原因: ☐ 患者 ☐ 疾病 ☐ 医疗 ☐ 护理 ☐ 保障 ☐ 管理	☐ 无 ☐ 有,原因: ☐ 患者 ☐ 疾病 ☐ 医疗 ☐ 护理 ☐ 保障 ☐ 管理

护士签名	白班	小夜班	大夜班	白班	小夜班	大夜班

医师签名		

时间	住院第 4—7 天 (放疗定位、计划制订及验证)	住院第 8—14 天 (放疗第 1 周)
主要诊疗工作	**制度落实** ☐ 经治医师查房(早、晚 2 次) ☐ 主管医师查房 ☐ 主诊医师查房 ☐ 科室主任查房	**制度落实** ☐ 经治医师查房(早、晚 2 次) ☐ 主管医师查房 ☐ 主诊医师查房 ☐ 科室主任查房
	病情评估 ☐ 根据送检项目报告,及时向上级医师汇报,并给予相应的处理	**病情评估** ☐ 根据送检项目报告,及时向上级医师汇报,并给予相应的处理 ☐ 观察体温、咳嗽、咳痰、痰中带血变化情况并做好记录 ☐ 观察评估患者放疗期间的不良反应并给予对症处理 ☐ 观察照射野内皮肤情况,指导患者做好放疗期间皮肤保护 ☐ 注意防寒保暖、避免着凉
	病历书写 ☐ 病情稳定患者每 3 日一个病程记录 ☐ 病重患者每 2 日一个病程记录 ☐ 主诊医师每周一个查房记录	**病历书写** ☐ 病情稳定患者每 3 日一个病程记录 ☐ 病重患者每 2 日一个病程记录 ☐ 主诊医师每周一个查房记录
	知情同意 ☐ 病情告知 ☐ 患者及其家属签署授权委托书 ☐ 患者或其家属住院记录签字	**知情同意** ☐ 告知放疗的目的、技术方法、不良反应及注意事项,签署放疗知情同意书
	其他 ☐ 及时通知上级医师检诊 ☐ 经治医师检查整理病历资料	**其他** ☐ 跟踪患者计划的执行情况 ☐ 治疗位置验证 ☐ 完成病程记录

重点医嘱	长期医嘱	护理医嘱	□ 按放疗科疾病护理常规 □ 护理等级:二级护理	□ 按放疗科疾病护理常规 □ 护理等级:二级护理
		处置医嘱		
		膳食医嘱	□ 普食 □ 糖尿病饮食 □ 低盐、低脂饮食 □ 低盐、低脂糖尿病饮食	□ 普食 □ 糖尿病饮食 □ 低盐、低脂饮食 □ 低盐、低脂糖尿病饮食
		药物医嘱	□ 对症支持治疗药物(必要时)	□ 对症支持治疗药物(必要时) □ 放疗保护剂或增敏剂(酌情)
	临时医嘱	检查检验	□ 血常规 □ 血型 □ 尿、粪常规 □ 普通生化 □ 凝血功能 □ 血清术前八项 □ 心电图 □ 胸部 CT □ 双颈及双锁骨上 B 超、腹部 B 超 □ 颅脑 MRI □ 全身骨扫描 ECT	□ 血常规
		药物医嘱	□ 对症支持治疗药物(必要时)	□ 对症支持治疗药物(必要时) □ 依托泊苷联合顺铂同期化疗(推荐)
		处置医嘱	□ 静脉抽血	□ 静脉抽血
主要护理工作		健康宣教	□ 放疗前宣教	□ 放疗期间注意事项宣教
		护理处置	□ 心理护理及基础护理 □ 完成放疗前准备 □ 遵医嘱给药并观察药物反应 □ 检验检查、辅助检查完成情况 □ 完成护理记录	□ 心理护理及基础护理 □ 遵医嘱给药并观察药物反应 □ 检验检查、辅助检查完成情况 □ 完成护理记录
		护理评估	□ 风险评估:评估有无跌倒、坠床、压疮、深静脉血栓的风险	□ 风险评估:评估有无跌倒、坠床、压疮、深静脉血栓的风险 □ 放射性食管炎评估 □ 放射性肺炎评估
		专科护理	□ 观察体温、咳嗽、咳痰、痰中带血情况并通知医师	□ 观察体温、咳嗽、咳痰、痰中带血情况,并通知医师 □ 观察照射野内皮肤情况,指导患者做好放疗期间皮肤保护 □ 注意防寒保暖、避免着凉 □ 观察患者进食吞咽情况

（续　表）

主要护理工作	饮食指导	□ 协助进餐	□ 协助进餐 □ 指导患者放疗期间饮食
	活动体位	□ 根据护理等级指导活动	□ 根据护理等级指导活动
	洗浴要求	□ 协助患者晨、晚间护理	□ 协助患者晨、晚间护理
病情变异记录		□ 无　□ 有,原因: □ 患者　□ 疾病　□ 医疗 □ 护理　□ 保障　□ 管理	□ 无　□ 有,原因: □ 患者　□ 疾病　□ 医疗 □ 护理　□ 保障　□ 管理

护士签名	白班	小夜班	大夜班	白班	小夜班	大夜班

医师签名						

时间		住院第15-21天(放疗第2周)	住院第22-28天(放疗第3周)
主要诊疗工作	制度落实	□ 经治医师查房(早、晚2次) □ 主管医师查房 □ 主诊医师查房 □ 科室主任查房	□ 经治医师查房(早、晚2次) □ 主管医师查房 □ 主诊医师查房 □ 科室主任查房
	病情评估	□ 根据送检项目报告,及时向上级医师汇报,并给予相应的处理 □ 观察评估患者放疗期间的气管炎、食管炎反应并给予对症处理 □ 观察照射野内皮肤情况,指导患者做好放疗期间皮肤保护 □ 注意防寒保暖、避免着凉	□ 根据送检项目报告,及时向上级医师汇报,并给予相应的处理 □ 观察评估患者放疗期间的气管炎、食管炎反应并给予对症处理 □ 观察照射野内皮肤情况,指导患者做好放疗期间皮肤保护 □ 注意防寒保暖、避免着凉
	病历书写	□ 病情稳定患者每3日一个病程记录 □ 病重患者每2日一个病程记录 □ 主诊医师每周一个查房记录	□ 病情稳定患者每3日一个病程记录 □ 病重患者每2日一个病程记录 □ 主诊医师每周一个查房记录
	知情同意	□ 病情告知	□ 病情告知
	其他	□ 跟踪患者计划的执行情况 □ 完成病程记录	□ 跟踪患者计划的执行情况 □ 完成病程记录
重点医嘱	长期医嘱　护理医嘱	□ 按放疗科疾病护理常规 □ 护理等级:二级护理	□ 按放疗科疾病护理常规 □ 护理等级:二级护理
	长期医嘱　处置医嘱		
	长期医嘱　膳食医嘱	□ 普食 □ 半流食 □ 流食 □ 糖尿病饮食 □ 低盐、低脂饮食 □ 低盐、低脂糖尿病饮食	□ 普食 □ 半流食 □ 流食 □ 糖尿病饮食 □ 低盐、低脂饮食 □ 低盐、低脂糖尿病饮食

（续　表）

重点医嘱	长期医嘱	药物医嘱	□ 对症支持治疗药物（必要时） □ 放疗保护剂或增敏剂（酌情） □ 升白细胞或血小板药物（必要时） □ 肠内或肠外营养药物（必要时）	□ 对症支持治疗药物（必要时） □ 放疗保护剂或增敏剂（酌情） □ 升白细胞或血小板药物（必要时） □ 肠内或肠外营养药物（必要时）
	临时医嘱	检查检验	□ 血常规 □ 普通生化	□ 血常规
		药物医嘱	□ 对症支持治疗药物（必要时）	□ 对症支持治疗药物（必要时）
		处置医嘱	□ 静脉抽血	□ 静脉抽血
主要护理工作	健康宣教		□ 放疗期间注意事项宣教	□ 放疗期间注意事项宣教
	护理处置		□ 心理护理及基础护理 □ 遵医嘱给药并观察药物反应 □ 检验检查、辅助检查完成情况 □ 完成护理记录	□ 心理护理及基础护理 □ 遵医嘱给药并观察药物反应 □ 检验检查、辅助检查完成情况 □ 完成护理记录
	护理评估		□ 风险评估：评估有无跌倒、坠床、压疮、深静脉血栓的风险 □ 放射性食管炎评估 □ 放射性肺炎评估	□ 风险评估：评估有无跌倒、坠床、压疮、深静脉血栓的风险 □ 放射性食管炎评估 □ 放射性肺炎评估
	专科护理		□ 观察体温、咳嗽、咳痰、痰中带血、进食疼痛及困难等情况并通知医师 □ 观察照射野内皮肤情况，指导患者做好放疗期间皮肤保护	□ 观察体温、咳嗽、咳痰、痰中带血、进食疼痛及困难等情况并通知医师 □ 观察照射野内皮肤情况，指导患者做好放疗期间皮肤保护
	饮食指导		□ 协助进餐 □ 指导患者放疗期间饮食	□ 协助进餐 □ 指导患者放疗期间饮食
	活动体位		□ 根据护理等级指导活动	□ 根据护理等级指导活动
	洗浴要求		□ 协助患者晨、晚间护理	□ 协助患者晨、晚间护理
病情变异记录			□ 无　　□ 有，原因： □ 患者　□ 疾病　□ 医疗 □ 护理　□ 保障　□ 管理	□ 无　　□ 有，原因： □ 患者　□ 疾病　□ 医疗 □ 护理　□ 保障　□ 管理
护士签名			白班　　｜　小夜班　　｜　大夜班	白班　　｜　小夜班　　｜　大夜班
医师签名				
时间			住院第 29－35 天（放疗第 4 周）	住院第 36－42 天（放疗第 5 周）
主要诊疗工作	制度落实		□ 经治医师查房（早、晚 2 次） □ 主管医师查房 □ 主诊医师查房 □ 科室主任查房	□ 经治医师查房（早、晚 2 次） □ 主管医师查房 □ 主诊医师查房 □ 科室主任查房

主要诊疗工作	病情评估	□ 根据送检项目报告,及时向上级医师汇报,并给予相应的处理 □ 观察评估患者放疗期间的气管炎、食管炎反应并给予对症处理 □ 观察照射野内皮肤情况,指导患者做好放疗期间皮肤保护 □ 注意防寒保暖、避免着凉	□ 根据送检项目报告,及时向上级医师汇报,并给予相应的处理 □ 观察评估患者放疗期间的气管炎、食管炎反应并给予对症处理 □ 观察照射野内皮肤情况,指导患者做好放疗期间皮肤保护 □ 注意防寒保暖、避免着凉
	病历书写	□ 病情稳定患者每 3 日一个病程记录 □ 病重患者每 2 日一个病程记录 □ 主诊医师每周一个查房记录	□ 病情稳定患者每 3 日一个病程记录 □ 病重患者每 2 日一个病程记录 □ 主诊医师每周一个查房记录
	知情同意	□ 病情告知	□ 病情告知
	其他	□ 跟踪患者计划的执行情况 □ 完成病程记录	□ 跟踪患者计划的执行情况 □ 完成病程记录
重点医嘱	长期医嘱 护理医嘱	□ 按放疗科疾病护理常规 □ 护理等级:二级护理	□ 按放疗科疾病护理常规 □ 护理等级:二级护理
	长期医嘱 处置医嘱		
	长期医嘱 膳食医嘱	□ 普食 □ 半流食 □ 流食 □ 糖尿病饮食 □ 低盐、低脂饮食 □ 低盐、低脂糖尿病饮食	□ 普食 □ 半流食 □ 流食 □ 糖尿病饮食 □ 低盐、低脂饮食 □ 低盐、低脂糖尿病饮食
	长期医嘱 药物医嘱	□ 对症支持治疗药物(必要时) □ 放疗保护剂或增敏剂(酌情) □ 升白细胞或血小板药物(必要时) □ 肠内或肠外营养药物(必要时)	□ 对症支持治疗药物(必要时) □ 放疗保护剂或增敏剂(酌情) □ 升白细胞或血小板药物(必要时) □ 肠内或肠外营养药物(必要时)
	临时医嘱 检查检验	□ 血常规 □ 普通生化 □ 肺部 CT(必要时)	□ 血常规
	临时医嘱 药物医嘱	□ 对症支持治疗药物(必要时) □ 依托泊苷联合顺铂同期化疗(推荐)	□ 对症支持治疗药物(必要时)
	临时医嘱 处置医嘱	□ 静脉抽血	□ 静脉抽血
主要护理工作	健康宣教	□ 放疗期间注意事项宣教	□ 放疗期间注意事项宣教
	护理处置	□ 心理护理及基础护理 □ 遵医嘱给药并观察药物反应 □ 检验检查、辅助检查完成情况 □ 完成护理记录	□ 心理护理及基础护理 □ 遵医嘱给药并观察药物反应 □ 检验检查、辅助检查完成情况 □ 完成护理记录
	护理评估	□ 风险评估:评估有无跌倒、坠床、压疮、深静脉血栓的风险 □ 放射性食管炎评估 □ 放射性肺炎评估	□ 风险评估:评估有无跌倒、坠床、压疮、深静脉血栓的风险 □ 放射性食管炎评估 □ 放射性肺炎评估

（续　表）

主要护理工作	专科护理	□ 根据送检项目报告，及时向上级医师汇报，并给予相应的处理 □ 观察评估患者放疗期间的气管炎、食管炎反应并给予对症处理 □ 观察照射野内皮肤情况，指导患者做好放疗期间皮肤保护 □ 注意防寒保暖、避免着凉	□ 根据送检项目报告，及时向上级医师汇报，并给予相应的处理 □ 观察评估患者放疗期间的气管炎、食管炎反应并给予对症处理 □ 观察照射野内皮肤情况，指导患者做好放疗期间皮肤保护 □ 注意防寒保暖、避免着凉
	饮食指导	□ 协助进餐 □ 指导患者放疗期间饮食	□ 协助进餐 □ 指导患者放疗期间饮食
	活动体位	□ 根据护理等级指导活动	□ 根据护理等级指导活动
	洗浴要求	□ 协助患者晨、晚间护理	□ 协助患者晨、晚间护理
病情变异记录		□ 无　□ 有，原因： □ 患者　□ 疾病　□ 医疗 □ 护理　□ 保障　□ 管理	□ 无　□ 有，原因： □ 患者　□ 疾病　□ 医疗 □ 护理　□ 保障　□ 管理
护士签名		白班　　小夜班　　大夜班	白班　　小夜班　　大夜班
医师签名			
时间		住院第 43－49 天（放疗第 6 周）	住院第 50－52 天（放疗后与出院评估）
主要诊疗工作	制度落实	□ 经治医师查房（早、晚 2 次） □ 主管医师查房 □ 主诊医师查房 □ 科室主任查房	□ 经治医师查房（早、晚 2 次） □ 主管医师查房 □ 主诊医师查房 □ 科室主任查房
	病情评估	□ 根据送检项目报告，及时向上级医师汇报，并给予相应的处理 □ 观察评估患者放疗期间的气管炎、食管炎反应并给予对症处理 □ 观察照射野内皮肤情况，指导患者做好放疗期间皮肤保护 □ 注意防寒保暖、避免着凉	□ 根据送检项目报告，及时向上级医师汇报，并给予相应的处理 □ 记录放疗总结 □ 上级医师进行治疗效果、预后和出院评估 □ 出院宣教
	病历书写	□ 病情稳定患者每 3 日一个病程记录 □ 病重患者每 2 日一个病程记录 □ 主诊医师每周一个查房记录	□ 病情稳定患者每 3 日一个病程记录 □ 特殊治疗、操作单独书写 □ 出院当天病程记录（有上级医师指示出院） □ 出院后 24 小时内完成出院记录 □ 出院后 24 小时内完成病案首页
	知情同意	□ 病情告知	□ 告知患者及其家属出院后注意事项（指导出院后防寒保暖、避免着凉、定期复查血常规、复诊的时间和地点，发生紧急情况时的处理等）

（续 表）

主要诊疗工作	其他		□ 跟踪患者计划的执行情况 □ 完成病程记录	□ 通知出院 □ 开具出院介绍信 □ 开具诊断证明书 □ 出院带药并指导患者放疗后康复锻炼 □ 预约门诊复诊时间
重点医嘱	长期医嘱	护理医嘱	□ 按放疗科疾病护理常规 □ 护理等级：二级护理	□ 按放疗科疾病护理常规 □ 护理等级：二级护理
		处置医嘱		
		膳食医嘱	□ 普食 □ 半流食 □ 流食 □ 糖尿病饮食 □ 低盐、低脂饮食 □ 低盐、低脂糖尿病饮食	□ 普食 □ 半流食 □ 流食 □ 糖尿病饮食 □ 低盐、低脂饮食 □ 低盐、低脂糖尿病饮食
		药物医嘱	□ 对症支持治疗药物（必要时） □ 放疗保护剂或增敏剂（酌情） □ 升白细胞或血小板药物（必要时） □ 肠内或肠外营养药物（必要时）	□ 对症支持治疗药物（必要时） □ 放疗保护剂或增敏剂（酌情） □ 升白细胞或血小板药物（必要时） □ 肠内或肠外营养药物（必要时）
	临时医嘱	检查检验	□ 血常规 □ 普通生化	□ 血常规
		药物医嘱	□ 对症支持治疗药物（必要时）	□ 对症支持治疗药物（必要时）
		处置医嘱	□ 静脉抽血	□ 静脉抽血
主要护理工作	健康宣教		□ 放疗期间注意事项宣教	□ 放疗后注意事项宣教 □ 出院宣教（防寒保暖、避免着凉、定期复查血常规、复查时间等）
	护理处置		□ 心理护理及基础护理 □ 遵医嘱给药并观察药物反应 □ 检验检查、辅助检查完成情况 □ 完成护理记录	□ 观察患者情况 □ 核对患者医嘱费用 □ 协助患者办理出院手续 □ 指导并监督患者康复训练 □ 整理床单元
	护理评估		□ 风险评估：评估有无跌倒、坠床、压疮、深静脉血栓的风险 □ 放射性食管炎评估 □ 放射性肺炎评估	□ 风险评估：评估有无跌倒、坠床、压疮、深静脉血栓的风险 □ 放射性食管炎评估 □ 放射性肺炎评估

主要护理工作	专科护理	□ 根据送检项目报告，及时向上级医师汇报，并给予相应的处理 □ 观察评估患者放疗期间的气管炎、食管炎反应并给予对症处理 □ 观察照射野内皮肤情况，指导患者做好放疗期间皮肤保护 □ 注意防寒保暖、避免着凉	□ 根据送检项目报告，及时向上级医师汇报，并给予相应的处理 □ 观察评估患者放疗期间的气管炎、食管炎反应并给予对症处理 □ 观察照射野内皮肤情况，指导患者做好放疗期间皮肤保护 □ 注意防寒保暖、避免着凉
	饮食指导	□ 协助进餐 □ 指导患者放疗期间饮食	□ 协助进餐 □ 指导患者放疗后饮食
	活动体位	□ 根据护理等级指导活动 □ 指导并协助患者进行张口训练等功能锻炼	□ 根据护理等级指导活动 □ 指导并协助患者进行张口训练等功能锻炼
	洗浴要求	□ 协助患者晨、晚间护理	□ 协助患者晨、晚间护理
病情变异记录		□ 无　□ 有，原因： □ 患者　□ 疾病　□ 医疗 □ 护理　□ 保障　□ 管理	□ 无　□ 有，原因： □ 患者　□ 疾病　□ 医疗 □ 护理　□ 保障　□ 管理

护士签名	白班	小夜班	大夜班	白班	小夜班	大夜班
医师签名						

非小细胞肺癌行放射治疗临床路径

一、非小细胞肺癌行放射治疗临床路径标准住院流程

(一)适用对象

第一诊断为非小细胞肺癌(ICD-10:C34,M81400/3 或 M82500/3 或 M80700/3 或 M80120/3 伴 Z51.019/Z51.020):腺癌(包括支气管肺泡癌)、鳞癌和大细胞癌。

1. 无法耐受手术或患者拒绝手术的非小细胞肺癌。

2. 不可手术或术后ⅢA 期、ⅢB 期非小细胞肺癌。

3. 术后Ⅱ期但存在术后切缘阳性等其他高危因素行放射治疗的患者。

(二)诊断依据

根据《临床诊疗指南——肿瘤学分册》(中华医学会编著,人民卫生出版社)、《临床技术操作规范——放射肿瘤学分册》(中华医学会编著,人民军医出版社)、《肿瘤放射治疗学. 第4版》(殷蔚伯,谷铣之主编,中国协和医科大学出版社)、美国 NCCN 非小细胞肺癌临床实践指南(2015)、其他可以获得的最新循证医学证据、临床研究结果和自身经验。

1. 临床表现 咳嗽、咯血、胸憋;声嘶;颈部或锁骨上肿物;压迫症状等。

2. 辅助检查 主要依据为肺部 CT、气管镜检查、CT 引导下穿刺、双颈部及锁骨上 B 超、PET-CT、颅脑 MRI、血常规、血生化、肿瘤标志物等。

3. 病理提示非小细胞肺癌 腺癌(包括支气管肺泡癌)、鳞癌和大细胞癌。

(三)选择治疗方案的依据

根据《临床诊疗指南——肿瘤学分册》(中华医学会编著,人民卫生出版社)、《临床技术操作规范——放射肿瘤学分册》(中华医学会编著,人民军医出版社)、《肿瘤放射治疗学. 第4版》(殷蔚伯,谷铣之主编,中国协和医科大学出版社)、美国 NCCN 非小细胞肺癌临床实践指南(2015)、其他可以获得的最新循证医学证据、临床研究结果和自身经验。

1. 调强放射治疗(IMRT)。

2. 三维适形放射治疗(3 天-CRT)。

3. 常规放射治疗。

以上 3 种方式的选择根据患者的要求及设备条件,在设备条件允许的情况下,从方案的优越性看,IMRT 优于 3 天-CRT,3 天-CRT 优于常规放射治疗,但前者较后者费用高,须向患者说明,由患者选择。

(四)标准住院日为 50~52 天

(五)进入路径标准

1. 第一诊断必须符合非小细胞肺癌(ICD-10:C34,M81400/3 或 M82500/3 或 M80700/3

或 M80120/3 伴 Z51.019/Z51.020)的诊断标准:腺癌(包括支气管肺泡癌)、鳞癌和大细胞癌。临床分期为:不可手术或术后ⅢA期、ⅢB期;术后切缘阳性等其他高危因素。

2. 专科指征:放化疗后复发或远处转移 M_1 的患者不适宜入径。

3. 放疗禁忌证:既往有肺部放射治疗史、大咯血、气管食管瘘、肺部感染、间质性肺炎、肺功能较差或拒绝放疗的患者不适宜入径。

(六)放疗前准备(放疗前评估)住院第 1-3 天

1. 检查、检验评估

(1)完成必需的检查检验项目:①血常规、尿常规、粪常规、凝血功能、肝肾功能、电解质、肿瘤标志物等;②心电图、胸部增强 CT、腹部 B 超或腹部增强 CT、双侧颈部及锁骨上 B 超、颅脑增强 MRI、全身骨扫描 ECT。

(2)根据患者情况可选择的检查检验项目:①肿瘤相关生化检查包括肿瘤相关抗原,肿瘤免疫相关检查等;②PET-CT;③气管镜检查。

2. 营养评估　根据《解放军总医院新入院患者营养风险筛查表(NRS)》为新入院患者进行营养评估,评分≥3 分者给予处置,必要时申请营养科医师会诊。

3. 心理评估　根据新入院患者情况申请心理科医师会诊。

4. 疼痛评估　根据《视觉模拟评分法(VAS)》实施疼痛评估,评分>7 分给予处置,必要时请疼痛科医师会诊。

5. 康复评估　根据《入院患者康复筛查和评估表》在患者入院后 24 小时内进行康复筛查和评估。任何一项结果为"是",则申请康复科医师会诊。

6. 深静脉血栓栓塞症风险评估　根据专科《深静脉血栓栓塞症评估量表》在患者入院后 24 小时内进行风险筛查和评估。风险结果为"高危"的,则申请血管外科或介入导管室医师会诊。

7. 积极改善患者的一般状况　纠正贫血、控制血糖、平衡电解质,对增强放疗效果减轻反应有帮助。

(七)放疗模拟定位、治疗计划确定第 4-7 天

放疗定位、治疗计划的实施及工作流程:热塑体膜固定体位→胸部 CT 扫描定位→传送 CT 定位图像至治疗计划系统→医师勾画肿瘤靶区(必须参照胸部 CT、PET-CT 等勾画靶区)→主管医师确定靶区并开具处方剂量→物理师设计治疗计划→物理主任核对并确认治疗计划→主诊医师确认治疗计划→物理师验证治疗计划→照射计划的实施。

(八)药品选择及使用时机

1. 放疗皮肤或食管黏膜不良反应对症处理药物　放疗期间酌情应用。

2. 升白细胞或血小板药物　血常规提示白细胞或血小板低于正常时酌情应用。

3. 放射治疗增敏剂、正常组织保护剂　放疗期间酌情应用。

4. 免疫调节药物　放疗期间酌情应用。

5. 肠内或肠外营养药物　放疗期间因不良反应只能进流食或进食困难,并经营养科评估存在营养风险时应用。

6. 同步放化疗应用化疗药　根据患者的病情或身体状况酌情应用。

7. 其他药　伴随疾病的治疗药物等。

(九)出院标准

1. 患者完成放疗计划,病情稳定,生命体征平稳。

2. 无需住院处理的放疗并发症和(或)合并症。

(十)变异及原因分析

1. 放疗中或放疗后有大咯血需(其他科室)相关处理,有合并感染、放射性肺炎等并发症,严重者需要抗生素、激素、肠内或肠外营养等支持对症治疗,导致住院时间延长、费用增加。

2. 放疗后伴发其他内、外科疾病需进一步诊治,导致住院时间延长。

3. 放疗后续行巩固化疗导致住院时间延长、费用增加。

4. 放疗中肿瘤病情变化须调整治疗方案(如放疗中发现远处转移)。

5. 辅诊科室原因导致的变异:如检查、检验、手术、病理等检查[不及时、结果错报、操作部位和(或)方式错误、标本不合格]、报告(不及时、结果错报、标本不合格)等原因延长住院天数、增加费用等。

6. 管理原因导致的变异:如系统暂不支持、系统瘫痪、需要修订流程、需要修订制度等。

二、非小细胞肺癌行放射治疗临床路径表单

适用对象	第一诊断为非小细胞肺癌(ICD-10:C34,M81400/3 或 M82500/3 或 M80700/3 或 M80120/3 伴 Z51.019/Z51.020);腺癌(包括支气管肺泡癌)、鳞癌和大细胞癌。临床分期为:无法耐受手术或患者拒绝手术;不可手术或术后ⅢA期、ⅢB期;术后切缘阳性等其他高危因素行放射治疗的患者	
患者基本信息	姓名:＿＿＿　性别:＿＿＿　年龄:＿＿＿　门诊号:＿＿＿ 住院号:＿＿＿＿＿　过敏史:＿＿＿＿＿ 住院日期:＿＿＿年＿＿月＿＿日　出院日期:＿＿＿年＿＿月＿＿日	标准住院日: 50～52 天
时间	住院第 1 天	住院第 2—3 天(放疗前准备)
主 要 诊 疗 工 作		

		住院第 1 天	住院第 2—3 天(放疗前准备)
主要诊疗工作	制度落实	□ 住院 2 小时内经治医师或值班医师完成接诊 □ 住院 24 小时内主管医师查房 □ 专科会诊(必要时)	□ 经治医师查房(早、晚 2 次) □ 主管医师查房 □ 住院 48 小时内主诊医师完成检诊 □ 专科会诊(必要时)
	病情评估	□ 经治医师询问病史与体格检查 □ 心理评估 □ 营养评估 □ 疼痛评估 □ 康复评估 □ 深静脉血栓栓塞症风险评分	□ 根据送检项目报告,及时向上级医师汇报,并给予相应的处理 □ 根据放疗前检查结果,进行放疗前讨论,明确病理诊断,肿瘤分期,决定放疗方式,制订治疗方案 □ 病情特殊或疑难病例实行科室讨论
	病历书写	□ 住院 8 小时内完成首次病程记录 □ 住院 24 小时内完成住院记录	□ 住院 48 小时内完成主管医师查房记录 □ 主诊医师查房记录
	知情同意	□ 病情告知 □ 患者及其家属签署授权委托书 □ 患者或其家属住院记录签字	□ 告知放疗的目的、技术方法、不良反应及注意事项,签署放疗知情同意书
	其他	□ 及时通知上级医师检诊 □ 经治医师检查整理病历资料	□ 完善放疗前准备 □ 完成病情记录

重点医嘱	长期医嘱	护理医嘱	□ 按放疗科疾病护理常规 □ 护理等级:二级护理	□ 按放疗科疾病护理常规 □ 护理等级:二级护理
		处置医嘱		
		膳食医嘱	□ 普食 □ 糖尿病饮食 □ 低盐、低脂饮食 □ 低盐、低脂糖尿病饮食	□ 普食 □ 糖尿病饮食 □ 低盐、低脂饮食 □ 低盐、低脂糖尿病饮食
		药物医嘱	□ 对症支持治疗药物(必要时)	□ 对症支持治疗药物(必要时)
	临时医嘱	检查检验	□ 血常规 □ 血型 □ 尿、粪常规 □ 普通生化 □ 凝血功能 □ 血清术前八项 □ 心电图 □ 胸部 CT、双颈及双锁骨上 B 超、腹部 B超 □ 头部 MRI □ 全身骨扫描 ECT	
		药物医嘱	□ 对症支持治疗药物(必要时)	□ 对症支持治疗药物(必要时)
		处置医嘱	□ 静脉抽血	
主要护理工作		健康宣教	□ 住院宣教:介绍责任护士,病区环境、设施、规章制度、基础护理服务项目 □ 进行护理安全指导 □ 进行等级护理、活动范围指导 □ 进行饮食指导 □ 进行用药指导 □ 进行关于疾病知识的宣教 □ 检查、检验项目的目的和意义	□ 放疗前宣教
		护理处置	□ 患者身份核对 □ 佩戴腕带 □ 建立住院病历,通知医师 □ 询问病史,填写护理记录单首页 □ 测量基本生命体征 □ 观察病情 □ 抽血(必要时) □ 输液(必要时) □ 心理与生活护理 □ 妥善固定各种管道 □ 根据评估结果采取相应的护理措施 □ 通知次日检查项目及检查注意事项	□ 心理护理及基础护理 □ 完成放疗前准备 □ 遵医嘱给药并观察药物反应 □ 检验检查、辅助检查完成情况 □ 完成护理记录

（续　表）

主要护理工作	护理评估	☐ 一般评估:生命体征、神志、皮肤、药物过敏史等 ☐ 专科评估:饮食习惯、生活方式、体重、身高、家族史、咳嗽、咳痰、痰中带血、胸闷、气促等情况 ☐ 风险评估:评估有无跌倒、坠床、压疮、深静脉血栓的风险 ☐ 心理评估 ☐ 营养评估 ☐ 疼痛评估 ☐ 康复评估	☐ 风险评估:评估有无跌倒、坠床、压疮、深静脉血栓的风险
	专科护理	☐ 观察咳嗽、咳痰、痰中带血情况,进行出血风险评估并通知医师	☐ 观察咳嗽、咳痰、痰中带血情况,进行出血风险评估并通知医师
	饮食指导	☐ 根据医嘱通知配餐员准备膳食 ☐ 协助进餐	☐ 协助进餐
	活动体位	☐ 根据护理等级指导活动	☐ 根据护理等级指导活动
	洗浴要求	☐ 卫生整顿:更衣、剃须、剪短指甲	☐ 协助患者晨、晚间护理
病情变异记录		☐ 无　☐ 有,原因: ☐ 患者　☐ 疾病　☐ 医疗 ☐ 护理　☐ 保障　☐ 管理	☐ 无　☐ 有,原因: ☐ 患者　☐ 疾病　☐ 医疗 ☐ 护理　☐ 保障　☐ 管理
护士签名		白班　｜　小夜班　｜　大夜班	白班　｜　小夜班　｜　大夜班
医师签名			
时间		住院第4—7天(放疗定位、计划制订及验证)	住院第8—14天(放疗第1周)
主要诊疗工作	制度落实	☐ 经治医师查房(早、晚2次) ☐ 主管医师查房 ☐ 主诊医师查房 ☐ 科室主任查房	☐ 经治医师查房(早、晚2次) ☐ 主管医师查房 ☐ 主诊医师查房 ☐ 科室主任查房
	病情评估	☐ 根据送检项目报告,及时向上级医师汇报,并给予相应的处理	☐ 根据送检项目报告,及时向上级医师汇报,并给予相应的处理 ☐ 观察体温、咳嗽、咳痰、痰中带血变化情况并做好记录 ☐ 观察评估患者放疗期间的不良反应并给予对症处理 ☐ 观察照射野内皮肤情况,指导患者做好放疗期间皮肤保护 ☐ 注意防寒保暖、避免着凉
	病历书写	☐ 病情稳定患者每3日一个病程记录 ☐ 病重患者每2日一个病程记录 ☐ 主诊医师每周一个查房记录	☐ 病情稳定患者每3日一个病程记录 ☐ 病重患者每2日一个病程记录 ☐ 主诊医师每周一个查房记录

主要诊疗工作	知情同意	□ 病情告知 □ 患者及其家属签署授权委托书 □ 患者或其家属住院记录签字	□ 告知放疗的目的、技术方法、不良反应及注意事项,签署放疗知情同意书
	其他	□ 及时通知上级医师检诊 □ 经治医师检查整理病历资料	□ 跟踪患者计划的执行情况 □ 治疗位置验证 □ 完成病程记录
重点医嘱	长期医嘱 护理医嘱	□ 按放疗科疾病护理常规 □ 护理等级:二级护理	□ 按放疗科疾病护理常规 □ 护理等级:二级护理
	长期医嘱 处置医嘱		
	长期医嘱 膳食医嘱	□ 普食 □ 糖尿病饮食 □ 低盐、低脂饮食 □ 低盐、低脂糖尿病饮食	□ 普食 □ 糖尿病饮食 □ 低盐、低脂饮食 □ 低盐、低脂糖尿病饮食
	长期医嘱 药物医嘱	□ 对症支持治疗药物(必要时)	□ 对症支持治疗药物(必要时) □ 放疗保护剂或增敏剂(酌情)
	临时医嘱 检查检验	□ 血常规 □ 血型 □ 尿、粪常规 □ 普通生化 □ 凝血功能 □ 血清术前八项 □ 心电图 □ 胸部 CT □ 双颈及双锁骨上 B 超、腹部 B 超 □ 颅脑 MRI □ 全身骨扫描 ECT	□ 血常规
	临时医嘱 药物医嘱	□ 对症支持治疗药物(必要时)	□ 对症支持治疗药物(必要时) □ 同期化疗
	临时医嘱 处置医嘱	□ 静脉抽血	□ 静脉抽血
主要护理工作	健康宣教	□ 放疗前宣教	□ 放疗期间注意事项宣教
	护理处置	□ 心理护理及基础护理 □ 完成放疗前准备 □ 遵医嘱给药并观察药物反应 □ 检验检查、辅助检查完成情况 □ 完成护理记录	□ 心理护理及基础护理 □ 遵医嘱给药并观察药物反应 □ 检验检查、辅助检查完成情况 □ 完成护理记录
	护理评估	□ 风险评估:评估有无跌倒、坠床、压疮、深静脉血栓的风险 □ 放射性食管炎评估 □ 放射性肺炎评估	□ 风险评估:评估有无跌倒、坠床、压疮、深静脉血栓的风险 □ 放射性食管炎评估 □ 放射性肺炎评估

（续 表）

主要护理工作	专科护理	☐ 观察体温、咳嗽、咳痰、痰中带血情况并通知医师	☐ 观察体温、咳嗽、咳痰、痰中带血情况，并通知医师 ☐ 观察照射野内皮肤情况，指导患者做好放疗期间皮肤保护 ☐ 注意防寒保暖、避免着凉
	饮食指导	☐ 协助进餐	☐ 协助进餐 ☐ 指导患者放疗期间饮食
	活动体位	☐ 根据护理等级指导活动	☐ 根据护理等级指导活动
	洗浴要求	☐ 协助患者晨、晚间护理	☐ 协助患者晨、晚间护理
病情变异记录		☐ 无　☐ 有,原因： ☐ 患者　☐ 疾病　☐ 医疗 ☐ 护理　☐ 保障　☐ 管理	☐ 无　☐ 有,原因： ☐ 患者　☐ 疾病　☐ 医疗 ☐ 护理　☐ 保障　☐ 管理
护士签名		白班　　小夜班　　大夜班	白班　　小夜班　　大夜班
医师签名			
时间		住院第 15－21 天(放疗第 2 周)	住院第 22－28 天(放疗第 3 周)
主要诊疗工作	制度落实	☐ 经治医师查房(早、晚 2 次) ☐ 主管医师查房 ☐ 主诊医师查房 ☐ 科室主任查房	☐ 经治医师查房(早、晚 2 次) ☐ 主管医师查房 ☐ 主诊医师查房 ☐ 科室主任查房
	病情评估	☐ 根据送检项目报告,及时向上级医师汇报,并给予相应的处理 ☐ 观察评估患者放疗期间的气管炎、食管炎反应并给予对症处理 ☐ 观察照射野内皮肤情况,指导患者做好放疗期间皮肤保护 ☐ 注意防寒保暖、避免着凉	☐ 根据送检项目报告,及时向上级医师汇报,并给予相应的处理 ☐ 观察评估患者放疗期间的气管炎、食管炎反应并给予对症处理 ☐ 观察照射野内皮肤情况,指导患者做好放疗期间皮肤保护 ☐ 注意防寒保暖、避免着凉
	病历书写	☐ 病情稳定患者每 3 日一个病程记录 ☐ 病重患者每 2 日一个病程记录 ☐ 主诊医师每周一个查房记录	☐ 病情稳定患者每 3 日一个病程记录 ☐ 病重患者每 2 日一个病程记录 ☐ 主诊医师每周一个查房记录
	知情同意	☐ 病情告知	☐ 病情告知
	其他	☐ 跟踪患者计划的执行情况 ☐ 完成病程记录	☐ 跟踪患者计划的执行情况 ☐ 完成病程记录

（续　表）

重点医嘱	长期医嘱	护理医嘱	☐ 按放疗科疾病护理常规 ☐ 护理等级：二级护理	☐ 按放疗科疾病护理常规 ☐ 护理等级：二级护理
		处置医嘱		
		膳食医嘱	☐ 普食 ☐ 半流食 ☐ 流食 ☐ 糖尿病饮食 ☐ 低盐、低脂饮食 ☐ 低盐、低脂糖尿病饮食	☐ 普食 ☐ 半流食 ☐ 流食 ☐ 糖尿病饮食 ☐ 低盐、低脂饮食 ☐ 低盐、低脂糖尿病饮食
		药物医嘱	☐ 对症支持治疗药物（必要时） ☐ 放疗保护剂或增敏剂（酌情） ☐ 升白细胞或血小板药物（必要时） ☐ 肠内或肠外营养药物（必要时）	☐ 对症支持治疗药物（必要时） ☐ 放疗保护剂或增敏剂（酌情） ☐ 升白细胞或血小板药物（必要时） ☐ 肠内或肠外营养药物（必要时）
	临时医嘱	检查检验	☐ 血常规 ☐ 普通生化	☐ 血常规
		药物医嘱	☐ 对症支持治疗药物（必要时）	☐ 对症支持治疗药物（必要时）
		处置医嘱	☐ 静脉抽血	☐ 静脉抽血
主要护理工作	健康宣教		☐ 放疗期间注意事项宣教	☐ 放疗期间注意事项宣教
	护理处置		☐ 心理护理及基础护理 ☐ 遵医嘱给药并观察药物反应 ☐ 检验检查、辅助检查完成情况 ☐ 完成护理记录	☐ 心理护理及基础护理 ☐ 遵医嘱给药并观察药物反应 ☐ 检验检查、辅助检查完成情况 ☐ 完成护理记录
	护理评估		☐ 风险评估：评估有无跌倒、坠床、压疮、深静脉血栓的风险 ☐ 放射性食管炎评估 ☐ 放射性肺炎评估	☐ 风险评估：评估有无跌倒、坠床、压疮、深静脉血栓的风险 ☐ 放射性食管炎评估 ☐ 放射性肺炎评估
	专科护理		☐ 观察体温、咳嗽、咳痰、痰中带血、进食疼痛及困难等情况并通知医师 ☐ 观察照射野内皮肤情况，指导患者做好放疗期间皮肤保护	☐ 观察体温、咳嗽、咳痰、痰中带血、进食疼痛及困难等情况并通知医师 ☐ 观察照射野内皮肤情况，指导患者做好放疗期间皮肤保护
	饮食指导		☐ 协助进餐 ☐ 指导患者放疗期间饮食	☐ 协助进餐 ☐ 指导患者放疗期间饮食
	活动体位		☐ 根据护理等级指导活动	☐ 根据护理等级指导活动
	洗浴要求		☐ 协助患者晨、晚间护理	☐ 协助患者晨、晚间护理
病情变异记录			☐ 无　☐ 有，原因： ☐ 患者　☐ 疾病　☐ 医疗 ☐ 护理　☐ 保障　☐ 管理	☐ 无　☐ 有，原因： ☐ 患者　☐ 疾病　☐ 医疗 ☐ 护理　☐ 保障　☐ 管理

护士签名	白班	小夜班	大夜班	白班	小夜班	大夜班
医师签名						

（续　表）

时间			住院第 29－35 天（放疗第 4 周）	住院第 36－42 天（放疗第 5 周）
主要诊疗工作	制度落实		□ 经治医师查房（早、晚 2 次） □ 主管医师查房 □ 主诊医师查房 □ 科室主任查房	□ 经治医师查房（早、晚 2 次） □ 主管医师查房 □ 主诊医师查房 □ 科室主任查房
	病情评估		□ 根据送检项目报告，及时向上级医师汇报，并给予相应的处理 □ 观察评估患者放疗期间的气管炎、食管炎反应并给予对症处理 □ 观察照射野内皮肤情况，指导患者做好放疗期间皮肤保护 □ 注意防寒保暖、避免着凉	□ 根据送检项目报告，及时向上级医师汇报，并给予相应的处理 □ 观察评估患者放疗期间的气管炎、食管炎反应并给予对症处理 □ 观察照射野内皮肤情况，指导患者做好放疗期间皮肤保护 □ 注意防寒保暖、避免着凉
	病历书写		□ 病情稳定患者每 3 日一个病程记录 □ 病重患者每 2 日一个病程记录 □ 主诊医师每周一个查房记录	□ 病情稳定患者每 3 日一个病程记录 □ 病重患者每 2 日一个病程记录 □ 主诊医师每周一个查房记录
	知情同意		□ 病情告知	□ 病情告知
	其他		□ 跟踪患者计划的执行情况 □ 完成病程记录	□ 跟踪患者计划的执行情况 □ 完成病程记录
重点医嘱	长期医嘱	护理医嘱	□ 按放疗科疾病护理常规 □ 护理等级：二级护理	□ 按放疗科疾病护理常规 □ 护理等级：二级护理
		处置医嘱		
		膳食医嘱	□ 普食 □ 半流食 □ 流食 □ 糖尿病饮食 □ 低盐、低脂饮食 □ 低盐、低脂糖尿病饮食	□ 普食 □ 半流食 □ 流食 □ 糖尿病饮食 □ 低盐、低脂饮食 □ 低盐、低脂糖尿病饮食
		药物医嘱	□ 对症支持治疗药物（必要时） □ 放疗保护剂或增敏剂（酌情） □ 升白细胞或血小板药物（必要时） □ 肠内或肠外营养药物（必要时）	□ 对症支持治疗药物（必要时） □ 放疗保护剂或增敏剂（酌情） □ 升白细胞或血小板药物（必要时） □ 肠内或肠外营养药物（必要时）
	临时医嘱	检查检验	□ 血常规 □ 普通生化 □ 肺部 CT（必要时）	□ 血常规
		药物医嘱	□ 对症支持治疗药物（必要时） □ 同期化疗	□ 对症支持治疗药物（必要时） □ 同期化疗
		处置医嘱	□ 静脉抽血	□ 静脉抽血

（续　表）

主要护理工作	健康宣教	□ 放疗期间注意事项宣教	□ 放疗期间注意事项宣教
	护理处置	□ 心理护理及基础护理 □ 遵医嘱给药并观察药物反应 □ 检验检查、辅助检查完成情况 □ 完成护理记录	□ 心理护理及基础护理 □ 遵医嘱给药并观察药物反应 □ 检验检查、辅助检查完成情况 □ 完成护理记录
	护理评估	□ 风险评估：评估有无跌倒、坠床、压疮、深静脉血栓的风险 □ 放射性食管炎评估 □ 放射性肺炎评估	□ 风险评估：评估有无跌倒、坠床、压疮、深静脉血栓的风险 □ 放射性食管炎评估 □ 放射性肺炎评估
	专科护理	□ 根据送检项目报告，及时向上级医师汇报，并给予相应的处理 □ 观察评估患者放疗期间的气管炎、食管炎反应并给予对症处理 □ 观察照射野内皮肤情况，指导患者做好放疗期间皮肤保护 □ 注意防寒保暖、避免着凉	□ 根据送检项目报告，及时向上级医师汇报，并给予相应的处理 □ 观察评估患者放疗期间的气管炎、食管炎反应并给予对症处理 □ 观察照射野内皮肤情况，指导患者做好放疗期间皮肤保护 □ 注意防寒保暖、避免着凉
	饮食指导	□ 协助进餐 □ 指导患者放疗期间饮食	□ 协助进餐 □ 指导患者放疗期间饮食
	活动体位	□ 根据护理等级指导活动	□ 根据护理等级指导活动
	洗浴要求	□ 协助患者晨、晚间护理	□ 协助患者晨、晚间护理
病情变异记录		□ 无　□ 有，原因： □ 患者　□ 疾病　□ 医疗 □ 护理　□ 保障　□ 管理	□ 无　□ 有，原因： □ 患者　□ 疾病　□ 医疗 □ 护理　□ 保障　□ 管理

护士签名	白班	小夜班	大夜班	白班	小夜班	大夜班

医师签名						

时间	住院第 43－49 天（放疗第 6 周）			住院第 50－52 天（放疗后与出院评估）		

主要诊疗工作	制度落实	□ 经治医师查房（早、晚 2 次） □ 主管医师查房 □ 主诊医师查房 □ 科室主任查房	□ 经治医师查房（早、晚 2 次） □ 主管医师查房 □ 主诊医师查房 □ 科室主任查房
	病情评估	□ 根据送检项目报告，及时向上级医师汇报，并给予相应的处理 □ 观察评估患者放疗期间的气管炎、食管炎反应并给予对症处理 □ 观察照射野内皮肤情况，指导患者做好放疗期间皮肤保护 □ 注意防寒保暖、避免着凉	□ 根据送检项目报告，及时向上级医师汇报，并予相应处理 □ 记录放疗总结 □ 上级医师进行治疗效果、预后和出院评估 □ 出院宣教

主要诊疗工作	病历书写	□ 病情稳定患者每 3 日一个病程记录 □ 病重患者每 2 日一个病程记录 □ 主诊医师每周一个查房记录	□ 病情稳定患者每 3 日一个病程记录 □ 特殊治疗、操作单独书写 □ 出院当天病程记录（有上级医师指示出院） □ 出院后 24 小时内完成出院记录 □ 出院后 24 小时内完成病案首页
	知情同意	□ 病情告知	□ 告知患者及其家属出院后注意事项（指导出院后防寒保暖、避免着凉、定期复查血常规、复诊的时间和地点、发生紧急情况时的处理等）
	其他	□ 跟踪患者计划的执行情况 □ 完成病程记录	□ 通知出院 □ 开具出院介绍信 □ 开具诊断证明书 □ 出院带药并指导患者放疗后康复锻炼 □ 预约门诊复诊时间
重点医嘱	长期医嘱 护理医嘱	□ 按放疗科疾病护理常规 □ 护理等级：二级护理	□ 按放疗科疾病护理常规 □ 护理等级：二级护理
	长期医嘱 处置医嘱		
	长期医嘱 膳食医嘱	□ 普食 □ 半流食 □ 流食 □ 糖尿病饮食 □ 低盐、低脂饮食 □ 低盐、低脂糖尿病饮食	□ 普食 □ 半流食 □ 流食 □ 糖尿病饮食 □ 低盐、低脂饮食 □ 低盐、低脂糖尿病饮食
	长期医嘱 药物医嘱	□ 对症支持治疗药物（必要时） □ 放疗保护剂或增敏剂（酌情） □ 升白细胞或血小板药物（必要时） □ 肠内或肠外营养药物（必要时）	□ 对症支持治疗药物（必要时） □ 放疗保护剂或增敏剂（酌情） □ 升白细胞或血小板药物（必要时） □ 肠内或肠外营养药物（必要时）
	临时医嘱 检查检验	□ 血常规 □ 普通生化	□ 血常规
	临时医嘱 药物医嘱	□ 对症支持治疗药物（必要时）	□ 对症支持治疗药物（必要时）
	临时医嘱 处置医嘱	□ 静脉抽血	□ 静脉抽血
主要护理工作	健康宣教	□ 放疗期间注意事项宣教	□ 放疗后注意事项宣教 □ 出院宣教（防寒保暖、避免着凉、定期复查血常规、复查时间等）
	护理处置	□ 心理护理及基础护理 □ 遵医嘱给药并观察药物反应 □ 检验检查、辅助检查完成情况 □ 完成护理记录	□ 观察患者情况 □ 核对患者医嘱费用 □ 协助患者办理出院手续 □ 指导并监督患者康复训练 □ 整理床单元

主要护理工作	护理评估	□ 风险评估:评估有无跌倒、坠床、压疮、深静脉血栓的风险 □ 放射性食管炎评估 □ 放射性肺炎评估	□ 风险评估:评估有无跌倒、坠床、压疮、深静脉血栓的风险 □ 放射性食管炎评估 □ 放射性肺炎评估
	专科护理	□ 根据送检项目报告,及时向上级医师汇报,并给予相应的处理 □ 观察评估患者放疗期间的气管炎、食管炎反应并给予对症处理 □ 观察照射野内皮肤情况,指导患者做好放疗期间皮肤保护 □ 注意防寒保暖、避免着凉	□ 根据送检项目报告,及时向上级医师汇报,并给予相应的处理 □ 观察评估患者放疗期间的气管炎、食管炎反应并给予对症处理 □ 观察照射野内皮肤情况,指导患者做好放疗期间皮肤保护 □ 注意防寒保暖、避免着凉
	饮食指导	□ 协助进餐 □ 指导患者放疗期间饮食	□ 协助进餐 □ 指导患者放疗后饮食
	活动体位	□ 根据护理等级指导活动	□ 根据护理等级指导活动
	洗浴要求	□ 协助患者晨、晚间护理	□ 协助患者晨、晚间护理
病情变异记录		□ 无　□ 有,原因: □ 患者　□ 疾病　□ 医疗 □ 护理　□ 保障　□ 管理	□ 无　□ 有,原因: □ 患者　□ 疾病　□ 医疗 □ 护理　□ 保障　□ 管理
护士签名		白班　　小夜班　　大夜班	白班　　小夜班　　大夜班
医师签名			

乳腺癌术后行辅助放射治疗临床路径

一、乳腺癌术后行辅助放射治疗临床路径标准住院流程

(一)适用对象

第一诊断为乳腺癌(ICD-10:C50 伴 Z98.841/Z51.020)行术后辅助放射治疗的患者。

1. 导管内癌或浸润性乳腺癌保乳术后。

2. 浸润性乳腺癌改良根治术后,病理分期为:$T_{3\sim4}N_{0\sim3}M_0$、$T_{1\sim2}N_{2\sim3}M_0$、$T_{1\sim2}N_1M_0$ 但存在高危因素。

(二)诊断依据

根据《临床诊疗指南——肿瘤学分册》(中华医学会编著,人民卫生出版社)、《临床技术操作规范——放射肿瘤学分册》(中华医学会编著,人民军医出版社)、《肿瘤放射治疗学.第4版》(殷蔚伯,谷铣之主编,中国协和医科大学出版社)、美国 NCCN 乳腺癌临床实践指南(2015)、其他可以获得的最新循证医学证据、临床研究结果和自身经验。

(三)放射治疗方案的选择依据

根据《临床诊疗指南——肿瘤学分册》(中华医学会编著,人民卫生出版社)、《临床技术操作规范——放射肿瘤学分册》(中华医学会编著,人民军医出版社)、《肿瘤放射治疗学.第4版》(殷蔚伯,谷铣之主编,中国协和医科大学出版社)、美国 NCCN 乳腺癌临床实践指南(2015)、其他可以获得的最新循证医学证据、临床研究结果和自身经验。

1. 调强放射治疗(IMRT)。

2. 三维适形放射治疗(3 天-CRT)。

3. 常规放射治疗。

(四)标准住院日为 50~52 天

(五)进入路径标准

第一诊断必须符合乳腺癌(ICD-10:C50 伴 Z98.841/Z51.020)的诊断标准。

1. 导管内癌或浸润性乳腺癌保乳术后;

2. 浸润性乳腺癌改良根治术后,病理分期为:$T_{3\sim4}N_{0\sim3}M_0$、$T_{1\sim2}N_{2\sim3}M_0$、$T_{1\sim2}N_1M_0$ 但存在高危因素。

3. 当患者同时具有其他疾病诊断,但在住院期间不需特殊处理,也不影响第一诊断的临床路径流程实施时,可以进入路径。

(六)放射治疗前准备 1~3 天

1. 检验、检查评估

(1)完善放疗前必需的检验、检查项目:①血常规、尿常规、粪常规、凝血功能、肝肾功能、电

解质等;②心电图、胸部 CT、腹部 B 超(检查肝、胆、脾、胰、肾、肾上腺、腹膜后)、双侧颈部及锁骨上 B 超、双侧乳腺及腋窝 B 超、颅脑 MRI、ECT 全身骨扫描。

(2)根据患者病情选择的检查项目:①肿瘤相关生化检查包括肿瘤标志物,肿瘤相关抗原,肿瘤免疫相关检查等;②PET-CT。

2. 营养评估　根据《解放军总医院新入院患者营养风险筛查表(NRS)》为新入院患者进行营养评估,评分≥3 分者给予处置,必要时申请营养科医师会诊。

3. 心理评估　根据新入院患者情况申请心理科医师会诊。

4. 疼痛评估　根据《视觉模拟评分法(VAS)》实施疼痛评估,评分>7 分给予处置,必要时请疼痛科医师会诊。

5. 康复评估　根据《入院患者康复筛查和评估表》在患者入院后 24 小时内进行康复筛查和评估。任何一项结果为"是",则申请康复科医师会诊。

6. 深静脉血栓栓塞症风险评估　根据专科《深静脉血栓栓塞症评估量表》在患者入院后 24 小时内进行风险筛查和评估。风险结果为"高危"的,则申请血管外科或介入导管室医师会诊。

7. 积极改善患者的一般状况　纠正贫血、控制血糖、平衡电解质,对增强放疗效果减轻反应有帮助。

(七)放射治疗模拟定位、治疗计划确定 3~6 天

放疗定位、治疗计划的实施及工作流程:乳腺托架固定体位→胸部 CT 扫描定位→传送 CT 定位图像至治疗计划系统→医师勾画肿瘤靶区(必须参照术前乳腺 B 超、MRI、钼靶等勾画靶区)→主管医师确定靶区并开具处方剂量→物理师设计治疗计划→物理主任核对并确认治疗计划→主诊医师确认治疗计划→物理师验证治疗计划→照射计划的实施。

(八)药品选择及使用时机

1. 升白细胞或血小板药物　血常规提示白细胞或血小板低于正常时酌情应用。

2. 放射治疗增敏剂、正常组织保护剂　放疗期间酌情应用。

3. 免疫调节药物　放疗期间酌情应用。

4. 其他药　伴随疾病的治疗药物等。

(九)放疗后住院恢复 1~2 天,必须复查的项目

1. 血常规、生化检查指标。

2. 责任护士按照专科疾病护理常规及放疗后情况实施有针对性的护理,并提供康复指导。

3. 护理工作:评估放疗后照射野内皮肤情况,指导并监督患者恢复期的治疗与活动,恢复期心理与生活护理,照射野内皮肤预防感染护理,对患者进行二级预防教育及出院准备指导。

(十)出院标准

1. 患者完成放射治疗计划,病情稳定,体温正常,生命体征平稳。

2. 无需住院处理的放疗并发症和(或)合并症。

(十一)变异及原因分析

1. 放射治疗中或疗后有合并感染等并发症,严重者需要抗生素、激素等支持对症治疗,导致住院时间延长、费用增加。

2. 伴有其他基础疾病或并发症,需进一步诊断及治疗或转至其他相应科室诊治,延长住院时间、增加住院费用。

3. 放射治疗中肿瘤病情变化须调整治疗方案(如放射治疗中发现远处转移)。

4. 辅诊科室原因导致的变异:如检查、检验、手术、病理等检查[不及时、结果错报、操作部位和(或)方式错误、标本不合格]、报告(不及时、结果错报、标本不合格)等原因延长住院天数、增加费用等。

5. 管理原因导致的变异:如系统暂不支持、系统瘫痪、需要修订流程、需要修订制度等。

6. 影响放射治疗路径执行的其他情况。

二、乳腺癌术后行辅助放射治疗临床路径表单

适用对象	第一诊断为乳腺癌(ICD-10:C50 伴 Z98.841/Z51.020)行术后辅助放射治疗的患者。1. 导管内癌或浸润性乳腺癌保乳术后;2. 浸润性乳腺癌改良根治术后,病理分期为:$T_{3\sim4}N_{0\sim3}M_0$、$T_{1\sim2}N_{2\sim3}M_0$、$T_{1\sim2}N_1M_0$ 但存在高危因素	
患者基本信息	姓名:____ 性别:____ 年龄:___ 门诊号:____ 住院号:_____ 过敏史:_____ 住院日期:___年__月__日 出院日期:___年__月__日	标准住院日:50~52 天

时间		住院第 1 天	住院第 2—3 天(放疗前准备)
主要诊疗工作	制度落实	□ 住院 2 小时内经治医师或值班医师完成接诊 □ 住院 24 小时内主管医师查房 □ 专科会诊(必要时)	□ 经治医师查房(早、晚 2 次) □ 主管医师查房 □ 住院 48 小时内主诊医师完成检诊 □ 专科会诊(必要时)
	病情评估	□ 经治医师询问病史与体格检查 □ 心理评估 □ 营养评估 □ 疼痛评估 □ 康复评估 □ 深静脉血栓栓塞症风险评分	□ 根据送检项目报告,及时向上级医师汇报,并给予相应的处理 □ 根据放疗前检查结果,进行放疗前讨论,明确病理诊断,肿瘤分期,决定放疗方式,制订治疗方案 □ 病情特殊或疑难病例实行科室讨论
	病历书写	□ 住院 8 小时内完成首次病程记录 □ 住院 24 小时内完成住院记录	□ 住院 48 小时内完成主管医师查房记录 □ 主诊医师查房记录
	知情同意	□ 病情告知 □ 患者及其家属签署授权委托书 □ 患者或其家属住院记录签字	□ 告知放疗的目的、技术方法、不良反应及注意事项,签署放疗知情同意书
	其他	□ 及时通知上级医师检诊 □ 经治医师检查整理病历资料	□ 完善放疗前准备 □ 完成病情记录

（续　表）

重点医嘱	**长期医嘱**	护理医嘱	□ 按放疗科疾病护理常规 □ 护理等级：二级护理	□ 按放疗科疾病护理常规 □ 护理等级：二级护理
		处置医嘱		
		膳食医嘱	□ 普食 □ 糖尿病饮食 □ 低盐、低脂饮食 □ 低盐、低脂糖尿病饮食	□ 普食 □ 糖尿病饮食 □ 低盐、低脂饮食 □ 低盐、低脂糖尿病饮食
		药物医嘱	□ 对症支持治疗药物（必要时）	□ 对症支持治疗药物（必要时）
	临时医嘱	检查检验	□ 血常规 □ 血型 □ 尿、粪常规 □ 普通生化 □ 凝血功能 □ 血清术前八项 □ 心电图 □ 胸部 CT、腹部 CT、颈部 CT □ 双颈及双锁骨上 B 超、腹部 B 超 □ 双侧乳腺及腋窝超声 □ 全身骨扫描 ECT	
		药物医嘱	□ 对症支持治疗药物（必要时）	□ 对症支持治疗药物（必要时）
		处置医嘱	□ 静脉抽血	
主要护理工作		健康宣教	□ 住院宣教：介绍责任护士，病区环境、设施、规章制度、基础护理服务项目 □ 进行护理安全指导 □ 进行等级护理、活动范围指导 □ 进行饮食指导 □ 进行用药指导 □ 进行关于疾病知识的宣教 □ 检查、检验项目的目的和意义	□ 放疗前宣教
		护理处置	□ 患者身份核对 □ 佩戴腕带 □ 建立住院病历，通知医师 □ 询问病史，填写护理记录单首页 □ 测量基本生命体征 □ 观察病情 □ 抽血 □ 输液 □ 心理与生活护理 □ 妥善固定各种管道 □ 根据评估结果采取相应的护理措施 □ 通知次日检查项目及检查注意事项	□ 心理护理及基础护理 □ 完成放疗前准备 □ 遵医嘱给药并观察药物反应 □ 检验检查、辅助检查完成情况 □ 完成护理记录

（续 表）

主要护理工作	护理评估	☐ 一般评估:生命体征、神志、皮肤、药物过敏史等 ☐ 专科评估:饮食习惯、生活方式、体重、身高、家族史、哺乳、婚育等情况 ☐ 风险评估:评估有无跌倒、坠床、压疮、深静脉血栓的风险 ☐ 心理评估 ☐ 营养评估 ☐ 疼痛评估 ☐ 康复评估	☐ 风险评估:评估有无跌倒、坠床、压疮、深静脉血栓的风险 ☐ 术侧肢体淋巴回流障碍评估
	专科护理	☐ 观察进食、皮肤及患侧上肢水肿情况,进行放疗反应风险评估并通知医师	☐ 观察进食、皮肤及患侧上肢水肿情况,进行放疗反应风险评估并通知医师
	饮食指导	☐ 根据医嘱通知配餐员准备膳食 ☐ 协助进餐	☐ 协助进餐
	活动体位	☐ 根据护理等级指导活动	☐ 根据护理等级指导活动
	洗浴要求	☐ 卫生整顿:更衣、剃须、剪短指甲	☐ 协助患者晨、晚间护理
病情变异记录		☐ 无 ☐ 有,原因: ☐ 患者 ☐ 疾病 ☐ 医疗 ☐ 护理 ☐ 保障 ☐ 管理	☐ 无 ☐ 有,原因: ☐ 患者 ☐ 疾病 ☐ 医疗 ☐ 护理 ☐ 保障 ☐ 管理

护士签名	白班	小夜班	大夜班	白班	小夜班	大夜班

医师签名						

时间		鼻住院第4-7天 (放疗定位、计划制订及验证)	住院第8-14天 (放疗第1周)
主要诊疗工作	制度落实	☐ 经治医师查房(早、晚2次) ☐ 主管医师查房 ☐ 主诊医师查房 ☐ 科室主任查房	☐ 经治医师查房(早、晚2次) ☐ 主管医师查房 ☐ 主诊医师查房 ☐ 科室主任查房
	病情评估	☐ 根据送检项目报告,及时向上级医师汇报,并给予相应的处理	☐ 根据送检项目报告,及时向上级医师汇报,并给予相应的处理 ☐ 观察评估患者放疗期间的不良反应并给予对症处理 ☐ 观察照射野内皮肤情况,指导患者做好放疗期间皮肤保护 ☐ 观察患侧上肢水肿情况,指导患者上肢活动
	病历书写	☐ 病情稳定患者每3日一个病程记录 ☐ 病重患者每2日一个病程记录 ☐ 主诊医师每周一个查房记录	☐ 病情稳定患者每3日一个病程记录 ☐ 病重患者每2日一个病程记录 ☐ 主诊医师每周一个查房记录

（续　表）

主要诊疗工作	知情同意	□ 病情告知 □ 患者及其家属签署授权委托书 □ 患者或其家属住院记录签字	□ 告知放疗的目的、技术方法、不良反应及注意事项,签署放疗知情同意书
	其他	□ 及时通知上级医师检诊 □ 经治医师检查整理病历资料	□ 跟踪患者计划的执行情况 □ 指导患者做好放疗期间皮肤保护 □ 治疗位置验证 □ 完成病程记录
重点医嘱	长期医嘱 护理医嘱	□ 按放疗科疾病护理常规 □ 护理等级:二级护理	□ 按放疗科疾病护理常规 □ 护理等级:二级护理
	长期医嘱 处置医嘱		
	长期医嘱 膳食医嘱	□ 普食 □ 糖尿病饮食 □ 低盐、低脂饮食 □ 低盐、低脂糖尿病饮食	□ 普食 □ 糖尿病饮食 □ 低盐、低脂饮食 □ 低盐、低脂糖尿病饮食
	长期医嘱 药物医嘱	□ 对症支持治疗药物(必要时)	□ 对症支持治疗药物(必要时) □ 放疗保护剂或增敏剂(酌情)
	临时医嘱 检查检验	□ 血常规 □ 血型 □ 尿、粪常规 □ 普通生化 □ 凝血功能 □ 血清术前八项 □ 心电图 □ 胸部 CT、腹部 CT、颈部 CT □ 双颈及双锁骨上 B 超、腹部 B 超 □ 双侧乳腺及腋窝超声 □ 全身骨扫描 ECT	□ 血常规
	临时医嘱 药物医嘱	□ 对症支持治疗药物(必要时)	□ 对症支持治疗药物(必要时)
	临时医嘱 处置医嘱	□ 静脉抽血	□ 静脉抽血
主要护理工作	健康宣教	□ 放疗前宣教	□ 放疗期间注意事项宣教
	护理处置	□ 心理护理及基础护理 □ 完成放疗前准备 □ 遵医嘱给药并观察药物反应 □ 检验检查、辅助检查完成情况 □ 完成护理记录	□ 心理护理及基础护理 □ 遵医嘱给药并观察药物反应 □ 检验检查、辅助检查完成情况 □ 完成护理记录
	护理评估	□ 风险评估:评估有无跌倒、坠床、压疮、深静脉血栓的风险 □ 液体外渗风险评估(必要时) □ 管道滑脱风险评估(必要时) □ 放射性肺炎评估	□ 风险评估:评估有无跌倒、坠床、压疮、深静脉血栓的风险 □ 液体外渗风险评估(必要时) □ 管道滑脱风险评估(必要时) □ 放射性肺炎评估

主要护理工作	专科护理	□ 观察进食、皮肤及患侧上肢水肿情况,进行放疗反应风险评估并通知医师	□ 观察进食、皮肤情况,进行放疗急性反应风险评估并通知医师 □ 观察照射野内皮肤情况,指导患者做好放疗期间皮肤保护 □ 观察患者患侧上肢水肿情况,指导患者上肢活动
	饮食指导	□ 协助进餐	□ 协助进餐 □ 指导患者放疗期间饮食
	活动体位	□ 根据护理等级指导活动	□ 根据护理等级指导活动
	洗浴要求	□ 协助患者晨、晚间护理	□ 协助患者晨、晚间护理
病情变异记录		□ 无　□ 有,原因: □ 患者　□ 疾病　□ 医疗 □ 护理　□ 保障　□ 管理	□ 无　□ 有,原因: □ 患者　□ 疾病　□ 医疗 □ 护理　□ 保障　□ 管理

护士签名	白班	小夜班	大夜班	白班	小夜班	大夜班

医师签名						

时间		住院第 15—21 天 (放疗第 2 周)	住院第 22—28 天 (放疗第 3 周)
主要诊疗工作	制度落实	□ 经治医师查房(早、晚 2 次) □ 主管医师查房 □ 主诊医师查房 □ 科室主任查房	□ 经治医师查房(早、晚 2 次) □ 主管医师查房 □ 主诊医师查房 □ 科室主任查房
	病情评估	□ 根据送检项目报告,及时向上级医师汇报,并给予相应的处理 □ 观察评估患者放疗期间的不良反应并给予对症处理 □ 观察照射野内皮肤情况,指导患者做好放疗期间皮肤保护 □ 观察患者患侧上肢水肿情况,指导患者上肢活动	□ 根据送检项目报告,及时向上级医师汇报,并给予相应的处理 □ 观察评估患者放疗期间的不良反应并给予对症处理 □ 观察照射野内皮肤情况,指导患者做好放疗期间皮肤保护 □ 观察患者患侧上肢水肿情况,指导患者上肢活动
	病历书写	□ 病情稳定患者每 3 日一个病程记录 □ 病重患者每 2 日一个病程记录 □ 主诊医师每周一个查房记录	□ 病情稳定患者每 3 日一个病程记录 □ 病重患者每 2 日一个病程记录 □ 主诊医师每周一个查房记录
	知情同意	□ 病情告知	□ 病情告知
	其他	□ 跟踪患者计划的执行情况 □ 完成病程记录	□ 跟踪患者计划的执行情况 □ 完成病程记录

重点医嘱	长期医嘱	护理医嘱	□ 按放疗科疾病护理常规 □ 护理等级：二级护理	□ 按放疗科疾病护理常规 □ 护理等级：二级护理
		处置医嘱		
		膳食医嘱	□ 普食 □ 半流食 □ 流食 □ 糖尿病饮食 □ 低盐、低脂饮食 □ 低盐、低脂糖尿病饮食	□ 普食 □ 半流食 □ 流食 □ 糖尿病饮食 □ 低盐、低脂饮食 □ 低盐、低脂糖尿病饮食
		药物医嘱	□ 对症支持治疗药物（必要时） □ 放疗保护剂或增敏剂（酌情） □ 升白细胞或血小板药物（必要时）	□ 对症支持治疗药物（必要时） □ 放疗保护剂或增敏剂（酌情） □ 升白细胞或血小板药物（必要时）
	临时医嘱	检查检验	□ 血常规 □ 普通生化	□ 血常规
		药物医嘱	□ 对症支持治疗药物（必要时）	□ 对症支持治疗药物（必要时）
		处置医嘱	□ 静脉抽血	□ 静脉抽血
主要护理工作	健康宣教		□ 放疗期间注意事项宣教	□ 放疗期间注意事项宣教
	护理处置		□ 心理护理及基础护理 □ 遵医嘱给药并观察药物反应 □ 检验检查、辅助检查完成情况 □ 完成护理记录	□ 心理护理及基础护理 □ 遵医嘱给药并观察药物反应 □ 检验检查、辅助检查完成情况 □ 完成护理记录
	护理评估		□ 风险评估：评估有无跌倒、坠床、压疮、深静脉血栓的风险 □ 液体外渗风险评估（必要时） □ 管道滑脱风险评估（必要时） □ 放射性肺炎评估	□ 风险评估：评估有无跌倒、坠床、压疮、深静脉血栓的风险 □ 液体外渗风险评估（必要时） □ 管道滑脱风险评估（必要时） □ 放射性肺炎评估
	专科护理		□ 观察进食、皮肤、患侧上肢水肿情况，进行放疗急性反应风险评估并通知医师 □ 观察照射野内皮肤情况，指导患者做好放疗期间皮肤保护 □ 观察患者咳嗽、咳痰症状	□ 观察进食、皮肤、患侧上肢水肿情况，进行放疗急性反应风险评估并通知医师 □ 观察照射野内皮肤情况，指导患者做好放疗期间皮肤保护 □ 观察患者咳嗽、咳痰症状
	饮食指导		□ 协助进餐 □ 指导患者放疗期间饮食	□ 协助进餐 □ 指导患者放疗期间饮食
	活动体位		□ 根据护理等级指导活动	□ 根据护理等级指导活动
	洗浴要求		□ 协助患者晨、晚间护理	□ 协助患者晨、晚间护理

（续　表）

病情变异记录		□ 无　□ 有,原因: □ 患者　□ 疾病　□ 医疗 □ 护理　□ 保障　□ 管理			□ 无　□ 有,原因: □ 患者　□ 疾病　□ 医疗 □ 护理　□ 保障　□ 管理		
护士签名		白班	小夜班	大夜班	白班	小夜班	大夜班
医师签名							
时间		住院第 29－35 天 （放疗第 4 周）			住院第 36－42 天 （放疗第 5 周）		
主要诊疗工作	制度落实	□ 经治医师查房(早、晚 2 次) □ 主管医师查房 □ 主诊医师查房 □ 科室主任查房			□ 经治医师查房(早、晚 2 次) □ 主管医师查房 □ 主诊医师查房 □ 科室主任查房		
	病情评估	□ 根据送检项目报告,及时向上级医师汇报,并给予相应的处理 □ 观察评估患者放疗期间的不良反应并给予对症处理 □ 观察照射野内皮肤情况,指导患者做好放疗期间皮肤保护 □ 观察患者患侧上肢水肿情况,指导患者上肢活动			□ 根据送检项目报告,及时向上级医师汇报,并给予相应的处理 □ 观察评估患者放疗期间的不良反应并给予对症处理 □ 观察照射野内皮肤情况,指导患者做好放疗期间皮肤保护 □ 观察患者患侧上肢水肿情况,指导患者上肢活动		
	病历书写	□ 病情稳定患者每 3 日一个病程记录 □ 病重患者每 2 日一个病程记录 □ 主诊医师每周一个查房记录			□ 病情稳定患者每 3 日一个病程记录 □ 病重患者每 2 日一个病程记录 □ 主诊医师每周一个查房记录		
	知情同意	□ 病情告知			□ 病情告知		
	其他	□ 跟踪患者计划的执行情况 □ 指导并协助患者进行张口训练等功能锻炼 □ 完成病程记录			□ 跟踪患者计划的执行情况 □ 指导并协助患者进行张口训练等功能锻炼 □ 完成病程记录		
重点医嘱	长期医嘱 护理医嘱	□ 按放疗科疾病护理常规 □ 护理等级:二级护理			□ 按放疗科疾病护理常规 □ 护理等级:二级护理		
	处置医嘱						
	膳食医嘱	□ 普食 □ 半流食 □ 流食 □ 糖尿病饮食 □ 低盐、低脂饮食 □ 低盐、低脂糖尿病饮食			□ 普食 □ 半流食 □ 流食 □ 糖尿病饮食 □ 低盐、低脂饮食 □ 低盐、低脂糖尿病饮食		
	药物医嘱	□ 对症支持治疗药物(必要时) □ 放疗保护剂或增敏剂(酌情) □ 升白细胞或血小板药物(必要时)			□ 对症支持治疗药物(必要时) □ 放疗保护剂或增敏剂(酌情) □ 升白细胞或血小板药物(必要时)		

（续　表）

重点医嘱	临时医嘱	检查检验	☐ 血常规 ☐ 普通生化 ☐ 双侧乳腺、腋窝、颈部及锁骨上 B 超（必要时）	☐ 血常规
		药物医嘱	☐ 对症支持治疗药物（必要时）	☐ 对症支持治疗药物（必要时）
		处置医嘱	☐ 静脉抽血	☐ 静脉抽血
主要护理工作	健康宣教		☐ 放疗期间注意事项宣教	☐ 放疗期间注意事项宣教
	护理处置		☐ 心理护理及基础护理 ☐ 遵医嘱给药并观察药物反应 ☐ 检验检查、辅助检查完成情况 ☐ 完成护理记录	☐ 心理护理及基础护理 ☐ 遵医嘱给药并观察药物反应 ☐ 检验检查、辅助检查完成情况 ☐ 完成护理记录
	护理评估		☐ 风险评估:评估有无跌倒、坠床、压疮、深静脉血栓的风险 ☐ 液体外渗风险评估（必要时） ☐ 管道滑脱风险评估（必要时） ☐ 放射性肺炎评估	☐ 风险评估:评估有无跌倒、坠床、压疮、深静脉血栓的风险 ☐ 液体外渗风险评估（必要时） ☐ 管道滑脱风险评估（必要时） ☐ 放射性肺炎评估
	专科护理		☐ 观察进食、皮肤、患侧上肢水肿情况,进行放疗急性反应风险评估并通知医师 ☐ 观察照射野内皮肤情况,指导患者做好放疗期间皮肤保护	☐ 观察进食、皮肤、患侧上肢水肿情况,进行放疗急性反应风险评估并通知医师 ☐ 观察照射野内皮肤情况,指导患者做好放疗期间皮肤保护
	饮食指导		☐ 协助进餐 ☐ 指导患者放疗期间饮食	☐ 协助进餐 ☐ 指导患者放疗期间饮食
	活动体位		☐ 根据护理等级指导活动	☐ 根据护理等级指导活动
	洗浴要求		☐ 协助患者晨、晚间护理	☐ 协助患者晨、晚间护理
病情变异记录			☐ 无　☐ 有,原因: ☐ 患者　☐ 疾病　☐ 医疗 ☐ 护理　☐ 保障　☐ 管理	☐ 无　☐ 有,原因: ☐ 患者　☐ 疾病　☐ 医疗 ☐ 护理　☐ 保障　☐ 管理

护士签名	白班	小夜班	大夜班	白班	小夜班	大夜班

医师签名			
时间	住院第 43－49 天（放疗第 6 周）	住院第 50－52 天（放疗后与出院评估）	
主要诊疗工作	制度落实	☐ 经治医师查房（早、晚 2 次） ☐ 主管医师查房 ☐ 主诊医师查房 ☐ 科室主任查房	☐ 经治医师查房（早、晚 2 次） ☐ 主管医师查房 ☐ 主诊医师查房 ☐ 科室主任查房

（续　表）

主要诊疗工作	病情评估	☐ 根据送检项目报告,及时向上级医师汇报,并给予相应的处理 ☐ 观察评估患者放疗期间的不良反应并给予对症处理 ☐ 观察照射野内皮肤情况,指导患者做好放疗期间皮肤保护 ☐ 观察患者患侧上肢水肿情况,指导患者上肢活动	☐ 根据送检项目报告,及时向上级医师汇报,并给予相应的处理 ☐ 记录放疗总结 ☐ 上级医师进行治疗效果、预后和出院评估 ☐ 出院宣教	
	病历书写	☐ 病情稳定患者每3日一个病程记录 ☐ 病重患者每2日一个病程记录 ☐ 主诊医师每周一个查房记录	☐ 病情稳定患者每3日一个病程记录 ☐ 特殊治疗、操作单独书写 ☐ 出院当天病程记录(有上级医师指示出院) ☐ 出院后24小时内完成出院记录 ☐ 出院后24小时内完成病案首页	
	知情同意	☐ 病情告知	☐ 告知患者及其家属出院后注意事项(指导出院后皮肤护理、复诊的时间和地点,发生紧急情况时的处理等)	
	其他	☐ 跟踪患者计划的执行情况 ☐ 完成病程记录	☐ 通知出院 ☐ 开具出院介绍信 ☐ 开具诊断证明书 ☐ 出院带药并指导患者放疗后皮肤护理 ☐ 预约门诊复诊时间	
重点医嘱	长期医嘱	护理医嘱	☐ 按放疗科疾病护理常规 ☐ 护理等级:二级护理	☐ 按放疗科疾病护理常规 ☐ 护理等级:二级护理
		处置医嘱		
		膳食医嘱	☐ 普食 ☐ 半流食 ☐ 流食 ☐ 糖尿病饮食 ☐ 低盐、低脂饮食 ☐ 低盐、低脂糖尿病饮食	☐ 普食 ☐ 半流食 ☐ 流食 ☐ 糖尿病饮食 ☐ 低盐、低脂饮食 ☐ 低盐、低脂糖尿病饮食
		药物医嘱	☐ 对症支持治疗药物(必要时) ☐ 放疗保护剂或增敏剂(酌情) ☐ 升白细胞或血小板药物(必要时)	☐ 对症支持治疗药物(必要时) ☐ 放疗保护剂或增敏剂(酌情) ☐ 升白细胞或血小板药物(必要时)
	临时医嘱	检查检验	☐ 血常规 ☐ 普通生化	☐ 血常规
		药物医嘱	☐ 对症支持治疗药物(必要时)	☐ 对症支持治疗药物(必要时)
		处置医嘱	☐ 静脉抽血	☐ 静脉抽血

（续 表）

主要护理工作	健康宣教	□ 放疗期间注意事项宣教	□ 放疗后注意事项宣教 □ 出院宣教(康复训练方法,用药指导,换药时间及注意事项,复查时间等)
	护理处置	□ 心理护理及基础护理 □ 遵医嘱给药并观察药物反应 □ 检验检查、辅助检查完成情况 □ 完成护理记录	□ 观察患者情况 □ 核对患者医嘱费用 □ 协助患者办理出院手续 □ 指导并监督患者康复训练 □ 整理床单元
	护理评估	□ 风险评估:评估有无跌倒、坠床、压疮、深静脉血栓的风险 □ 液体外渗风险评估(必要时) □ 管道滑脱风险评估(必要时) □ 放射性肺炎评估	□ 风险评估:评估有无跌倒、坠床、压疮、深静脉血栓的风险 □ 液体外渗风险评估(必要时) □ 管道滑脱风险评估(必要时) □ 放射性肺炎评估
	专科护理	□ 观察进食、皮肤、患侧上肢水肿情况,进行放疗急性反应风险评估并通知医师 □ 观察照射野内皮肤情况,指导患者做好放疗期间皮肤保护	□ 观察进食、皮肤、患侧上肢水肿情况,进行放疗急性反应风险评估并通知医师 □ 观察照射野内皮肤情况,指导患者做好放疗期间皮肤保护
	饮食指导	□ 协助进餐 □ 指导患者放疗期间饮食	□ 协助进餐 □ 指导患者放疗后饮食
	活动体位	□ 根据护理等级指导活动	□ 根据护理等级指导活动
	洗浴要求	□ 协助患者晨、晚间护理	□ 协助患者晨、晚间护理
病情变异记录		□ 无 □ 有,原因: □ 患者 □ 疾病 □ 医疗 □ 护理 □ 保障 □ 管理	□ 无 □ 有,原因: □ 患者 □ 疾病 □ 医疗 □ 护理 □ 保障 □ 管理

护士签名	白班	小夜班	大夜班	白班	小夜班	大夜班

医师签名		

直肠癌术后行辅助放射治疗临床路径

一、直肠癌术后行辅助放射治疗临床路径标准住院流程

(一)适用对象

第一诊断为直肠癌(ICD-10:C20伴Z51.020)行术后辅助放射治疗:术后分期为Ⅱ期/Ⅲ期,并肿瘤位于腹膜返折下的患者。

(二)诊断依据

根据《临床诊疗指南——肿瘤学分册》(中华医学会编著,人民卫生出版社)、《临床技术操作规范——放射肿瘤学分册》(中华医学会编著,人民军医出版社)、《肿瘤放射治疗学·第4版》(殷蔚伯,谷铣之主编,中国协和医科大学出版社)、美国NCCN直肠癌临床实践指南(2015)、其他可以获得的最新循证医学证据、临床研究结果和自身经验。

1. 术后病理明确为直肠癌(病理报告包括肿瘤分化程度、浸润深度、检出淋巴结数目及阳性淋巴结数目、脉管神经侵犯情况、两端及环周切缘情况)。

2. 根据病理结果及相关检查明确分期为Ⅱ期/Ⅲ期,并肿瘤位于腹膜返折下。

(三)放射治疗方案的选择依据

根据《临床诊疗指南——肿瘤学分册》(中华医学会编著,人民卫生出版社)、《临床技术操作规范——放射肿瘤学分册》(中华医学会编著,人民军医出版社)、《肿瘤放射治疗学·第4版》(殷蔚伯,谷铣之主编,中国协和医科大学出版社)、美国NCCN直肠癌临床实践指南(2015)、其他可以获得的最新循证医学证据、临床研究结果和自身经验。

1. 调强放射治疗(IMRT)(推荐)。

2. 三维适形放射治疗(3天-CRT)。

3. 常规放射治疗。

以上3种方式的选择根据患者的要求及设备条件,在设备条件允许的情况下,从方案的优越性看,IMRT优于3天-CRT,3天-CRT优于常规放射治疗,但前者较后者费用高,须向患者说明,由患者选择。

(四)标准住院日为43~45天

(五)进入路径标准

1. 第一诊断必须符合直肠癌(ICD-10:C20伴Z51.020)的诊断标准,行术后辅助放射治疗。术后分期为Ⅱ期/Ⅲ期,并肿瘤位于腹膜返折下的患者。

2. 当患者同时患有其他疾病诊断,但在住院期间不需特殊处理、且不影响第一诊断的临床路径流程实施时,可以进入路径。

(六)放射治疗前准备 1～3 天

1. 检查检验评估

(1)完成必需的检查检验项目:①血常规、尿常规、粪常规、凝血功能、肝肾功能、电解质等;②心电图、胸部 CT、腹部 B 超或腹部 CT、盆腔 CT 或 MRI、双侧腹股沟 B 超。

(2)根据患者情况可选择的检查、检验项目:①肿瘤相关生化检查包括肿瘤标志物、肿瘤相关抗原、肿瘤免疫相关检查等;②颅脑 CT 或 MRI;③ECT 全身骨扫描;④PET-CT。

2. 营养评估　根据《解放军总医院新入院患者营养风险筛查表(NRS)》为新入院患者进行营养评估,评分≥3 分者给予处置,必要时申请营养科医师会诊。

3. 心理评估　根据新入院患者情况申请心理科医师会诊。

4. 疼痛评估　根据《视觉模拟评分法(VAS)》实施疼痛评估,评分>7 分给予处置,必要时请疼痛科医师会诊。

5. 康复评估　根据《入院患者康复筛查和评估表》在患者入院后 24 小时内进行康复筛查和评估。任何一项结果为"是",则申请康复科医师会诊。

6. 深静脉血栓栓塞症风险评估　根据专科《深静脉血栓栓塞症评估量表》在患者入院后 24 小时内进行风险筛查和评估。风险结果为"高危"的,则申请血管外科或介入导管室医师会诊。

7. 积极改善患者的一般状况　纠正贫血、控制血糖、平衡电解质,对增强放疗效果减轻反应有帮助。

(七)放射治疗模拟定位、治疗计划确定 4～7 天

放疗定位、治疗计划的实施及工作流程:热塑体膜固定体位→盆腔 CT 扫描定位→传送 CT 定位图像至治疗计划系统→医师勾画肿瘤靶区(必须参照术前盆腔 MRI、CT、PET-CT 等勾画靶区)→主管医师确定靶区并开具处方剂量→物理师设计治疗计划→物理主任核对并确认治疗计划→主诊医师确认治疗计划→物理师验证治疗计划→照射计划的实施。

(八)药品选择及使用时机

1. 升白细胞或血小板药物　血常规提示白细胞或血小板低于正常时酌情应用。

2. 放射治疗增敏剂、正常组织保护剂　放疗期间酌情应用。

3. 免疫调节药物　放疗期间酌情应用。

4. 肠内或肠外营养药物　放疗期间因不良反应只能进流食或进食困难,并经营养科评估存在营养风险时应用。

5. 同步放化疗应用化疗药,推荐化疗方案　以氟尿嘧啶(5-FU)为主。

6. 其他药物　伴随疾病的治疗药物等。

(九)放射治疗后住院恢复 1～2 天,必须复查的项目

1. 血常规、生化检查指标。

2. 责任护士按照专科疾病护理常规及放疗后情况实施有针对性的护理,并提供康复指导。

3. 护理工作:评估放疗后照射野内皮肤及直肠反应情况,指导并监督患者恢复期的治疗与活动,恢复期心理与生活护理,照射野内皮肤预防感染护理,对患者进行二级预防教育及出院准备指导。

（十）出院标准

1. 患者完成放射治疗计划,病情稳定,体温正常,生命体征平稳。

2. 无需住院处理的放疗并发症和（或）合并症。

（十一）变异及原因分析

1. 放射治疗中或放射治疗后有合并感染、放射性膀胱炎、放射性直肠炎等并发症,严重者需要抗生素、激素、肠外营养等支持对症治疗,导致住院时间延长、费用增加。

2. 伴有其他基础疾病或并发症,需进一步诊断及治疗或转至其他相应科室诊治,延长住院时间、增加住院费用。

3. 放射治疗中肿瘤病情变化须调整治疗方案（如放射治疗中发现远处转移）。

4. 放射治疗后续行巩固化疗导致住院时间延长、费用增加。

5. 管理原因导致的变异:如系统暂不支持、系统瘫痪、需要修订流程、需要修订制度等。

6. 影响放射治疗路径执行的其他情况。

二、直肠癌术后行辅助放射治疗临床路径表单

适用对象	第一诊断为为直肠癌（ICD-10:C20 伴 Z51.020）行术后辅助放射治疗:Ⅱ期/Ⅲ期,并肿瘤位于腹膜返折下的患者		
患者基本信息	姓名:____ 性别:____ 年龄:___ 门诊号:____ 住院号:_____ 过敏史:_____ 住院日期:____年___月___日 出院日期:____年___月___日		标准住院日: 43～45 天
时间		住院第 1 天	住院第 2-3 天（放疗前准备）
主要诊疗工作	制度落实	□ 住院 2 小时内经治医师或值班医师完成接诊 □ 住院 24 小时内主管医师查房 □ 专科会诊（必要时）	□ 经治医师查房（早、晚 2 次） □ 主管医师查房 □ 住院 48 小时内主诊医师完成检诊 □ 专科会诊（必要时）
	病情评估	□ 经治医师询问病史与体格检查 □ 心理评估 □ 营养评估 □ 疼痛评估 □ 康复评估 □ 深静脉血栓栓塞症风险评分	□ 根据送检项目报告,及时向上级医师汇报,并给予相应的处理 □ 根据放疗前检查结果,进行放疗前讨论,明确病理诊断,肿瘤分期,决定放疗方式,制订治疗方案 □ 病情特殊或疑难病例实行科室讨论
	病历书写	□ 住院 8 小时内完成首次病程记录 □ 住院 24 小时内完成住院记录	□ 住院 48 小时内完成主管医师查房记录 □ 主诊医师查房记录
	知情同意	□ 病情告知 □ 患者及其家属签署授权委托书 □ 患者或其家属住院记录签字	□ 告知放疗的目的、技术方法、不良反应及注意事项,签署放疗知情同意书
	其他	□ 及时通知上级医师检诊 □ 经治医师检查整理病历资料	□ 完善放疗前准备 □ 完成病情记录

（续　表）

重点医嘱	长期医嘱	护理医嘱	□ 按放疗科疾病护理常规 □ 护理等级:二级护理	□ 按放疗科疾病护理常规 □ 护理等级:二级护理
		处置医嘱	□ 静脉抽血	□ 静脉抽血(必要时)
		膳食医嘱	□ 普食 □ 糖尿病饮食 □ 低盐、低脂饮食 □ 低盐、低脂糖尿病饮食	□ 普食 □ 糖尿病饮食 □ 低盐、低脂饮食 □ 低盐、低脂糖尿病饮食
		药物医嘱	□ 对症支持治疗药物(必要时)	□ 对症支持治疗药物(必要时)
	临时医嘱	检查检验	□ 血常规 □ 血型 □ 尿、粪常规 □ 普通生化 □ 凝血功能 □ 血清术前八项 □ 心电图 □ X线胸片 □ 腹部B超 □ 盆腔MRI或CT □ 双侧腹股沟B超 □ 颅脑MRT或CT □ 全身骨扫描ECT	
		药物医嘱	□ 对症支持治疗药物(必要时)	□ 对症支持治疗药物(必要时)
		处置医嘱	□ 静脉抽血	□ 静脉抽血(必要时)
主要护理工作		健康宣教	□ 住院宣教:介绍责任护士,病区环境、设施、规章制度、基础护理服务项目 □ 进行护理安全指导 □ 进行等级护理、活动范围指导 □ 进行饮食指导 □ 进行用药指导 □ 进行关于疾病知识的宣教 □ 检查、检验项目的目的和意义	□ 放疗前宣教
		护理处置	□ 患者身份核对 □ 佩戴腕带 □ 建立住院病历,通知医师 □ 询问病史,填写护理记录单首页 □ 测量基本生命体征 □ 观察病情 □ 抽血 □ 输液 □ 心理与生活护理 □ 妥善固定各种管道 □ 根据评估结果采取相应的护理措施 □ 通知次日检查项目及检查注意事项	□ 心理护理及基础护理 □ 完成放疗前准备 □ 遵医嘱给药并观察药物反应 □ 检验检查、辅助检查完成情况 □ 完成护理记录

（续　表）

主要护理工作	护理评估	□ 一般评估:生命体征、神志、皮肤、药物过敏史等 □ 专科评估:饮食习惯、生活方式、体重、身高、家族史、大小便等情况 □ 风险评估:评估有无跌倒、坠床、压疮、深静脉血栓的风险 □ 心理评估 □ 营养评估 □ 疼痛评估 □ 康复评估	□ 风险评估:评估有无跌倒、坠床、压疮、深静脉血栓的风险
	专科护理	□ 观察大小便、肛周及造口皮肤情况,进行放疗反应风险评估并通知医师	□ 观察大小便、肛周及造口皮肤情况,进行放疗反应风险评估并通知医师
	饮食指导	□ 根据医嘱通知配餐员准备膳食 □ 协助进餐	□ 协助进餐
	活动体位	□ 根据护理等级指导活动	□ 根据护理等级指导活动
	洗浴要求	□ 卫生整顿:更衣、剃须、剪短指甲	□ 协助患者晨、晚间护理
病情变异记录		□ 无　　□ 有,原因: □ 患者　□ 疾病　□ 医疗 □ 护理　□ 保障　□ 管理	□ 无　　□ 有,原因: □ 患者　□ 疾病　□ 医疗 □ 护理　□ 保障　□ 管理

护士签名	白班	小夜班	大夜班	白班	小夜班	大夜班

医师签名						

时间		住院第4－7天(放疗定位、计划制订及验证)	住院第8－14天(放疗第1周)
主要诊疗工作	制度落实	□ 经治医师查房(早、晚2次) □ 主管医师查房 □ 主诊医师查房 □ 科室主任查房	□ 经治医师查房(早、晚2次) □ 主管医师查房 □ 主诊医师查房 □ 科室主任查房
	病情评估	□ 根据送检项目报告,及时向上级医师汇报,并给予相应的处理	□ 根据送检项目报告,及时向上级医师汇报,并给予相应的处理 □ 观察评估患者放疗期间的不良反应并给予对症处理 □ 观察照射野内皮肤情况,指导患者做好放疗期间皮肤保护
	病历书写	□ 病情稳定患者每3日一个病程记录 □ 病重患者每2日一个病程记录 □ 主诊医师每周一个查房记录	□ 病情稳定患者每3日一个病程记录 □ 病重患者每2日一个病程记录 □ 主诊医师每周一个查房记录
	知情同意	□ 病情告知 □ 患者及其家属签署授权委托书 □ 患者或其家属住院记录签字	□ 告知放疗的目的、技术方法、不良反应及注意事项,签署放疗知情同意书
	其他	□ 及时通知上级医师检诊 □ 经治医师检查整理病历资料	□ 跟踪患者计划的执行情况 □ 指导患者做好放疗期间皮肤保护 □ 治疗位置验证 □ 完成病程记录

（续　表）

重点医嘱	长期医嘱	护理医嘱	☐ 按放疗科疾病护理常规 ☐ 护理等级：二级护理	☐ 按放疗科疾病护理常规 ☐ 护理等级：二级护理
		处置医嘱	☐ 静脉抽血（必要时）	☐ 静脉抽血（必要时）
		膳食医嘱	☐ 普食 ☐ 糖尿病饮食 ☐ 低盐、低脂饮食 ☐ 低盐、低脂糖尿病饮食	☐ 普食 ☐ 糖尿病饮食 ☐ 低盐、低脂饮食 ☐ 低盐、低脂糖尿病饮食
		药物医嘱	☐ 对症支持治疗药物（必要时）	☐ 对症支持治疗药物（必要时） ☐ 放疗保护剂或增敏剂（酌情）
	临时医嘱	检查检验	☐ 血常规 ☐ 血型 ☐ 尿、粪常规 ☐ 普通生化 ☐ 凝血功能 ☐ 血清术前八项 ☐ 心电图 ☐ X 线胸片 ☐ 腹部 B 超 ☐ 盆腔 MRI 或 CT ☐ 双侧腹股沟 B 超 ☐ 颅脑 MRT 或 CT ☐ 全身骨扫描 ECT	☐ 血常规
		药物医嘱	☐ 对症支持治疗药物（必要时）	☐ 对症支持治疗药物（必要时） ☐ 氟尿嘧啶（5-FU）同期化疗（推荐）
		处置医嘱	☐ 静脉抽血	☐ 静脉抽血
主要护理工作		健康宣教	☐ 放疗前宣教	☐ 放疗期间注意事项宣教
		护理处置	☐ 心理护理及基础护理 ☐ 完成放疗前准备 ☐ 遵医嘱给药并观察药物反应 ☐ 检验检查、辅助检查完成情况 ☐ 完成护理记录	☐ 心理护理及基础护理 ☐ 遵医嘱给药并观察药物反应 ☐ 检验检查、辅助检查完成情况 ☐ 完成护理记录
		护理评估	☐ 风险评估：评估有无跌倒、坠床、压疮、深静脉血栓的风险 ☐ 营养评估 ☐ 管道滑脱风险评估（必要时）	☐ 风险评估：评估有无跌倒、坠床、压疮、深静脉血栓的风险 ☐ 营养评估 ☐ 管道滑脱风险评估（必要时）
		专科护理	☐ 观察大小便、肛周及造口皮肤情况，进行放疗反应风险评估并通知医师	☐ 观察大小便、肛周及造口皮肤情况，进行放疗反应风险评估并通知医师

（续　表）

主要护理工作	饮食指导	□ 协助进餐	□ 协助进餐 □ 指导患者放疗期间饮食
	活动体位	□ 根据护理等级指导活动	□ 根据护理等级指导活动
	洗浴要求	□ 协助患者晨、晚间护理	□ 协助患者晨、晚间护理
病情变异记录		□ 无　□ 有,原因: □ 患者　□ 疾病　□ 医疗 □ 护理　□ 保障　□ 管理	□ 无　□ 有,原因: □ 患者　□ 疾病　□ 医疗 □ 护理　□ 保障　□ 管理

护士签名	白班	小夜班	大夜班	白班	小夜班	大夜班

医师签名				

时间		住院第 15—21 天(放疗第 2 周)	住院第 22—28 天(放疗第 3 周)
主要诊疗工作	制度落实	□ 经治医师查房(早、晚 2 次) □ 主管医师查房 □ 主诊医师查房 □ 科室主任查房	□ 经治医师查房(早、晚 2 次) □ 主管医师查房 □ 主诊医师查房 □ 科室主任查房
	病情评估	□ 根据送检项目报告,及时向上级医师汇报,并给予相应的处理 □ 观察评估患者放疗期间的不良反应并给予对症处理 □ 观察照射野内皮肤情况,指导患者做好放疗期间皮肤保护	□ 根据送检项目报告,及时向上级医师汇报,并给予相应的处理 □ 观察评估患者放疗期间的不良反应并给予对症处理 □ 观察照射野内皮肤情况,指导患者做好放疗期间皮肤保护
	病历书写	□ 病情稳定患者每 3 日一个病程记录 □ 病重患者每 2 日一个病程记录 □ 主诊医师每周一个查房记录	□ 病情稳定患者每 3 日一个病程记录 □ 病重患者每 2 日一个病程记录 □ 主诊医师每周一个查房记录
	知情同意	□ 病情告知	□ 病情告知
	其他	□ 跟踪患者计划的执行情况 □ 完成病程记录	□ 跟踪患者计划的执行情况 □ 完成病程记录
重点医嘱	长期医嘱 护理医嘱	□ 按放疗科疾病护理常规 □ 护理等级:二级护理	□ 按放疗科疾病护理常规 □ 护理等级:二级护理
	处置医嘱		
	膳食医嘱	□ 普食 □ 半流食 □ 流食 □ 糖尿病饮食 □ 低盐、低脂饮食 □ 低盐、低脂糖尿病饮食	□ 普食 □ 半流食 □ 流食 □ 糖尿病饮食 □ 低盐、低脂饮食 □ 低盐、低脂糖尿病饮食
	药物医嘱	□ 对症支持治疗药物(必要时) □ 放疗保护剂或增敏剂(酌情) □ 升白细胞或血小板药物(必要时) □ 肠内或肠外营养药物(必要时)	□ 对症支持治疗药物(必要时) □ 放疗保护剂或增敏剂(酌情) □ 升白细胞或血小板药物(必要时) □ 肠内或肠外营养药物(必要时)

（续　表）

重点医嘱	临时医嘱	检查检验	□ 血常规 □ 普通生化	□ 血常规
		药物医嘱	□ 对症支持治疗药物(必要时) □ 氟尿嘧啶(5-FU)同期化疗(推荐)	□ 对症支持治疗药物(必要时) □ 氟尿嘧啶(5-FU)同期化疗(推荐)
		处置医嘱	□ 静脉抽血	□ 静脉抽血
主要护理工作		健康宣教	□ 放疗期间注意事项宣教	□ 放疗期间注意事项宣教
		护理处置	□ 心理护理及基础护理 □ 遵医嘱给药并观察药物反应 □ 检验检查、辅助检查完成情况 □ 完成护理记录	□ 心理护理及基础护理 □ 遵医嘱给药并观察药物反应 □ 检验检查、辅助检查完成情况 □ 完成护理记录
		护理评估	□ 风险评估:评估有无跌倒、坠床、压疮、深静脉血栓的风险 □ 营养评估 □ 管道滑脱风险评估(必要时)	□ 风险评估:评估有无跌倒、坠床、压疮、深静脉血栓的风险 □ 营养评估 □ 管道滑脱风险评估(必要时)
		专科护理	□ 观察大小便、肛周及造口皮肤情况,进行放疗反应风险评估并通知医师	□ 观察大小便、肛周及造口皮肤情况,进行放疗反应风险评估并通知医师
		饮食指导	□ 协助进餐 □ 指导患者放疗期间饮食	□ 协助进餐 □ 指导患者放疗期间饮食
		活动体位	□ 根据护理等级指导活动	□ 根据护理等级指导活动
		洗浴要求	□ 协助患者晨、晚间护理	□ 协助患者晨、晚间护理
病情变异记录			□ 无　□ 有,原因: □ 患者　□ 疾病　□ 医疗 □ 护理　□ 保障　□ 管理	□ 无　□ 有,原因: □ 患者　□ 疾病　□ 医疗 □ 护理　□ 保障　□ 管理

护士签名	白班	小夜班	大夜班	白班	小夜班	大夜班

医师签名						

时间	住院第 29—35 天(放疗第 4 周)	住院第 36—42 天(放疗第 5 周)
主要诊疗工作 制度落实	□ 经治医师查房(早、晚 2 次) □ 主管医师查房 □ 主诊医师查房 □ 科室主任查房	□ 经治医师查房(早、晚 2 次) □ 主管医师查房 □ 主诊医师查房 □ 科室主任查房
病情评估	□ 根据送检项目报告,及时向上级医师汇报,并给予相应的处理 □ 观察评估患者放疗期间的不良反应并给予对症处理 □ 观察照射野内皮肤情况,指导患者做好放疗期间皮肤保护	□ 根据送检项目报告,及时向上级医师汇报,并给予相应的处理 □ 观察评估患者放疗期间的不良反应并给予对症处理 □ 观察照射野内皮肤情况,指导患者做好放疗期间皮肤保护

（续　表）

主要诊疗工作	病历书写	□ 病情稳定患者每 3 日一个病程记录 □ 病重患者每 2 日一个病程记录 □ 主诊医师每周一个查房记录	□ 病情稳定患者每 3 日一个病程记录 □ 病重患者每 2 日一个病程记录 □ 主诊医师每周一个查房记录
	知情同意	□ 病情告知	□ 病情告知
	其他	□ 跟踪患者计划的执行情况 □ 完成病程记录	□ 跟踪患者计划的执行情况 □ 完成病程记录
重点医嘱	长期医嘱 护理医嘱	□ 按放疗科疾病护理常规 □ 护理等级:二级护理	□ 按放疗科疾病护理常规 □ 护理等级:二级护理
	长期医嘱 处置医嘱	□ 静脉抽血(必要时)	□ 静脉抽血(必要时)
	长期医嘱 膳食医嘱	□ 普食 □ 半流食 □ 流食 □ 糖尿病饮食 □ 低盐、低脂饮食 □ 低盐、低脂糖尿病饮食	□ 普食 □ 半流食 □ 流食 □ 糖尿病饮食 □ 低盐、低脂饮食 □ 低盐、低脂糖尿病饮食
	长期医嘱 药物医嘱	□ 对症支持治疗药物(必要时) □ 放疗保护剂或增敏剂(酌情) □ 升白细胞或血小板药物(必要时) □ 肠内或肠外营养药物(必要时)	□ 对症支持治疗药物(必要时) □ 放疗保护剂或增敏剂(酌情) □ 升白细胞或血小板药物(必要时) □ 肠内或肠外营养药物(必要时)
	临时医嘱 检查检验	□ 血常规 □ 普通生化	□ 血常规
	临时医嘱 药物医嘱	□ 对症支持治疗药物(必要时) □ 氟尿嘧啶(5-FU)同期化疗(推荐)	□ 对症支持治疗药物(必要时) □ 氟尿嘧啶(5-FU)同期化疗(推荐)
	临时医嘱 处置医嘱	□ 静脉抽血	□ 静脉抽血
主要护理工作	健康宣教	□ 放疗期间注意事项宣教	□ 放疗期间注意事项宣教
	护理处置	□ 心理护理及基础护理 □ 遵医嘱给药并观察药物反应 □ 检验检查、辅助检查完成情况 □ 完成护理记录	□ 心理护理及基础护理 □ 遵医嘱给药并观察药物反应 □ 检验检查、辅助检查完成情况 □ 完成护理记录
	护理评估	□ 风险评估:评估有无跌倒、坠床、压疮、深静脉血栓的风险 □ 营养评估 □ 管道滑脱风险评估(必要时)	□ 风险评估:评估有无跌倒、坠床、压疮、深静脉血栓的风险 □ 营养评估 □ 管道滑脱风险评估(必要时)
	专科护理	□ 观察大小便、肛周及造口皮肤情况,进行放疗反应风险评估并通知医师	□ 观察大小便、肛周及造口皮肤情况,进行放疗反应风险评估并通知医师

（续　表）

主要护理工作	饮食指导	□ 协助进餐 □ 指导患者放疗期间饮食	□ 协助进餐 □ 指导患者放疗期间饮食
	活动体位	□ 根据护理等级指导活动	□ 根据护理等级指导活动
	洗浴要求	□ 协助患者晨、晚间护理	□ 协助患者晨、晚间护理
病情变异记录		□ 无　□ 有,原因: □ 患者　□ 疾病　□ 医疗 □ 护理　□ 保障　□ 管理	□ 无　□ 有,原因: □ 患者　□ 疾病　□ 医疗 □ 护理　□ 保障　□ 管理

护士签名	白班	小夜班	大夜班	白班	小夜班	大夜班

医师签名		

时间	住院第 43－45 天(放疗后与出院评估)

主要诊疗工作	制度落实	□ 经治医师查房(早、晚 2 次) □ 主管医师查房 □ 主诊医师查房 □ 科室主任查房
	病情评估	□ 根据送检项目报告,及时向上级医师汇报,并给予相应的处理 □ 记录放疗总结 □ 上级医师进行治疗效果、预后和出院评估 □ 出院宣教
	病历书写	□ 病情稳定患者每 3 日一个病程记录 □ 特殊治疗、操作单独书写 □ 出院当天病程记录(有上级医师指示出院) □ 出院后 24 小时内完成出院记录 □ 出院后 24 小时内完成病案首页
	知情同意	□ 告知患者及其家属出院后注意事项(指导出院后皮肤护理、复诊的时间和地点,发生紧急情况时的处理等)
	其他	□ 通知出院 □ 开具出院介绍信 □ 开具诊断证明书 □ 出院带药并指导患者放疗后皮肤护理 □ 预约门诊复诊时间

(续 表)

重点医嘱	长期医嘱	护理医嘱	□ 按放疗科疾病护理常规 □ 护理等级:二级护理
		处置医嘱	
		膳食医嘱	□ 普食 □ 半流食 □ 流食 □ 糖尿病饮食 □ 低盐、低脂饮食 □ 低盐、低脂糖尿病饮食
		药物医嘱	□ 对症支持治疗药物(必要时) □ 放疗保护剂或增敏剂(酌情) □ 升白细胞或血小板药物(必要时) □ 肠内或肠外营养药物(必要时)
	临时医嘱	检查检验	□ 血常规
		药物医嘱	□ 对症支持治疗药物(必要时)
		处置医嘱	□ 静脉抽血
主要护理工作		健康宣教	□ 放疗后注意事项宣教 □ 出院宣教(康复训练方法,用药指导,换药时间及注意事项,复查时间等)
		护理处置	□ 观察患者情况 □ 核对患者医嘱费用 □ 协助患者办理出院手续 □ 指导并监督患者康复训练 □ 整理床单元
		护理评估	□ 风险评估:评估有无跌倒、坠床、压疮、深静脉血栓的风险
		专科护理	□ 观察大小便、肛周及造口皮肤情况,进行放疗反应风险评估并通知医师
		饮食指导	□ 协助进餐 □ 指导患者放疗后饮食
		活动体位	□ 根据护理等级指导活动
		洗浴要求	□ 协助患者晨、晚间护理
病情变异记录			□ 无　□ 有,原因: □ 患者　□ 疾病　□ 医疗 □ 护理　□ 保障　□ 管理

护士签名	白班	小夜班	大夜班
医师签名			